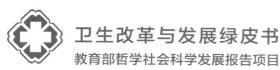

卫生改革与发展绿皮书

教育部哲学社会科学发展报告项目

华中科技大学健康政策与管理研究院年度报告

智库中社 年度报告 Annual Report

中国医疗卫生事业发展报告

基层医疗卫生改革与发展专题

2019

方鹏骞　主编

中国社会科学出版社

图书在版编目（CIP）数据

中国医疗卫生事业发展报告.2019：基层医疗卫生改革与发展专题／方鹏骞主编.—北京：中国社会科学出版社，2020.12

（中社智库年度报告）

ISBN 978 - 7 - 5203 - 7560 - 3

Ⅰ.①中…　Ⅱ.①方…　Ⅲ.①医疗保健事业—研究报告—中国—2019　Ⅳ.①R199.2

中国版本图书馆 CIP 数据核字（2020）第 244103 号

出 版 人	赵剑英
责任编辑	喻　苗
责任校对	季　静
责任印制	王　超

出　　　版	中国社会科学出版社
社　　　址	北京鼓楼西大街甲 158 号
邮　　　编	100720
网　　　址	http://www.csspw.cn
发 行 部	010 - 84083685
门 市 部	010 - 84029450
经　　　销	新华书店及其他书店

印　　　刷	北京明恒达印务有限公司
装　　　订	廊坊市广阳区广增装订厂
版　　　次	2020 年 12 月第 1 版
印　　　次	2020 年 12 月第 1 次印刷

开　　　本	710×1000　1/16
印　　　张	24.5
插　　　页	2
字　　　数	389 千字
定　　　价	139.00 元

编 委 会

（排名以姓氏笔画为序）

庞震苗　广州中医药大学
郝晓宁　国家卫生健康委卫生发展研究中心
徐凌忠　山东大学
殷晓旭　华中科技大学同济医学院
唐昌敏　湖北中医药大学
梁立波　哈尔滨医科大学
熊昌娥　湖北科技学院

前　　言

　　目前，我国基层医疗卫生机构主要由城市社区卫生服务机构、乡镇卫生院及村卫生室、诊所、门诊部等组成。据中国卫生健康统计年鉴数据显示，2018 年我国有基层医疗卫生机构 943639 个，床位数 158 万张，基层卫生技术人员 268 万人。我国基层医疗卫生机构作为城乡三级医疗卫生服务网络的网底，发挥着居民健康"守门人"的重要作用。随着以"基层首诊、双向转诊、急慢分治、上下联动"为核心的分级诊疗政策的提出，以及家庭医生签约服务的推开，基层医疗卫生机构在医疗服务体系中的作用越来越重要，这也对基层医疗卫生机构提出了更高的要求。

　　2020 年 2 月 14 日，习近平总书记主持召开全面深化改革委员会第十二次会议并指出，要持续加强全科医生培养、分级诊疗等制度建设。基层医疗卫生机构是筑牢我国医疗、疾控、妇幼保健体系的基础，在推行分级诊疗、医联体建设、公共卫生疫情防控等工作中都必须依靠"强基层"来落实，是切实促进基本医疗卫生服务公平可及的重要保障。在重大疫情防控中，为了实现预检分诊、提升疫情防控效率、社区联防联控，基层医疗卫生服务机构承担着大量早期发现、早期控制等预防与监测、健康知识普及、疾病初步筛查与治疗的工作，基层医务人员、公共卫生人员冒着生命风险，面对着艰巨的挑战，义无反顾地坚守在一线，为病患提供预防、医疗服务。社区与乡镇是我国社会的最基础单位，在各种突发公共卫生事件防控与应急管理中处于基础地位，建立一个医防融合、连续综合的基层医疗卫生服务体系，有利于公共卫生突发事件及时地应急响应，控制传染源，切断传播途径。

　　按照习近平总书记提出的中国五项基本医疗卫生制度的内涵，基于健康中国战略的实施，作为教育部哲学社会科学发展报告项目，本书由华中科技大学牵头，整合全国知名高校、研究机构与智库的专家学者共同编纂。本书共涉及 16 章内容，包括中国基层医疗卫生的内涵、问题与体系，中国基层医疗卫生机构运行机制与改革，中国基层医疗卫生工作的法律法规与政策分析，基层医疗卫生机构在健康老龄化战略中的定位、目标和发展策略，我国基层医疗卫生机构医疗服务能力评价，我国基层医疗卫生机构公共卫生工作评价，我国基层医疗卫生机构人力资源状况分析，我国家庭医生制度发展现状和展望，我国基层医疗卫生机构医疗保险支付评价，我国基层医疗卫生机构药事服务提供现状与展望，我国基层医疗卫生机构绩效与薪酬模式分析，我国基层医疗卫生机构信息化建设现状与展望，国际基层卫生工作经验分析与借鉴，我国农村地区村卫生室生存现状分析与展望，医联体运行机制与基层医疗卫生机构发展，我国基层医疗卫生机构分级诊疗体系建设的建议与展望等。

《中国医疗卫生事业发展报告》（卫生改革与发展绿皮书）是我国第一部国家教育部官方授权发布的健康政策与管理领域的发展报告，至今已连续五年出版发布，分别聚焦医疗卫生事业发展、公立医院改革、医疗保险制度、药物政策与管理、公共卫生与预防保健等内容。本次发布的《中国医疗卫生事业发展报告 2019——基层医疗卫生改革与发展专题》是绿皮书系列的第六辑，主要涉及基层医疗卫生服务各方面发展现状、存在的问题、趋势分析与展望，以期为政府出台相关政策、规划、方案，进一步加强基层医疗卫生服务能力建设提供决策参考与理论依据，也可以作为医疗卫生事业机构、高等院校与研究机构、智库从事科研、教学、政策咨询的工作者、研究生的教学科研参考书。

本书适合所有对国家健康政策与管理、医药卫生体制改革感兴趣的读者阅读，书中难免存在不足之处，敬请同行、专家学者和管理者多提宝贵意见。期望本书的出版能够对健康政策与管理领域的学者、卫生决策人员有所帮助，为健康中国发展战略的积极推进助力。

方鹏骞

2020 年 6 月 1 日

目　　录

第一章

中国基层医疗卫生的内涵、问题与体系

　　基层医疗卫生机构是我国医疗卫生服务网的网底，承担着城乡居民健康"守门人"的职责，为其提供基本医疗和基本公共卫生服务，发挥着保障城乡居民健康权益公平性的重要职能，在改善患者就医流向、降低卫生支出、提高卫生服务体系效率上扮演着重要角色。改革开放以来，我国基层卫生服务体系得到了空前发展，卫生资源总量增加、结构优化，基层医疗卫生机构服务提供能力得到极大改善，城乡基层卫生机构服务量持续增加、服务效率不断提高。

　　然而，巨大的成就下面也潜伏着各种问题，卫生服务体系的高端集中现象突出，基层卫生服务体系和服务能力相对薄弱。党的十八大报告中进一步明确了新医改的攻坚方向，基层成为医疗卫生体制改革关注的重点，并提出把"保基本、强基层、建机制"作为深化医药卫生体制改革的主要思路；党的十九大报告中指出"实施健康中国战略、加强基层医疗卫生服务体系和全科医生队伍建设"。坚持以人为本，加强区域卫生规划，面向基层，缩小差距，改善公平，促进基层卫生改革发展，提高居民健康水平，已经成为新时期医改工作的重要内容。

一　中国基层医疗卫生事业发展概况

（一）基层医疗卫生相关内涵及特点

1. 基层医疗卫生及相关概念

（1）基层医疗卫生服务

基层医疗卫生服务是指以满足居民基本医疗卫生服务需求为目的，

以居民日常生活的乡村或社区为主要服务范围，以条件较好的基层医疗卫生服务机构为主体，融"预防、医疗、保健、康复、计生服务、健康教育和促进"为一体的有效、方便、廉价、综合、连续的医疗卫生服务。①

（2）基层医疗卫生机构

基层医疗卫生机构主要是指社区卫生服务中心（站）、乡镇卫生院、村卫生室。它承担着广大人民群众的疾病预防与控制、妇女儿童保健、健康知识教育以及各种地方病防治等基本公共卫生服务工作，并为广大城乡居民提供常见病、多发病诊疗等综合服务，在承担城乡居民公共卫生服务和医疗保健服务中发挥着重要作用。②

（3）基层医疗卫生服务体系

基层医疗卫生服务体系是提供公共卫生与基本医疗服务的载体，包含农村医疗卫生服务体系和城市医疗卫生服务体系。农村基层医疗卫生服务体系是指以乡镇卫生院为骨干、以村卫生室为基础的医疗卫生服务体系，而城市医疗卫生服务体系是指以社区卫生服务为基础的新型城市医疗卫生服务体系。

（4）初级卫生保健策略

1978 年举行的国际初级卫生保健会议上提出"初级卫生保健"（Primary Health Care，PHC）是实现"2000 年人人享有卫生保健"的基本途径和关键。所以"2000 年人人享有卫生保健"和"初级卫生保健"两者之间有内在关系，前者是全球卫生战略目标，后者是实现此战略目标的基本途径和基本策略。

《阿拉木图宣言》（Declaration of ALMA—ATA）对初级卫生保健作出的解释为：初级卫生保健是一种基本保健，它依靠切实可行、学术上可靠而又受社会欢迎的方法和技术；它通过个人和家庭的充分参与而达到普及，其费用是国家和社会依靠自力更生和自觉精神在各个发展阶段上有能力担负的；初级卫生保健是国家卫生系统的中心职能和主要焦点，

---

① 梁万年：《卫生事业管理学》，人民卫生出版社 2003 年版。

② 聂晓峰：《运城市基层医疗卫生机构人力资源管理问题研究》，硕士学位论文，吉林大学公共卫生学院，2012 年。

是国家卫生系统和整个社会发展的组成部分；是个人、家庭和社区与国家卫生系统保持接触的第一环，它使卫生保健尽可能接近人民生活和工作场所，是卫生保健持续进程的起始一级。

（5）全科医生

全科医生（General Practitioner，GP）是全科医疗的主要执行者，他们所受的训练和全科医生经验使他们能从事内、外科等若干领域的服务，对于家庭的成员，不论其性别、年龄或所发生的躯体、心理及社会方面问题的类型，均能以其独特的态度和技能，提供连续性和综合性的医疗保健服务。必要时也适度地利用社区资源、专科会诊和转诊，为个人及其家庭提供协调性的医疗保健服务。全科医生接受全科医学的专门训练，运用全科医学独特的原则和方法，着重于解决社区中的常见健康问题。

在美国以及欧洲的多数国家，全科医生也会被称为"家庭医生"，他们是与病人首次接触的（First - contact）医生，他们以家庭、社区为场所，提供以门诊为主体的医疗保健服务，是病人及其家庭需要的所有医疗保健服务的协调者，是基层卫生服务的组织者和实施者，是高质量的初级卫生保健的最佳提供者，是终身学习者和奉献者，必要时还充当咨询者、教育者、辩护者、牧师、朋友和政治家的角色。

（6）社区卫生服务

社区卫生服务（community health services，CHS）是社区服务中一种最基本的、普遍的服务，是以全科医生为主要卫生人力的卫生组织或机构所从事的一种社区定向的卫生服务。这与医院定向的专科服务有所不同，它是社区建设和发展的重要组成部分，是在政府领导、社会参与、上级卫生机构指导下，以基层卫生机构为主体，以全科医师为骨干，合理使用卫生资源和适宜技术，以人的健康为中心、以家庭为单位、以社区为范围、以需求为导向，以妇女、儿童、老年人、慢性病病人、残疾人、低收入居民为重点，以解决社区主要卫生问题、满足基本医疗卫生服务需求为目的，融预防、医疗、保健、康复、健康教育和计划生育技术服务等为一体的，有效的、经济的、方便的、综合的、连续的基层卫生服务。①

---

① 梁万年：《卫生事业管理学》，人民卫生出版社 2012 年版。

2. 基层医疗卫生的特点

（1）基础性

在我国，基层医疗卫生机构是基本公共卫生服务和基本医疗服务的提供者，是我国广大城乡居民健康的"守门人"，也是建立覆盖城乡居民卫生服务体系的中坚力量。社区/乡镇卫生服务机构承担着居民常见病、多发病的初级诊治以及转诊的功能，这些机构以社区、家庭、居民个体为服务对象开展健康教育、预防保健、疾病诊疗等基础性的医疗卫生工作，提供优质、方便、价廉、连续的医疗卫生服务。

（2）全面性

基层医疗卫生机构的服务内容综合全面：一方面，全科医生要能够为居民提供完善的初级诊疗和健康维护服务，通过首诊制和双向转诊制度的协调配合，能够有效地实现医疗卫生资源的优化配置和高效利用，提供高质量的基层医疗卫生服务；另一方面，随着居民对更多样、更高质量医疗卫生服务需求的增加，基层医疗卫生机构要能够在现有条件下尽量满足居民的服务需求，除内、外、妇、儿等基本方面的临床和预防保健外，还要包括康复治疗、中医药服务等多方面内容。

（3）连续性

党的十九大报告中提出，要实施健康中国战略，完善国民健康政策，为人民群众提供全方位、全周期的健康服务。而基层医疗卫生机构的服务范围覆盖了从孕期、婴幼儿期到老年的生命全周期，既包含孕产妇、新生儿随访，也包括老年人慢性病护理等，基本能够满足各个年龄段居民的基本健康卫生服务需求。

（4）多样性

基层医疗卫生服务的多样性，一方面体现在服务范围广泛，日常工作内容涉及内科、外科、妇产科、儿科、影像、检验、中医药、公共卫生等多个学科的内容；另一方面，基层医疗卫生机构比二级、三级医院的诊疗方式更加多样，不仅有门诊坐诊，还有上门看诊、随访、建立居民健康档案等对于居民来说更加便捷的服务形式。

3. 我国基层医疗机构的功能定位

从功能定位看，基层医疗卫生机构的主要职责是提供预防、保健、健康教育、计划生育等基本公共卫生服务和常见病、多发病的诊疗服务以及部分疾病的康复、护理服务，负责向上级医疗卫生机构转诊超出自身服务能力的常见病、多发病以及危急和疑难重症病人。①

从各级基层医疗卫生机构的具体服务职能看，乡镇卫生院和社区卫生服务中心，负责提供辖区范围内的基本公共卫生服务，以及常见病、多发病的诊疗、护理、康复等综合服务，并受县级卫生计生行政部门委托，承担辖区范围内的公共卫生管理工作，负责对村卫生室、社区卫生服务站的综合管理、技术指导和乡村医生的培训等；村卫生室、社区卫生服务站在乡镇卫生院和社区卫生服务中心的统一管理和指导下，具体承担所服务行政村、居委会范围内人群的基本公共卫生服务和常见病、多发病的初级诊治、康复等工作；单位内部的医务室和门诊部等基层医疗卫生机构，负责本单位或本功能社区的基本公共卫生服务和基本医疗服务；其他门诊部、诊所等基层医疗卫生机构根据居民健康需求，提供相关医疗卫生服务。

（二）基层医疗卫生服务体系及演变历程

新中国成立伊始，党和政府面对农村缺医少药的状况及时发出了"建设基层卫生组织"的号召，农村卫生机构与网络逐步建立健全。经过20多年的努力，到20世纪70年代，在经历了一系列的改革完善之后，我国走出了一条基本符合国情的医疗卫生发展之路。改革开放以来，特别是新医改以来，党和政府顺应人民群众日益增长的卫生健康需求，持续强化政策与实践协同，在卫生体系建设、基本药物制度、基本公共卫生服务和基本医疗保障等方面不断实践创新，努力为城乡居民提供低成本、全周期、全过程的医疗卫生健康服务。笔者认为，我国基层医疗卫生服务体系大致经历了以下几个时期。

1. 形成期（新中国成立后至改革开放前）

新中国成立之前，广大农村缺医少药，许多穷乡僻壤几乎完全没有医疗卫生设备。在1950年的第一届全国卫生会议上首次提出了基层卫生组织的构架，即县设卫生院、区设卫生所、乡设卫生委员、村

---

① 中共中央、国务院：《关于深化医药卫生体制改革的意见》（中发〔2009〕6号），2019年7月17日，http：//www.gov.cn/test/2009－04/08/content_ 1280069.htm。

设卫生员。1951 年，卫生部发布了《关于组织联合医疗机构实施办法》，号召在自愿的原则下把私人开业的卫生人员组织起来成立联合诊所，此后，各种形式的联合诊所发展迅速，并很快成为农村基层卫生组织的主要形式。1955 年，随着农村合作化运动的发展，由农业生产合作社自发集资举办的农村保健站在经过卫生部的调查和肯定后也得到了较快发展。从此，以国家举办的县医院、区医院，农村合作社集资举办的保健站，医生举办的联合诊所、个体开业诊所以及遍布农村的接生员和卫生保健员为主要组成的新中国成立初期的医疗服务体系被成功构建。

2. 改革期（1978—2002 年）

1978 年，党的十一届三中全会以后，经过拨乱反正，逐步把工作重点转移到社会主义现代化建设上来，医疗卫生体系及其工作同其他社会主义建设事业一样进入了新的历史时期。

改革开放初期，随着"政社分开"的指令发出后，各地纷纷在原有公社的基础上建立起乡（镇）政府，而公社卫生院和生产大队卫生所也改为乡镇卫生院和村卫生室，基层医疗卫生服务机构的形式开始发生变革。当时由于各级医疗卫生机构技术水平低、管理水平差，缺乏能对其他机构起指导作用的中心机构，卫生部在 1980 年发布了《关于搞好三分之一左右县的卫生事业整顿建设的意见》，要求在县以下有重点地建设几个中心卫生院，并使其真正成为一定地区范围内的医疗卫生中心。从此，重点加强部分乡镇卫生院建设，使其发挥带动和指导区域内其他乡镇卫生院的以点带面的方式成为基层医疗卫生机构建设约定俗成的模式。通过最初几年的改革建设，逐步形成了一批技术实力、房屋建设和医疗设备比较配套的县医院和乡镇中心卫生院。

1984 年，卫生部提出要对医疗卫生系统进行改革，要求医疗卫生部门开拓资金来源，并进一步放宽医疗卫生政策，我国的医疗卫生改革也正式拉开帷幕，进入市场化改革阶段。1996 年我国首次提出，积极发展城市社区卫生服务，并在国内选取样本城市作为社区卫生服务机构的改革试点城市，来探索城市基层医疗卫生的发展方向。1997 年，中共中央、国务院颁布了《关于卫生改革与发展的决定》，正式提出要改革城市医疗服务体系，积极发展社区卫生服务，逐步形成功能合理、方便群众的卫生服务网络。

3. 发展期（2003—2009 年）

在上一期的发展基础之上，国家又通过一系列的制度建设来保障基层医疗卫生的发展。2003 年以来，我国农村医疗卫生事业步入重新发展阶段。为了缩小城乡医疗卫生服务差距，保障农民的生命健康权利，提升农村人力资本，促进农村经济的发展，国家逐步拉开了农村合作医疗改革的序幕，而新型合作医疗制度成为改革的首要选择，并在 2003 年得到了推行和发展。2006 年发布的《国务院关于发展城市社区卫生服务的指导意见》，对社区卫生机构的来源提出了方向性的建议，即主要由政府开办的一级、部分二级医院和国有企事业单位所属医疗机构等基层医疗机构进行转型或改造改制设立。

4. 完善期（2009 年至今）

2009 年，备受瞩目的"新医改"随着中共中央、国务院颁发《关于深化医药卫生体制改革的意见》拉开序幕，我国基层医疗卫生服务体系的发展也随之进入一个新的发展时期。自 2009 年以来，国家层面着重巩固和加强对基层医疗卫生体系的完善，比如陆续出台了社区卫生服务中心及乡镇卫生院的建设标准、能力评价标准等文件，加快基层医疗卫生机构的标准化建设进程，同时在财政补贴、人才队伍建设等方面给予政策上的倾斜和扶持，并借助家庭医生签约服务制度、分级诊疗制度、医疗联合体的建设等，进一步带动基层医疗卫生服务能力的提升，使基层医疗卫生服务体系也不断完善。

（三）相关政策汇总

表 1-1　　　　　　　基层卫生相关重要政策文件汇总

时间	文件名称	发布机关	相关内容
1951 年	《关于组织联合医疗机构实施办法》	卫生部	号召在自愿的原则下把私人开业的卫生人员组织起来成立联合诊所，成为农村基层卫生组织的主要形式

时间	文件名称	发布机关	相关内容
1960 年	《关于人民公社卫生工作几个问题的意见》	卫生部	提出了公社卫生组织的三级结构，即公社设卫生院（医院）、生产大队设卫生所（保健站）、生产队设卫生室
1980 年	《关于搞好三分之一左右县的卫生事业整顿建设的意见》	卫生部	要求在县以下有重点地建设几个中心卫生院，使其发挥带动和指导区域内其他乡镇卫生院
1994 年	《医疗机构设置规划指导原则》	卫生部	提出要设置层次清楚、结构合理、功能到位的一、二、三级医院，建立适合我国国情的分级医疗和双向转诊体系总体框架
1997 年	《关于卫生改革与发展的决定》	中共中央、国务院	分别针对县医院、乡镇卫生院和村卫生室当前存在的问题提出了加强能力建设、硬件建设和所有制改革的发展目标
2002 年	《关于进一步加强农村卫生工作的决定》	中共中央、国务院	对县、乡、村级卫生机构的地位和职能进行了初步说明
2006 年	《国务院关于发展城市社区卫生服务的指导意见》	中共中央、国务院	对社区卫生机构的来源提出了方向性的建议，即主要由政府开办的一级、部分二级医院和国有企事业单位所属医疗机构等基层医疗机构进行转型或改造改制设立

续表

时间	文件名称	发布机关	相关内容
2009 年	《关于深化医药卫生体制改革的意见》	中共中央、国务院	提出到 2020 年基本建立覆盖城乡居民的基本医疗卫生制度
2009 年	《国家基本公共卫生服务规范（2009 年版）》	卫生部	提出了城乡基层医疗卫生机构基本公共卫生服务的详细规范
2015 年	《关于加强公立医疗卫生机构绩效评价的指导意见》	国家卫生计生委	提出要从社会效益、服务提供、综合管理以及可持续发展四个方面对基层医疗卫生机构进行绩效评价
2018 年	关于规范家庭医生签约服务管理的指导意见	国家卫生健康委	强调要通过家庭医生签约制度推动优质医疗资源向基层流动
2018 年	《乡镇卫生院服务能力标准（2018 年版）》《社区卫生服务中心服务能力标准（2018 年版）》	国家卫生健康委	为基层医疗卫生机构标准化建设提供范本
2019 年	《关于推进紧密型县域医疗卫生共同体建设的通知》	国家卫生健康委	就推进紧密型县域医疗卫生共同体开展试点工作
2019 年	《乡镇卫生院服务能力评价指南（2019 年版）》《社区卫生服务中心服务能力评价指南（2019 年版）》	国家卫生健康委	指导乡镇卫生院和社区卫生服务中心按照评价指南要求，不断提升服务能力，规范机构管理等

二　我国基层医疗卫生事业发展现状

（一）机构数量

2014—2018 年，全国基层医疗卫生机构总量上呈现增长的趋势，数量由 2014 年的 917335 个增加到 2018 年的 943639 个，累计增长了 2.9%。

由表 1-2 可以看出，社区卫生服务中心和社区卫生服务站的数量均保持缓慢增长，门诊部的数量增长最快。所有类型的基层医疗卫生机构中卫生院和村卫生室的数量是呈逐年减少的，卫生院由 37497 个减少到了 26987 个，累计减少了 28%；村卫生室则累计减少了 3.6%。

表 1-2　2014—2018 年我国各类基层医疗卫生机构数量变化情况

（单位：个）

机构类型	2014 年	2015 年	2016 年	2017 年	2018 年	年均增长率
社区卫生服务中心（站）	34238	34321	34327	34652	34997	0.5%
社区卫生服务中心	8669	8806	8918	9147	9352	1.9%
社区卫生服务站	25569	25515	25409	25505	25645	0.1%
卫生院	37497	37341	37241	37094	36987	-0.3%
街道卫生院	595	524	446	543	526	-3.0%
乡镇卫生院	36902	36817	36795	36551	36461	-0.3%
村卫生室	645470	640536	638763	632057	622001	-0.9%
门诊部	12030	13282	14779	17649	21635	15.8%
诊所（医务室）	188100	195290	201408	211572	228019	4.9%
总计	917335	920770	926518	933024	943639	0.7%

资料来源：国家卫生健康委员会：《中国卫生健康统计年鉴 2019》。

从地域分布上看，各类型的基层医疗卫生机构在我国东、中、西部地区的分布并不均匀（见表 1-3）。其中东部地区的社区卫生服务中心、社区卫生服务站、门诊部、诊所的数量均明显高于中部和西部地区；中部地区的乡镇村卫生室的数量多于其他两个地区；西部地区乡镇卫生院数量为三个区域中最多的。其中，村卫生室的数量三个地区差距最小，社区卫生服务站的数量差距最大。

表1-3　　　2018年各类基层医疗卫生机构在我国东、中、西部
的分布情况　　　　　　　（单位：个）

地区	社区卫生服务中心	社区卫生服务站	乡镇卫生院	村卫生室	门诊部	诊所	合计
东部	4470	15824	9342	211375	11804	87506	342779
中部	2627	5215	11404	213165	3358	54864	295937
西部	2255	4606	15715	197461	2487	69202	294308
合计	9352	25645	36461	622001	17649	211572	933024

资料来源：国家卫生健康委员会：《中国卫生健康统计年鉴2019》。

（二）床位规模

2014—2018年，我国各类基层医疗卫生机构的床位数总体上呈增加趋势，其中，社区卫生服务中心、中心卫生院、乡镇卫生院的床位数均逐年增加；社区卫生服务站的床位数则呈逐年减少的趋势，2018年比2014年床位数累计减少了7.9%（见表1-4）。

表1-4　　　2014—2018年我国各类基层医疗卫生机构床位设置情况
（单位：张）

机构类型	2014年	2015年	2016年	2017年	2018年	年均增长率
社区卫生服务中心	195913	200979	202689	218358	231274	4.2%
社区卫生服务中心	171754	178410	182191	198586	209024	5.0%
社区卫生服务站	24159	22596	20498	19772	22250	-2.0%
卫生院	1167245	1196122	1223891	1292076	1345628	3.4%
乡镇卫生院	655513	667854	684865	722411	1333909	3.4%

资料来源：国家卫生健康委员会，《中国卫生健康统计年鉴2019》。

如表1-5所示，2014—2018年，社区卫生服务中心的总床位数呈现小幅度的增长。其中50—99张床位和100张及以上床位的社区卫生服务中心的数量增长明显，说明社区卫生服务中心在这几年间总体的床位规模和机构的规模在扩大。

表 1-5　2014—2018 年我国社区卫生服务中心（站）床位设置情况

（单位：个）

床位数量（张）	2014 年	2015 年	2016 年	2017 年	2018 年	年均增长率
无床	26973	27357	27334	27556	27769	0.7%
1—9 张	2301	2053	2053	1993	1962	-3.9%
10—49 张	3701	3573	3575	3538	3630	-0.5%
50—99 张	998	1057	1086	1235	1282	6.5%
100 张及以上	265	281	279	330	354	7.5%
合计	34238	34321	34327	34652	34997	0.5%

资料来源：国家卫生健康委员会：《中国卫生健康统计年鉴 2019》。

2014—2018 年，我国乡镇卫生院的床位总数整体呈小幅减少趋势，与社区卫生服务中心（站）的情况类似，50—99 张床位和 100 张及以上床位的乡镇卫生院数量增幅明显，可以看出卫生院的床位规模和机构规模也在不断扩大。

表 1-6　　2014—2018 年我国乡镇卫生院床位设置情况

（单位：个）

床位数量（张）	2014 年	2015 年	2016 年	2017 年	2018 年	年均增长率
无床	1427	1519	1592	1532	1547	2.0%
1—9 张	5515	5358	5240	5004	4918	-2.8%
10—49 张	22162	21785	21453	20313	19772	-2.8%
50—99 张	6214	6486	6780	7496	7832	6.0%
100 张及以上	1584	1669	1730	2206	2392	10.9%
合计	36902	36817	36795	36551	36461	-0.3%

资料来源：国家卫生健康委员会：《中国卫生健康统计年鉴 2019》。

（三）人力资源配置情况

1. 人员总量分析

从总量上来看，全国基层医疗卫生机构的卫生人员数量逐年增加，2018 年比 2014 年总数累计增加了 12.1%。从机构类型上来看，除村卫生室的人员 2014—2017 年逐年减少之外，社区卫生服务中心（站）与卫生院的卫生人员数均呈逐年上涨的趋势。

表1—7　　　　　　2014—2018 年我国基层卫生人员数量　　　　（单位：人）

机构类型	2014 年	2015 年	2016 年	2017 年	2018 年	年均增长率
基层医疗卫生机构人员总数	3536753	3603162	3682561	3826234	3964744	2.9%
社区卫生服务中心（站）	488771	504817	521974	554694	582852	4.5%
卫生院	1257096	1287211	1330995	1374296	1391324	2.6%
村卫生室	1216513	1197160	1169224	1146944	1441005	−0.3%

资料来源：国家卫生健康委员会：2015—2019 年《中国卫生健康统计年鉴》。

2. 各类卫生人员数量变化分析

从数量上来看，2014—2018 年，我国基层医疗卫生机构卫生人员数量整体呈逐年增加趋势。其中，数量增长最快的为管理人员，年均增长10%；增长最慢的为工勤技能人员，年均仅增长 2.2%。

表1—8　　　2014—2018 年我国基层医疗卫生机构各类卫生人员数量

（单位：人）

人员类别	2014 年	2015 年	2016 年	2017 年	2018 年	年均增长率
执业（助理）医师	1064136	1101934	1145408	1213607	1305108	5.2%
注册护士	603900	646607	695781	769206	852377	9.0%
药师（士）	131493	134495	138060	142482	146827	2.8%
技师（士）	84441	88106	92884	99307	105590	5.7%
其他技术人员	75276	80981	86635	97089	273081	38.0%
管理人员	62438	69452	73476	83004	91314	10.0%
工勤技能人员	164034	163503	167696	172356	178848	2.2%

资料来源：国家卫生健康委员会：2015—2018 年《中国卫生健康统计年鉴》。

从人员构成来看，2018 年我国基层医疗卫生机构中，执业（助理）医师占据比例最大，为 32.9%；其次为注册护士，占到了

21.5%；医护人员合计占比达到 54.4%；除工勤技能人员外，药师
（士）、技师（士）、其他技术人员和管理人员所占比例均为 5% 及
以下。

3. 年龄和职称分布

以 2018 年我国各类基层医疗卫生机构的医师为例，我们分别统计了
社区卫生服务中心执业医师、乡镇卫生院执业医师以及村卫生室的乡村
医生的年龄和学历分布，如图 1-1、图 1-2 所示。由图可看出目前我国
基层医疗机构的医师年龄普遍偏大，社区卫生服务中心、乡镇卫生院和
村卫生室中 45 岁以上医师的比例分别为 46.6%、51.4% 和 66.9%。

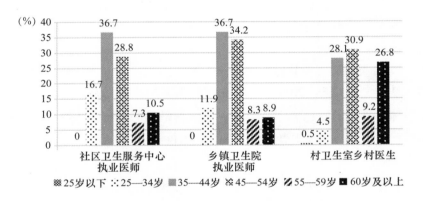

图 1-1 基层医疗卫生机构医师年龄分布

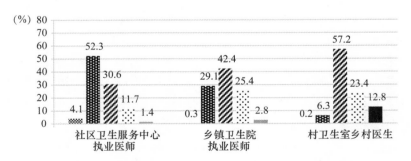

图 1-2 基层医疗卫生机构医师学历分布

从学历分布上来看，基层医疗机构的医师研究生比例普遍极小；社区卫生服务中心的执业医师学历以本科为主，村卫生室乡镇卫生院的执业医师学历则以本科和大专学历为主；乡村医生中本科学历很少，大专水平占据半数以上比例（57.2%），整体学历水平最低。

（四）医疗卫生服务提供现状

1. 基层医疗卫生机构服务总量

总体上来看，2014—2018年我国基层医疗卫生机构诊疗人次呈逐年增长，但是基层医疗卫生机构的诊疗量占全国医疗机构总诊疗量的比重却在逐年下降，提示基层医疗服务能力稍有下降以及分级诊疗的实施效果不是很理想。

表1-9　　　　我国基层医疗卫生机构诊疗人次数及其占比　　（单位：万人次）

项目	2014年	2015年	2016年	2017年	2018年
全国总诊疗人次数	760186.6	769342.5	793170.0	818311.0	830801.7
基层医疗卫生机构	436394.9	434192.7	436663.3	442891.6	440632
占比	57%	56%	55%	54%	53%

资料来源：国家卫生健康委员会：《中国卫生健康统计年鉴2019》。

2. 门诊及住院情况

（1）门诊

观察表1-10中各类机构的门诊服务量占全国基层医疗卫生服务总量的比例可以发现，社区卫生服务中心、乡镇卫生院、诊所（医务室）的门诊诊疗人次有明显的增加，而村卫生室则呈现明显的下降趋势。

表1-10　　　2014—2018年我国基层医疗卫生机构门诊诊疗人次

（单位：万人次）

机构类型	2014年	2015年	2016年	2017年	2018年	年均增长率
社区卫生服务中心	53618.8	55902.6	56327.0	60743.2	63897.9	4.5%
乡镇卫生院	102866.0	105464.0	108233.0	111076.0	111595.8	2.1%
村卫生室	198629.0	189407.0	185264.0	178933.0	167207.0	−4.2%

续表

机构类型	2014 年	2015 年	2016 年	2017 年	2018 年	年均增长率
门诊部	8786.1	9394.2	10288.7	12044.7	13581.4	11.5%
诊所（医务室）	56690.8	58490.1	60107.6	62890.5	67098.8	4.3%

资料来源：国家卫生健康委员会：《中国卫生健康统计年鉴2019》。

（2）住院

由表1-11可以看出，社区卫生服务中心和乡镇卫生院的住院量在逐年增多，社区卫生服务站和门诊部的住院量在逐年减少，但是各类机构的住院量占比变化基本不大。

表1-11　　　　2014—2018年我国基层医疗卫生机构住院量　　　（单位：万人）

机构类型	2014 年	2015 年	2016 年	2017 年	2018 年	年均增长率
社区卫生服务中心	298.1	305.5	313.7	344.2	340.0	3.3%
乡镇卫生院	3732.6	3676.1	3799.9	4047.2	3985	1.6%
村卫生室	—	—	—	—	—	—
门诊部	20.8	20.4	16.7	11.4	12.0	-12.8%
诊所（医务室）	0.2	0.3	0.3	—	—	—

资料来源：国家卫生健康委员会，《中国卫生健康统计年鉴2019》。

表1-12　　　　2014—2018年社区卫生服务中心诊疗费用情况　　　（单位：元）

费用类别	2014 年	2015 年	2016 年	2017 年	2018 年	年均增长率
门诊病人次均医药费	92.3	97.7	107.2	117	132.3	9.4%
其中：药费	63.5	67.3	74.6	80.4	90.5	9.3%
药费所占比重	68.70%	68.90%	69.60%	68.70%	68.40%	—
住院病人人均医药费	2635.2	2760.6	2872.4	3059.1	3194.0	4.9%
其中：药费	1161.5	1189.7	1201.4	1208.4	1169.6	0.2%
药费所占比重	44.10%	43.10%	41.80%	39.50%	36.60%	—

资料来源：国家卫生健康委员会：《中国卫生健康统计年鉴2018》。

3. 基层医疗诊疗费用情况

观察下列两个表格可以看出，2014—2018 年我国社区卫生服务中心和乡镇卫生院的病人门诊次均医药费、住院人均医药费均逐年增加，其中药费也随之增加，社区卫生服务中心的门诊和住院的次均费用均高于乡镇卫生院。

表 1 - 13 　　　　　　2014—2018 年乡镇卫生院诊疗费用情况 　　　　（单位：元）

费用类别	2014 年	2015 年	2016 年	2017 年	2018 年	年均增长率
门诊病人次均医药费	56.9	60.1	63	66.5	71.5	5.9%
其中：药费	30.9	32.6	34.5	36.2	39.3	6.2%
药费所占比重	54.30%	54.20%	54.80%	54.40%	55.00%	——
住院病人人均医药费	1382.9	1487.4	1616.8	1717.1	1834.2	7.3%
其中：药费	632.7	675.4	711.3	725.2	730.7	3.7%
药费所占比重	45.80%	45.40%	44.00%	42.20%	39.80%	——

资料来源：国家卫生健康委员会：《中国卫生健康统计年鉴 2019》。

同时，观察图 1 - 3 的药费占比变化情况可看出：社区卫生服务中心和乡镇卫生院的门诊次均费用中药费占比变化不明显，但是社区卫生服务中心的门诊药费占比高于乡镇卫生院；社区卫生服务中心和乡镇卫生院的住院药费占比均呈明显的逐年下降趋势。

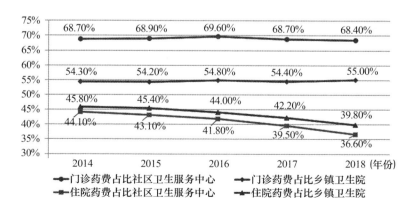

图 1 - 3　基层医疗卫生机构门诊和住院药费占比变化情况

（五）经济运营情况

1. 社区卫生服务中心收支情况

2014—2018 年，社区卫生服务中心的平均收入增加了 650.6 万元，增幅为 54.4%，除上级补助收入外，其余各项收入均明显提高；与此同时，支出也随收入的增加而增加，但是结余在逐年减少。

表 1 - 14 　　　　**2014—2018 年社区卫生服务中心收支情况** 　　（单位：万元）

收支明细	2014 年	2015 年	2016 年	2017 年	2018 年	年均增长率
平均总收入	1195.2	1337.1	1457.7	1647.2	1845.8	11.5%
其中：医疗收入	739.6	794	854.2	972	1104.9	10.6%
内：药品收入	483.6	519.8	564	631.4	716.2	10.3%
财政补助收入	409.2	487.8	548.5	616	676.1	13.4%
上级补助收入	21.5	23	21.5	21.7	23.6	2.4%
平均总支出	1149.5	1276.4	1402.9	1599.4	1801.2	11.9%
其中：医疗卫生支出	1115.6	1015.5	1114.6	1542.2	1741.3	11.8%
内：药品支出	449.2	474.3	513.1	594.2	685.9	11.2%
平均收支结余	45.7	60.7	54.8	47.8	44.6	-0.6%

资料来源：国家卫生健康委员会：《中国卫生健康统计年鉴 2019》。

2. 乡镇卫生院收支情况

2014—2018 年，乡镇卫生院的平均收入增加了 290.3 万元，累计增幅为 53.8%，各项收入均明显提高且逐年增长；支出随收入的增加而增加，与社区卫生服务中心（站）类似，结余量也呈逐年减少趋势，反映出机构经济运行的压力在增大。

但是对比表 1 - 14 与表 1 - 15 可以发现，在财政补助收入和上级补助收入方面，社区卫生服务中心（站）的收入比乡镇卫生院多近 1 倍，二者差距较大，反映出政府的基层卫生费用投入不足且城乡差距巨大。

表 1 - 15　　　　　　**2014—2018 年乡镇卫生院收支情况**　　　（单位：万元）

收支明细	2014 年	2015 年	2016 年	2017 年	2018 年	年均增长率
平均总收入	540	619.3	686.6	766.5	830.3	11.4%
其中：医疗收入	302.5	325.5	357.9	398.1	426.0	8.9%
内：药品收入	152.3	163.2	177.9	193.2	203.5	7.5%
财政补助收入	217.9	272.3	304.9	342.1	373.8	14.4%
上级补助收入	7.8	8.4	9.5	10.1	11.9	11.1%
平均总支出	521.2	594.1	666.7	748.8	816.3	11.9%
其中：医疗卫生支出	500.4	480.5	539.4	720.2	783.7	11.9%
内：药品支出	140.9	150.8	165	180.2	190.1	7.8%
平均收支结余	18.8	25.2	19.9	17.7	14.0	-7.1%

资料来源：国家卫生健康委员会：《中国卫生健康统计年鉴 2019》。

3. 人员经费支出

2014—2018 年，我国基层医疗卫生机构在人员经费方面的投入呈逐年增加的趋势，乡镇卫生院的经费增长更加明显，这对基层医疗卫生机构人员收入的改善具有实际意义。

表 1 - 16　　　　**2014—2018 年我国基层医疗机构人员经费支出情况**

（单位：万元）

机构类型	2014 年	2015 年	2016 年	2017 年	2018 年	年均增长率
社区卫生服务中心	416.5	489.8	544.0	620.5	681.0	13.1%
乡镇卫生院	209.8	253.7	291.7	334.8	367.9	15.1%

资料来源：国家卫生健康委员会，《中国卫生健康统计年鉴 2019》。

三　中国基层医疗卫生事业发展中面临的问题

总的来看，2014—2018 年，我国基层医疗卫生工作取得了较大的发展。一是基层医疗卫生机构规模不断扩大，全国基层医疗卫生机构总量呈现增长的趋势，且基层医疗卫生机构床位规模也明显扩大。二是基层医疗卫生机构服务量明显增加，诊疗人次逐年增长。三是各类卫生人员数量逐年增多，2018 年基层医疗卫生机构人员总数比 2014 年增加了12.1%。四是各类基层医疗卫生机构经济运行情况稳定，业务收入逐年增长，政府财政投入逐年增加，人员经费投入明显增长。

虽然全国的基层医疗卫生服务体系建设取得了较大的成绩，但是与"健康中国"的相关要求以及居民日益增长的医疗卫生需求还存在一定的差距，特别是卫生资源总量不足，不论是基础设施还是人力资源，都是限制基层卫生发展的重要因素。

（一）基层卫生服务能力有待提高

2014—2018 年，我国基层医疗卫生机构诊疗人次呈逐年增长趋势，但是基层医疗卫生机构的诊疗量占全国医疗机构总诊疗量的比重却在逐年下降，提示基层医疗服务能力稍有下降。笔者在主持的课题调研过程中发现，基层医疗卫生机构当前的主要业务基本为公共卫生服务，医疗卫生服务功能在公卫职能增多的情况下逐渐弱化，医生公卫工作量繁重使基本医疗业务荒废；与此同时，基层医疗机构当前配置的药物绝大多数为基本药物，而基本药物问题重重，价格有的虚高，还有的价廉物不美，或者送货不及时，如果严格执行基本药物制度，乡村医生将无药可用，将进一步使医疗服务能力被削弱。

（二）基层卫生人力资源配置数量不足、结构不合理

基层医疗卫生机构卫生人员数量虽然逐年增加，但可以看出基本是在随着医疗机构的规模的扩大而增加；执业（助理）医师、注册护士的人数占据机构总人数的绝大多数比例，其中药师、技师、专职公卫人员等岗位的卫生技术人员相对缺乏，结合目前基层机构公共卫生服务任务较重的现状，人员缺乏的问题更加凸显；且基层医疗卫生机构还面临整体人员年龄偏大、学历层次较低的问题。

基层医疗卫生技术人员数量不足的主要原因在于：一是医学院校的毕业生（特别是高层次学历的毕业生）大多数选择到大城市或二级以上医疗机构工作，基层卫生机构无论在工作环境和工资待遇，还是工作经验积累和继续医学教育机会上都无法和大型医疗机构相比，对毕业生很

难有吸引力；二是在基层医疗卫生机构工作的技术骨干，为了业务水平提升和职称晋升等原因，也会选择跳槽到上一级医疗机构从业，这造成基层卫生技术人员的人才流失。基层医疗卫生机构在进人、用人、留人等方面制度不够完善，吸引力不足，是导致基层人员数量不足的关键原因。

（三）基层医疗卫生机构经济运行压力较大

第一，虽然政府对基层医疗卫生机构的财政投入在逐年增加，但是可以看到，机构的财政补助收入仅占到机构总收入的30%—40%的水平，这说明政府的补偿力度还不够，经济运行的大部分压力落在了机构自身创收上；第二，医保报销资金时常不能及时、足量到位，也对机构的正常经济运转提出了挑战；第三，目前大部分的基层医疗卫生机构已经实现了药品零加成，直接使机构没有了药品收入，但是政府的补偿机制尚不健全，严重影响了机构的正常运行和进一步发展；第四，通过对比发现，政府对社区卫生服务中心（站）与乡镇卫生院的投入差距明显，城乡投入差距巨大，反映出卫生费用投入不足且不均衡。

（四）基层医疗机构医疗风险大，严重影响医疗服务开展

在笔者主持开展的课题调查中，不少基层医疗卫生机构反映医疗纠纷事件在逐年增多，这给机构带来的医疗风险非常大。首先，医疗纠纷给基层医疗卫生工作人员带来了较大的经济损失和赔付压力，甚至有些村卫生室的乡村医生因医疗风险增大而后继无人；其次，基层医疗卫生机构医疗风险承受能力十分有限，在一定程度上导致机构医疗服务能力下降，比如取消或减少手术的开展，有些机构甚至取消了住院服务，降低了居民医疗服务可及性，不利于分级诊疗等制度的实施。

四 中国基层医疗卫生事业发展建议与展望

（一）进一步明确基层医疗服务的功能定位

首先，坚持常见多发病的诊疗工作，提升诊疗水平，以慢性病管理为抓手推动分级诊疗，建立专科医生、全科医生与健康管理人员相结合

的基层医疗卫生团队和区域性的医疗卫生联合体，为真正形成"社区首诊、分级就诊、分级医疗、上下联动、双向转诊"的有序就医格局打好基础。

其次，坚持防治结合，在传染病防治、地方病防控、慢性非传染性疾病监测和控制、职业病防治、精神心理卫生等方面形成基层疾病防控体系，坚持以健康促进为中心，加大健康教育的工作力度。其中特别是随着我国老龄化的现状，医疗与养老服务的需求将共同增长，基层医疗卫生机构有必要落实基层医疗卫生在医疗和养老方面的双重责任，提升基层医疗机构在常见病、慢性病、康复护理等方面为老年人提供诊疗服务的能力，开办基层老年护理站、康复站等延续性医疗机构，推动基层医疗卫生机构为居家老年人提供上门服务，形成机构护理、社区护理和居家护理相结合的社会化老年护理服务体系。

（二）继续加强基层医疗卫生人才队伍建设

一方面，在慢病防治、精神疾病管理、健康促进方面增强人员配备，强化重点人群心理行为问题干预力度，补足基层医疗卫生机构高水平医疗卫生人员，在人才、技术、设备方面进一步提升。引导基层卫生专业技术人员充分挖掘中国传统文化，探索中西医结合的新路径，将中医重点专科、中医健康指导室等引入基层医疗卫生机构，提升基层医疗卫生机构的中医药服务能力。

另一方面，应当充分发挥绩效工资应有的激励作用。绩效工资改革的初衷是利用基础性绩效保障日常生活，通过奖励性绩效来激发广大医务工作者的积极性，但是在实际执行中，奖励性绩效总量有限，故而拉开的差距并不大[1]，即"多劳多得"的目的并没有实现，导致医务人员的工作积极性受挫。

（三）基本药物制度亟须进一步完善

建立基本药物制度的目标是"保障群众基本用药，减轻医药费用负

---

[1] 陈东升、吴天、王骞等：《某省基层医疗卫生机构运行发展现状及问题研究》，《卫生政策研究》2015年第5期。

担"，但在实际执行过程中被一些因素所干扰：一是药品层次明显下降，直接导致基层医疗卫生机构有些疾病无药可用，比如急救和小儿疾病用药普遍缺乏；二是药品种类不能满足日常用药需求，医务人员用药选择受到了限制，直接影响了医疗机构的服务能力，[①] 有些基层机构可以收治的病患由于药品缺乏而不得不选择上转；三是药品统一招标采购后，看似采购价格降低，但实则由于生产供应商标价调高，药品的真实中标价格高于机构自行采购价格，因而医疗机构出售药品的价格并未下降，患者也并未从中受利。

（四）应持续推进基层医疗服务能力提升

随着分级诊疗制度的建设以及家庭医生签约服务的实施，基层医疗卫生机构需要以居民健康为核心，完善服务功能、突出服务特色、改进服务质量、提升服务能力，从而进一步提升群众对基层医疗卫生机构的满意度和获得感，为建设分级诊疗制度进一步打好基础。一方面，基层机构应对照《乡镇卫生院服务能力评价指南（2019 年版）》《社区卫生服务中心服务能力评价指南（2019 年版）》来进行能力提升工作，推进基层医疗卫生机构标准化建设；另一方面，应当从居民的医疗服务需求出发，有针对性地提升门诊疾病咨询、诊断与治疗能力以及住院能力建设，如完善基层医务人员基本急救技能培训制度，加强二级以上医院对基层医疗卫生机构急救技能的指导与培训，按计划开展人员轮训等。

---

① 刘丹、于忠辉：《社区卫生服务机构基本药物制度实施现状与成效研究》，《中国实用医药》2017 年第 33 卷第 12 期。

第二章

中国基层医疗卫生机构
运行机制与改革

  2016 年中共中央、国务院发布《"健康中国 2030"规划纲要》（以下简称《规划纲要》），将"健康中国"建设作为未来一段时间内的国家行动。《规划纲要》指出：立足全人群和全生命周期两个着力点，提供公平可及、系统连续的健康服务，实现更高水平的全民健康。党的十九大报告将建立"优质高效的医疗卫生服务体系"作为实施健康中国战略的重要内容。基层医疗卫生服务机构是国家医疗卫生服务体系的"网底"，是居民健康的"守门人"，决定了居民医疗卫生服务利用的可及性；是推动基本公共服务均等化，维护基本医疗卫生服务的公益性，缩小城乡、地区、人群间基本健康服务和健康水平的差距，实现全民健康覆盖，促进社会公平的重要环节。

一　中国基层医疗卫生机构运行机制与改革

（一）基层医疗卫生机构服务功能与服务能力

1. 基层医疗卫生机构服务功能

  经过长期发展，我国已经建立了由医院、基层医疗卫生机构、专业公共卫生机构等组成的覆盖城乡的医疗卫生服务体系。基层医疗卫生机构是指向城乡居民提供最基本医疗卫生服务的机构，包括乡镇卫生院、社区卫生服务中心（站）、村卫生室、医务室、门诊部（所）和军队基层卫生机构等，其主要职责是提供预防、保健、健康教育、计划生育等基本公共卫生服务和常见病、多发病的诊疗服务以及部分疾病的康复、护理服务，向医院转诊超出自身服务能力的常见病、多发病及危急和疑难重症病人。在各类基层医疗卫生服务机构中，乡镇卫生院和社区卫生服务中心负责提供基本公共卫生服务，常见病、多发病的诊疗、护理、康复等综合服务，并受县级卫生健康行政部门委托，承担辖区内的公共卫生管理工作，负责对村卫生室、社区卫生服务站的综合管理、技术指导和乡村医生的培训等；中心乡镇卫生院除具备一般乡镇卫生院的服务功能外，还开展普通常见手术等医疗服务，并承担对周边区域内一般乡镇卫生院的技术指导工作；村卫生室、社区卫生服务站分别在乡镇卫生院和社区卫生服务中心的统一管理和指导下，承担行政村、居委会范围内人群的基本公共卫生服务和普通常见病、多发病的初级诊治、康复等工作。

基层医疗卫生服务体系是提供公共卫生与基本医疗服务的重要载体。基层医疗卫生机构贴近居民群众，熟悉社区、村镇情况，具备一定的卫生服务能力，预防为主、防治结合，服务成本比较低，在为城乡居民提供基本医疗卫生服务方面具有不可替代的作用。加强基层医疗卫生机构能力建设，就是要通过完善农村县、乡（镇）、村三级医疗卫生服务网，搭建以城市社区卫生服务机构为基础，社区与医院、预防保健机构分工合理、协作密切的新型城市医疗卫生服务体系，逐步建立起分级医疗、社区首诊和双向转诊制度，为广大城乡群众提供安全、方便、质优、价廉的服务。

2. 基层医疗卫生机构服务能力建设

《中共中央国务院关于深化医药卫生体制改革的意见》（中发〔2009〕6 号）中提出，大力发展农村医疗卫生服务体系，进一步健全以县级医院为龙头、以乡镇卫生院和村卫生室为基础的农村医疗卫生服务网络。完善以社区卫生服务为基础的新型城市医疗卫生服务体系，加快建设以社区卫生服务中心为主体的城市社区卫生服务网络，完善服务功能。

县级医院作为县域内的医疗卫生中心，负责基本医疗服务及危重急症病人的抢救，承担对乡镇卫生院、村卫生室的业务技术指导和卫生人员的进修培训；乡镇卫生院负责提供公共卫生服务和常见病、多发病的诊疗等综合服务，并承担对村卫生室的业务管理和技术指导；村卫生室承担行政村的公共卫生服务及一般疾病的诊治等工作。积极推进农村医疗卫生基础设施和能力建设，政府重点办好县级医院，并在每个乡镇办好一所卫生院，采取多种形式支持村卫生室建设，使每个行政村都有一所村卫生室，大力改善农村医疗卫生条件，提高服务质量。

为推动分级诊疗制度和健康中国建设，2017 年 4 月，国务院办公厅印发了《关于推动医疗联合体建设和发展的指导意见》，明确要在县域组建医疗共同体，逐步实现区域内医疗资源共享，进一步提升基层服务能力，推动形成基层首诊、双向转诊、急慢分治、上下联动的分级诊疗模式。2019 年 5 月，国家卫生健康委、国家中医药局印发的《关于推进紧密型县域医疗卫生共同体建设的通知》对开展紧密型县域医共体工作提出了工作要求，即进一步完善县域医疗卫生服务体系，加快提升基层医疗卫生服务能力，推动构建分级诊疗、合理诊治和有序就医新秩序。目前，很多地方积极探索和实现了县域的医共体，即县、乡、村医疗卫生一体化，为县域内的居民提供可及、可负担的医疗卫生服务。

经过多年的建设与发展，我国城乡基层医疗卫生服务机构的能力得到很大提升，在数量和质量上都得到很大提高，基本实现了强基层的建设目标。

（1）基层医疗机构数量不断增加

2009 年新医改实施以来，我国基层医疗卫生机构数量持续增加。全国基层医疗卫生机构数量从 2009 年的 882153 个增至 2018 年的 943639 个。其中 2010—2011 年基层医疗卫生机构的数量增速较快。自 2014 年起，我国基层医疗卫生机构数量的同比增长率逐年上升（表 2 - 1）。

表 2 - 1　　　　　2009—2018 年全国基层医疗卫生机构数量

年份	基层医疗卫生机构数量（个）	同比增长率（%）
2009	882153	—
2010	901709	2.22
2011	918003	1.81
2012	912620	- 0.59
2013	915368	0.30
2014	917335	0.21

续表

年份	基层医疗卫生机构数量（个）	同比增长率（%）
2015	920770	0.37
2016	926518	0.62
2017	933024	0.70
2018	943639	1.14

资料来源：国家统计局网站数据。基层医疗卫生机构包括社区卫生服务中心、社区卫生服务站、街道卫生院、乡镇卫生院、村卫生室、门诊部、诊所（医务室）。

2009—2017 年，城镇基层医疗卫生机构数量总体呈增加趋势。其中社区卫生服务中心的数量增长较快，从 2009 年的全国 5216 个增长至 2017 年的 9147 个，其中 2010 年增长尤其迅速，同比增长率达到 32.34%。社区卫生服务站数量在 2010 年有较大增长，由 2009 年的 22092 个增长至 2010 年的 25836 个，同比增长 16.95%，此后社区卫生服务站数量有所下降，2017 年全国社区卫生服务站数量为 25505 个（见表 2 - 2）。

表 2 - 2　2009—2017 年全国社区卫生服务中心和社区卫生服务站数量

年份	社区卫生服务中心数量（个）	同比增长率（%）	社区卫生服务站数量（个）	同比增长率（%）
2009	5216	—	22092	—
2010	6903	32.34	25836	16.95
2011	7861	13.88	24999	- 3.24
2012	8182	4.08	25380	1.52
2013	8488	3.74	25477	0.38
2014	8669	2.13	25569	0.36
2015	8806	1.58	25515	- 0.21
2016	8918	1.27	25409	- 0.42
2017	9147	2.57	25505	0.38

资料来源：国家统计局网站数据、《中国卫生和计划生育统计年鉴 2014》、《中国卫生健康统计年鉴 2018》。

2009—2018 年，乡镇卫生院和村卫生室数量均呈下降趋势，其中乡镇卫生院数量由 2009 年的 38475 个下降到 2018 年的 36461 个，村卫生室数量由 2009 年的 632770 个下降到 2018 年的 622001 个。虽然村卫生室数量整体呈下降趋势，但 2009—2017 年，设卫生室的村数占行政村数的百分比呈现上升趋势。据统计，2009 年设卫生室的村数占行政村数的 90.4%，2017 年这个比例上升到 92.8%（表 2-3）。

表 2-3 2009—2018 年全国乡镇卫生院和村卫生室数量

年份	乡镇卫生院数量（个）	同比增长率（%）	村卫生室数量（个）	同比增长率（%）	设卫生室的村数占行政村数（%）
2009	38475	—	632770	—	90.4
2010	37836	-1.66	648424	2.47	92.3
2011	37295	-1.43	662894	2.23	93.4
2012	37097	-0.53	653419	-1.43	93.3
2013	37015	-0.22	648619	-0.73	93.0
2014	36902	-0.31	645470	-0.49	93.3
2015	36817	-0.23	640536	-0.76	93.3
2016	36795	-0.06	638763	-0.28	92.9
2017	36551	-0.66	632057	-1.05	92.8
2018	36461	-0.25	622001	-1.59	90.4

资料来源：国家统计局网站数据。

从基层医疗卫生机构数量在东、中、西部地区的分布来看，东部地区的基层医疗卫生机构数量最多，其次为中部地区，西部地区的基层医疗卫生机构数量相对最少。2010—2017 年，东、西部地区基层医疗卫生机构数量均有所增加，东部地区基层医疗卫生机构数量由 2010 年的 325944 个增长到 2017 年的 342779 个，其中 2017 年增速最快，同比增长率达到 1.72%。西部地区基层医疗卫生机构数量由 2010 年的 277707 个增长到 2017 年的 294308 个，其中 2011 年和 2012 年增速较快，同比增长率分别为 2.76% 和 1.07%。中部地区基层医疗卫生机构数量在 2011 年有较快增长，但总体看来 2017 年数量低于 2010 年（见表 2－4）。

表 2－4　　2010—2017 年东、中、西部地区基层医疗卫生机构数量

年份	东部基层医疗卫生机构数量（个）	同比增长率（%）	中部基层医疗卫生机构数量（个）	同比增长率（%）	西部基层医疗卫生机构数量（个）	同比增长率（%）
2010	325944	—	298058	—	277707	—
2011	328600	0.81	304039	2.01	285364	2.76
2012	328824	0.07	295390	-2.84	288406	1.07
2013	331092	0.69	295519	0.04	288757	0.12
2014	332481	0.42	295069	-0.15	289785	0.36
2015	333593	0.33	296328	0.43	290849	0.37
2016	336998	1.02	297310	0.33	292210	0.47
2017	342779	1.72	295937	-0.46	294308	0.72

资料来源：2011—2017 年《中国卫生和计划生育统计年鉴》、《中国卫生健康统计年鉴 2018》。

覆盖城乡的基层医疗卫生服务体系基本建成。2009—2011 年三年间，全国 2200 多所县级医院和 3.3 万多个城乡基层医疗卫生机构得到改造和完善。《国务院关于印发"十二五"期间深化医药卫生体制改革规划暨实施方案的通知》（国发〔2012〕11 号）提出，要提高基层医疗卫生机构服务能力，按照填平补齐的原则，继续支持村卫生室、乡镇卫生院、社区卫生服务机构标准化建设，2015 年基层医疗卫生机构达标率达到 95% 以上。

《国务院办公厅关于巩固完善基本药物制度和基层运行新机制的意见》（国办发〔2013〕14 号）中提出，支持基层医疗卫生机构标准化建设。在充分利用现有资源的基础上，做好城镇化和行政区划调整过程中基层医疗卫生机构的规划布局和建设。政府在每个乡镇办好一所卫生院。坚持政府主导，原则上每个街道办事处或 3 万—10 万名居民设置 1 所社区卫生服务中心。"十二五"期间，按照填平补齐的原则，继续加大对基

层医疗卫生机构建设投入，重点支持边远山区、地广人稀的农村地区、少数民族地区乡镇卫生院建设，到 2015 年使基层医疗卫生机构达标率达到 95% 以上。

2013—2017 年，我国基层医疗卫生机构数总量增长，主办单位主要为社会和个人。政府办基层医疗卫生机构数从 2013 年的 117765 家增加到 2017 年的 120444 家，个人办基层医疗卫生机构数也有显著增加，从 2013 年的 320735 家增加到 2017 年的 346749 家，社会办基层医疗卫生机构数有所下降，2013 年为 476868 家，2017 年下降到 465831 家（见表 2-5）。

表 2-5 　　**2013—2017 年不同主办单位基层医疗卫生机构数** 　　（单位：个）

年份	政府办	社会办	个人办	合计
2013	117765	476868	320735	915368
2014	116948	471722	328665	917335
2015	117503	472631	330636	920770
2016	117421	471008	338089	926518
2017	120444	465831	346749	933024

注：社会办包括企业、事业单位、社会团体和其他社会组织办的医疗卫生机构。

资料来源：《中国卫生健康统计年鉴 2018》。

（2）基层医疗机构服务数量逐年上升

2009—2017 年，我国社区卫生服务中心（站）的诊疗人次数、入院人数均逐年上升。其中，社区卫生服务中心的诊疗人次数从 2009 年的 2.61 亿次上升至 6.07 亿次，社区卫生服务站的诊疗人次从 2009 年的 1.16 亿次上升至 2017 年的 1.60 亿次。社区卫生服务中心的平均住院日从 2009 年的 10.6 日下降至 2017 年的 9.5 日（见表 2-6）。在很大程度上解决了城镇居民看病难的问题，满足了城镇居民常见病、多发病的就医问题。

2009—2017 年，我国乡镇卫生院的诊疗人次数、入院人数也有显著上升。乡镇卫生院的诊疗人次数由 2009 年的 8.77 亿次上升至 2017 年的 11.10 亿次，入院人数由 2009 年的 3808 万人上升至 2017 年的 4047 万人。乡镇卫生院的平均住院日从 2009 年的 4.8 日上升到 2017 年的 6.3 日（见

表2-7）。这在很大程度上解决了农村居民看病难的问题，满足了农村居民常见病、多发病的就医问题。

表2-6　　　　　　　　社区卫生服务中心（站）医疗服务情况

年份	中心诊疗人次数（亿次）	中心入院人数（万人）	中心病床使用率（%）	中心平均住院日（日）	站诊疗人次（亿次）
2009	2.61	164.24	59.8	10.6	1.16
2010	3.47	218.06	56.1	10.4	1.37
2011	4.09	247.34	54.4	10.2	1.37
2012	4.55	268.66	55.5	10.1	1.44
2013	5.08	292.06	57.0	9.8	1.49
2014	5.36	298.06	55.6	9.9	1.49
2015	5.59	305.55	54.7	9.8	1.47
2016	5.63	313.71	54.6	9.7	1.56
2017	6.07	344.25	54.8	9.5	1.60

资料来源：《中国卫生和计划生育统计年鉴2014》《中国卫生健康统计年鉴2018》。

表2-7　　　　　　　　乡镇卫生院医疗服务情况

年份	诊疗人次数（亿次）	入院人数（万人）	病床周转次数（次）	病床使用率（%）	平均住院日（日）
2009	8.77	3808	42.9	60.7	4.8
2010	8.74	3630	38.4	59.0	5.2
2011	8.66	3449	35.2	58.1	5.6
2012	9.68	3908	37.4	62.1	5.7
2013	10.07	3937	36.1	62.8	5.9
2014	10.29	3733	33.2	60.5	6.3
2015	10.55	3676	32.0	59.9	6.4
2016	10.82	3800	32.2	60.6	6.4
2017	11.10	4047	33.0	61.3	6.3

资料来源：《中国卫生和计划生育统计年鉴2014》《中国卫生健康统计年鉴2018》。

（3）基层医疗机构服务内容的变化

《国务院办公厅关于印发深化医药卫生体制改革 2013 年主要工作安排的通知》中提出，持续提升基层服务能力。2015 年《国务院办公厅关于推进分级诊疗制度建设的指导意见》提出，大力提高基层医疗卫生服务能力。通过政府举办或购买服务等方式，科学布局基层医疗卫生机构，合理划分服务区域，加强标准化建设，实现城乡居民全覆盖。通过组建医疗联合体、对口支援、医师多点执业等方式，鼓励城市二级以上医院医师到基层医疗卫生机构多点执业，或者定期出诊、巡诊，提高基层服务能力。合理确定基层医疗卫生机构配备使用药品品种和数量，加强二级以上医院与基层医疗卫生机构的用药衔接，满足患者需求。强化乡镇卫生院基本医疗服务功能，提升急诊抢救、二级以下常规手术、正常分娩、高危孕产妇筛查、儿科等医疗服务能力。大力推进社会办医，简化个体行医准入审批程序，鼓励符合条件的医师开办个体诊所，就地就近为基层群众服务。

（4）基层医疗机构中医服务的变化

2013 年《国务院办公厅关于巩固完善基本药物制度和基层运行新机制的意见》要求：继续支持基层医疗卫生机构建设，实施基层中医药服务能力提升工程，85% 以上的社区卫生服务中心、70% 以上的乡镇卫生院、60% 以上的社区卫生服务站和村卫生室能够提供中医药服务。实施基层中医药服务能力提升工程，加强基层医疗卫生机构中医科、中药房建设。2015 年《国务院办公厅关于推进分级诊疗制度建设的指导意见》中提出，提升基层医疗卫生机构中医药服务能力和医疗康复服务能力，加强中医药特色诊疗区建设，推广中医药综合服务模式，充分发挥中医药在常见病、多发病和慢性病防治中的作用。在民族地区要充分发挥少数民族医药在服务各族群众中的特殊作用。

自 2013 年起，我国基层医疗卫生机构中医类临床科室诊疗人次逐年增加。据统计，2013 年社区卫生服务中心（站）的中医类科室门急诊量为 4503.5 万人次，2017 年上升至 6611.4 万人次，中医占同类机构诊疗量的比例逐年上升，从 2013 年的 6.9% 上升至 2017 年的 8.6%；2013 年乡镇卫生院的中医类科室门急诊量为 4756.8 万人次，2017 年上升至 6930.8 万人次，中医占同类机构诊疗量的比例逐年上升，从 2013 年的

4.7%上升至 2017 年的 6.2%。2013 年我国村卫生室中医诊疗人次为 66848.1 万人次，2017 年上升至 72059.2 万人次。中医占村卫生室诊疗量的比重从 2013 年的 33.2%上升至 2017 年的 40.3%（见表 2-8）。

表 2-8 2013—2017 年基层医疗卫生机构中医类临床科室门急诊量

年份	社区卫生服务中心（站）中医诊疗人次（万次）	占同类机构诊疗量百分比（%）	乡镇卫生院中医诊疗人次（万次）	占同类机构诊疗量百分比（%）	村卫生室中医诊疗人次数（万次）	中医占村卫生室诊疗量的百分比（%）
2013	4503.5	6.9	4756.8	4.7	66848.1	33.2
2014	5094.5	7.4	5195.4	5.1	66716.5	33.6
2015	5571.7	7.9	5662.9	5.4	76569.4	40.4
2016	6178.5	8.6	6148.5	5.7	74455.3	40.2
2017	6611.4	8.6	6930.8	6.2	72059.2	40.3

资料来源：《中国卫生健康统计年鉴 2018》。

2013 年我国民族医医院诊疗人次数为 760.1 万人次，2017 年上升至 1167.5 万人次，其中蒙医诊疗人次数最多，2013 年为 292.9 万人次，2017 年上升至 588.0 万人次，藏医、维医医院的诊疗人次数也呈逐年上升趋势（表 2-9）。

表 2-9 2013—2017 年民族医医院诊疗人次 （万次）

年份	民族医医院	蒙医	藏医	维医	傣医	其他
2013	760.1	292.9	215.2	144.2	10.3	97.5
2014	792.6	309.7	226.6	142.5	10.6	103.1
2015	966.8	428.1	280.0	134.3	9.8	114.6
2016	968.7	412.3	290.6	138.9	8.9	118.1
2017	1167.5	588.0	298.6	152.0	10.1	118.9

资料来源：《中国卫生健康统计年鉴》2018。

（5）基本公共卫生服务提供及其变化

2009—2019 年，人均基本公共卫生服务经费财政补助标准从 15 元提高到 69 元，服务项目从最初的 10 类扩大到 12 类。包括建立居民健康档案、健康教育、预防接种、儿童健康管理、孕产妇健康管理、老年人健康管理、高血压和 2 型糖尿病等慢性病患者健康管理、严重精神障碍患者管理、肺结核患者健康管理、中医药健康管理、传染病及突发公共卫生事件报告和处理、卫生计生监督协管 12 类项目，以及新划入基本公共卫生服务内容。主要包括地方病防治，职业病防治，重大疾病与健康危害因素监测，人禽流感、SARS 防控项目，鼠疫防治，国家卫生应急队伍运维保障管理，农村妇女"两癌"检查项目，基本避孕服务项目，贫困地区儿童营养改善项目，贫困地区新生儿疾病筛查项目，增补叶酸预防神经管缺陷项目，国家免费孕前优生健康检查项目，地中海贫血防控项目，食品安全标准跟踪评价项目，健康素养促进项目，国家随机监督抽查项目，老年健康与医养结合服务管理，人口监测项目，卫生健康项目监督管理等工作（见表 2 - 10）。

根据 2017 年《中国健康事业的发展与人权进步》白皮书，我国基本公共卫生服务覆盖率进一步提高。国家免费提供疫苗及接种服务，受益对象从儿童扩展到成人。截至 2015 年底，疫苗接种率以乡镇为单位总体保持在 90% 以上，多数免疫规划疫苗可预防传染病的发病与死亡率降至历史最低水平。截至 2016 年底，全国居民电子健康档案建档率达到 76.9%，高血压和糖尿病患者健康管理人数分别达到 9023 万人和 2781 万人，孕产妇和 3 岁以下儿童系统管理率分别达到 91.6% 和 91.1%。

表 2 - 10　　　　新医改后基本公共卫生服务内容变化

	2009 年	2017 年	2019 年
版本	国家基本公共卫生服务规范（2009 年版）	国家基本公共卫生服务规范（第三版）	新划入基本公共卫生服务工作规范（2019 年版）
人均经费补助标准	15 元	50 元	69 元

续表

2009 年	2017 年	2019 年
城乡居民健康档案管理	居民健康档案管理	地方病防治
健康教育	健康教育	职业病防治
0—36 个月儿童健康管理	0—6 岁儿童健康管理	重大疾病与健康危害因素监测
孕产妇健康管理	孕产妇健康管理	人禽流感、SARS 防控项目
老年人健康管理	老年人健康管理	鼠疫防治
预防接种	预防接种	国家卫生应急队伍运维保障管理
传染病报告和处理	传染病及突发公共卫生事件报告和处理	农村妇女"两癌"检查项目
高血压患者健康管理	高血压患者健康管理	基本避孕服务项目
2 型糖尿病患者健康管理	2 型糖尿病患者健康管理	贫困地区儿童营养改善项目
重性精神疾病患者管理	严重精神障碍患者管理	贫困地区新生儿疾病筛查项目
	肺结核患者健康管理	增补叶酸预防神经管缺陷项目
	中医药健康管理	国家免费孕前优生健康检查项目
	卫生计生监督协管	地中海贫血防控项目
		食品安全标准跟踪评价项目
		健康素养促进项目
		国家随机监督抽查项目
		老年健康与医养结合服务管理
		人口监测项目
		卫生健康项目监督管理

（服务内容行标在左侧纵向合并单元格中：服务内容 ）

汪志豪等利用2014—2016 年32 个省级行政区域基本公共卫生服务实施率

数据，评价了国家基本公共卫生服务项目的实施效果。在预防接种方面，目前我国预防接种服务已经实现了全面、稳定的覆盖，无论是适龄儿童建证率，还是乙肝疫苗、卡介苗、脊灰疫苗等第一类疫苗的接种率，均已接近100%。0—6岁儿童健康管理方面，2016年全国新生儿访视率和儿童健康管理率分别达到了94.77%和91.83%。孕产妇健康管理方面，2016年全国早孕建册率和产后访视率分别达到了91.57%和94.41%。老年人健康管理方面，2016年老年人健康管理率达到73.36%，已经实现了《"十三五"国家老龄事业发展和养老体系建设规划》所提出的"65岁以上老年人健康管理率达到70%"的目标。高血压和2型糖尿病患者健康管理方面，2016年全国高血压患者和2型糖尿病患者规范管理率分别为74.61%和74.58%，管理人群血压和血糖控制率则相对平稳，始终分别保持在63%和57%左右。①

（二）基层医疗卫生机构人员配备和激励制度的改革

医疗卫生服务体系的关键在基层，而基层医疗卫生服务体系的核心是卫生人力。

《中共中央国务院关于深化医药卫生体制改革的意见》（以下简称《意见》）指出，政府举办的城市社区卫生服务中心（站）和乡镇卫生院等基层医疗卫生机构，要严格核定人员编制，实行人员聘用制，建立"能进、能出"和激励有效的人力资源管理制度。建立以服务质量为核心、以岗位责任与绩效为基础的考核和激励制度，形成保障公平效率的长效机制。

1.人员配备（人才队伍建设，基层医疗卫生机构服务人员）

2009年3月，中共中央、国务院关于深化医药卫生体制改革的意见中提出，加强医药卫生人才队伍建设，主要包括：（1）制定和实施人才队伍建设规划，重点加强公共卫生、农村卫生、城市社区卫生专业技术人员和护理人员的培养培训；（2）制定优惠政策，鼓励优秀卫生人才到农村、城市社区和中、西部地区服务，对长期在城乡基层工作的卫生技术人员在职称晋升、业务培训、待遇政策等方面给予适当倾斜；（3）完善全科医师任职资格制度，健全农村和城市社区卫生人员在岗培训制度，

---

① 汪志豪、杨金侠、陈馨等：《国家基本公共卫生服务项目实施效果评价》，《中国卫生经济》2018年第10期。

鼓励参加学历教育，促进乡村医生执业规范化，尽快实现基层医疗卫生机构都有合格的全科医生；（4）培育壮大中医药人才队伍。稳步推动医务人员的合理流动，促进不同医疗机构之间人才的纵向和横向交流，研究探索注册医师多点执业；（5）规范医院管理者的任职条件，逐步形成一支职业化、专业化的医疗机构管理队伍。

2009 年国家提出了卫生人才队伍建设的总体目标，即：到 2020 年，卫生人才总量基本适应人民群众医疗卫生服务需求，卫生人才素质显著提高，卫生人才配置结构优化，城乡区域分布趋于合理，农村、城市社区的公共卫生和医疗服务人才短缺的局面得到明显改善；逐步建立和完善符合卫生人才发展内在规律、充满生机与活力的人才工作机制，努力造就一支品德高尚、技术精湛、服务优良的卫生人才队伍。《意见》提出，以农村卫生人才队伍建设为重点，整体推进农村卫生、社区卫生、疾病预防控制、妇幼保健、医疗服务、中医药、卫生监督和卫生管理等各类卫生人才协调发展。

据统计，我国社区卫生服务中心（站）的服务人员数在 2009 年后有着明显增长，2009 年我国社区卫生服务中心（站）人员数合计为 295125 人，2017 年上升至 554694 人，其中卫生技术人员占全部人员比重一直维持在 85% 左右（见表 2 - 11）。

表 2 - 11　　　　　社区卫生服务中心（站）服务人员情况

年份	人员数合计（人）	卫生技术人员（人）	占比（%）
2009	295125	250435	84.86
2010	389516	331322	85.06
2011	432923	367972	85.00
2012	454160	386952	85.20
2013	476073	406218	85.33
2014	488771	417503	85.42
2015	504817	431158	85.41
2016	521974	446176	85.48
2017	554694	474010	85.45

资料来源：《中国卫生和计划生育统计年鉴 2014》《中国卫生健康统计年鉴 2018》。

　　我国乡镇卫生院服务人员数在 2009 年后也有着明显的上升。2009 年我国乡镇卫生院人员数合计为 1131052 人，2017 年上升至 1360272 人，其中卫生技术人员占全部人员的比重一直维持在 84% 左右（表 2 - 12）。

表 2 - 12　　　　　　　　乡镇卫生院服务人员情况

年份	人员数合计（人）	卫生技术人员（人）	占比（%）
2009	1131052	949955	83.99
2010	1151349	973059	84.51
2011	1165996	981227	84.15
2012	1204996	1017096	84.41
2013	1233858	1043441	84.57
2014	1247299	1053348	84.45
2015	1277697	1078532	84.41
2016	1320841	1115921	84.49
2017	1360272	1151278	84.64

资料来源：《中国卫生和计划生育统计年鉴 2014》《中国卫生健康统计年鉴 2018》。

　　张慧等的研究显示，新医改后我国基层卫生技术人员数量不断增加，但学历层次仍偏低。2012 年社区卫生服务中心的卫生技术人员学历以大专为主，占比为 40.90%，与 2009 年相比，研究生学历占比上升了 0.26 个百分点，本科学历占比上升了 1.77 个百分点，高中及以下学历占比下降了 0.82 个百分点；2012 年乡镇卫生院的卫生技术人员学历以中专为主，占比为 51.30%，与 2009 年相比，本科学历占比上升了 0.8 个百分点，大专学历占比上升了 2.3 个百分点，高中及以下学历占比下降了 1.8 个百分点。[①]

　　据统计，2017 年我国社区卫生服务中心卫生技术人员学历以大专和大学本科为主，构成比分别为 41.4% 和 29.5%，而乡镇卫生院的卫生技术人员学历以中专和大专为主，构成比分别为 42.3% 和 41.5%。2017 年村卫生室人员学历以中专及以下水平为主，大专及以上学历人员占比较

　　① 张慧、张超：《新医改背景下我国基层医疗卫生机构现状研究》，《卫生软科学》2018 年第 5 期。

小（见表2－13）。

表2－13　　　　　　2017年基层医疗卫生机构人员学历构成　　　（单位:%）

学历	社区卫生服务中心	乡镇卫生院	村卫生室
研究生	1.3	0.1	0.5
大学本科	29.5	12.3	7.8
大专	41.4	41.5	53.1
中专	25.3	42.3	24.7
高中及以下	2.5	3.8	13.9
合计	100.0	100.0	100.0

资料来源:《中国卫生健康统计年鉴2018》。

2. 人员管理与培训

2015年《国务院办公厅关于进一步加强乡村医生队伍建设的实施意见》提出，加强乡村医生管理，严格乡村医生执业准入。在村卫生室执业的医护人员必须具备相应的资格并按规定进行注册。新进入村卫生室从事预防、保健和医疗服务的人员，应当具备执业医师或执业助理医师资格。条件不具备的地区，要严格按照《乡村医生从业管理条例》要求，由省级人民政府制定具有中等医学专业学历的人员或者经培训达到中等医学专业水平的人员进入村卫生室执业的具体办法。规范乡村医生业务管理。县级卫生计生行政部门按照《中华人民共和国执业医师法》《乡村医生从业管理条例》等有关规定，切实加强乡村医生执业管理和服务质量监管，促进合理用药，提高医疗卫生服务的安全性和有效性。

2015年国家卫健委《关于进一步规范社区卫生服务管理和提升服务质量的指导意见》中规范了全科医生执业注册。在社区卫生服务机构从事全科医疗（含中医）工作的临床医师，通过全科医师规范化培训或取得全科医学专业中高级技术职务任职资格的，注册为全科医学专业；通过省级卫生计生行政部门和中医药管理部门认可的全科医师转岗培训和岗位培训，其执业范围注册为全科医学，同时可加注相应类别的其他专业。

加强以全科医生为重点的基层医疗卫生队伍建设，大力培养全科医生，为基层医疗卫生机构培养知识全面、经验丰富、素质较高的人才队伍，建立规范化的全科医生培养制度，是目前我国深化医改的重要任务。全科医生培养模式主要包括：（1）全科医生岗位培训；（2）全科医生骨干培训；（3）全科医生转岗培训；（4）全科医生规范化培训；（5）定向免费医学生培养等。①

3. 考核与激励制度

乡村医生是我国医疗卫生服务队伍的重要组成部分，是发展农村医疗卫生事业、保障农村居民健康的重要力量。因此，通过规范的考核激励制度，有利于提高乡村医生的整体素质和工作积极性。2015 年，《关于进一步加强乡村医生队伍建设的实施意见》提出要规范乡村医生考核。在县级卫生计生行政部门的统一组织下，由乡镇卫生院定期对乡村医生开展考核，考核内容包括乡村医生提供的基本医疗和基本公共卫生服务的数量、质量和群众满意度，乡村医生学习培训情况以及医德医风等情况，考核结果作为乡村医生执业注册和财政补助的主要依据。

在加强基层医疗卫生服务人员考核的同时，新医改后推行了一系列激励政策，调动基层医疗卫生服务人员的工作积极性。表 2－14② 展示了新医改后基层医疗卫生人员激励机制改革的主要政策。

表 2－14　新医改后基层医疗卫生服务人员激励机制改革的主要政策

年份	主要政策
2009	《中共中央　国务院关于深化医药卫生体制改革的意见》（中发〔2009〕6 号）：基层医疗卫生机构实行药品零差率销售
2009	《关于公共卫生与基层医疗卫生事业单位实施绩效工资的指导意见》（人社部〔2009〕182 号）：公共卫生与基层医疗卫生事业单位正式工作人员实施绩效工资
2010	《关于建立健全基层医疗卫生机构补偿机制的意见》（国办发〔2010〕62 号）：建立健全基层医疗卫生机构补偿机制

① 纪艳、罗珏、于先清等：《基层医疗卫生机构全科医生教育培训现状研究》，《现代医药卫生》2013 年第 9 期。

② Xiaochen Ma, Hong Wang, Li Yang, Leiyu Shi, Xiaoyun Liu, "Realigning the Incentive System for China's Primary Healthcare Providers", *BMJ*, Vol. 365, 2019, p. 12406.

续表

年份	主要政策
2011	《国务院关于建立全科医生制度的指导意见》（国发〔2011〕23号）：合理确定全科医生的劳动报酬，拓宽全科医生的职业发展路径
2012	《"十二五"期间深化医药卫生体制改革规划暨实施方案》（国发〔2012〕11号）：有条件的地区可适当提高奖励性绩效工资的比例，合理拉开收入差距，调动医务人员积极性
2013	《关于巩固完善基本药物制度和基层运行新机制的意见》（国办发〔2013〕14号）：基层医疗卫生机构在核定的收支结余中可按规定提取职工福利基金、奖励基金
2016	《"十三五"深化医药卫生体制改革规划》（国发〔2016〕78号）：允许医疗卫生机构突破现行事业单位工资调控水平，允许医疗服务收入扣除成本并按规定提取各项基金后主要用于人员奖励
2018	《关于改革完善全科医生培养与使用激励机制的意见》（国办发〔2018〕3号）：提升基层医疗卫生机构全科医生工资水平，使其工资水平与当地县区级综合医院同等条件临床医师工资水平相衔接

（三）基层医疗卫生机构补偿机制

为确保国家基本药物制度顺利实施，保证基层医疗卫生机构平稳运行和发展，调动基层医疗卫生机构和医务人员的积极性，2010年《国务院办公厅关于建立健全基层医疗卫生机构补偿机制的意见》提出，建立健全稳定长效的多渠道补偿机制，主要包括：落实政府对基层医疗卫生机构的专项补助经费；调整基层医疗卫生机构收费项目、收费标准和医保支付政策；落实对基层医疗卫生机构经常性收支差额的补助。下面将从这三种补偿机制进行阐述。

1. 落实政府对基层医疗卫生机构的专项补助经费

政府举办的基层医疗卫生机构基本建设和设备购置等发展建设支出，由政府根据基层医疗卫生机构发展建设规划足额安排。

落实基本公共卫生服务经费。2010年，各级政府要按照不低于人均15元的标准落实基本公共卫生服务经费；从2011年起，进一步提高人均经费标准，建立稳定的基本公共卫生服务经费保障机制。卫生、财政部门要健全绩效考核机制，根据服务数量和质量等绩效将基本公共卫生服务经费及时足额拨付到基层医疗卫生机构。从 2009 年起，基本公共卫生服务经费补助标准逐年上升。根据《关于做好 2019 年基本公共卫生服务项目工作的通知》，2019 年我国人均基本公共卫生服务经费补助标准提升为 69 元。

基层医疗卫生机构承担的突发公共卫生事件处置任务由政府按照服务成本核定补助。基层医疗卫生机构人员经费（包括离退休人员经费）、人员培训和人员招聘所需支出，由财政部门根据政府卫生投入政策、相关人才培养规划和人员招聘规划合理安排补助。

据《深化医药卫生体制改革动态》2012 年第 9 期（总第 182 期）载，2012 年全国绝大部分省（区、市）均出台了基层医疗卫生机构补偿机制的有关文件或在推进基层医疗卫生机构综合改革的意见中明确了对基层医疗机构的补偿渠道、方法等，但是政策落实程度不一。浙江省对人员培训经费给予专项补助，2009—2011 年共安排补助资金 1.08 亿元用于基层卫生人才队伍建设。广西壮族自治区财政设立专项资金对乡镇卫生院因实施基本药物零差率销售减少的收入给予补助。新疆维吾尔自治区不断增加各级财政投入，加强基层医疗卫生机构基础设施建设，改善设备配置条件。江西省从 2009 年开始，实行在编人员基本工资由财政全额保障并纳入预算管理，按照省级补助 70%、县级补助 30% 的比例承担。安徽省针对核定的经常性收入不足以弥补核定的经常性支出的问题，调整了财政补偿政策，规定只核定公共卫生支出和基本支出，不再核定收入与任务，将核定的支出纳入财政预算予以全额保障。

据统计，自 2009 年起，我国社区卫生服务中心的财政补助收入逐年上升，2009 年平均每个社区卫生服务中心的财政补助收入为 169.4 万元，2017 年上升至 616.0 万元。其中 2011 年财政补助收入上升比例最高，由 2010 年的 185.2 万元上升至 269.9 万元，同比增长 45.73%。此外，平均每个社区服务中心的上级补助收入在 2009—2017 年均维持在 21 万元以上，2011 年最高，达到 29.2 万元（见表 2-15）。

表 2 - 15　　　　　　2009—2017 年平均每个社区卫生服务中心
财政和上级补助收入

年份	财政补助收入 （万元）	同比增长率 （%）	上级补助收入 （万元）	同比增长率 （%）
2009	169.4	—	22.1	—
2010	185.2	9.33	24.0	8.60
2011	269.9	45.73	29.2	21.67
2012	340.2	26.05	21.4	-26.71
2013	374.7	10.14	21.8	1.87
2014	409.2	9.21	21.5	-1.38
2015	487.8	19.21	23.0	6.98
2016	548.5	12.44	21.5	-6.52
2017	616.0	12.31	21.7	0.93

　　资料来源：国家统计局网站数据、《中国卫生和计划生育统计年鉴 2014》、《中国卫生健康统计年鉴 2018》。

　　我国乡镇卫生院财政补助收入自 2009 年起持续增长。据统计，2009年平均每个乡镇卫生院的财政补助收入为 48.9 万元，2017 年上升至342.1 万元，其中 2010 年和 2011 年同比增长率分别高达 55.42% 和72.89%。此外，平均每个乡镇卫生院的上级补助收入也逐年增长，由2009 年的 3.1 万元上升至 2017 年的 10.1 万元（表 2 - 16）。

表 2 - 16　　　　2009—2017 年平均每个乡镇卫生院财政和上级补助收入

年份	财政补助收入 （万元）	同比增长率 （%）	上级补助收入 （万元）	同比增长率 （%）
2009	48.9	—	3.1	—
2010	76.0	55.42	5.2	67.74
2011	131.4	72.89	6.3	21.15
2012	174.0	32.42	6.5	3.17
2013	202.7	16.49	7.0	7.69
2014	217.9	7.50	7.8	11.43
2015	272.3	24.97	8.4	7.69

续表

年份	财政补助收入（万元）	同比增长率（%）	上级补助收入（万元）	同比增长率（%）
2016	304.9	11.97	9.5	13.10
2017	342.1	12.20	10.1	6.32

资料来源：国家统计局网站数据、《中国卫生和计划生育统计年鉴 2014》、《中国卫生健康统计年鉴 2018》。

2. 调整基层医疗卫生机构收费项目、收费标准和医保支付政策

调整基层医疗卫生机构收费项目，将现有的挂号费、诊查费、注射费（含静脉输液费，不含药品费）以及药事服务成本合并为一般诊疗费，不再单设药事服务费，合并项目内容由国家价格主管部门会同卫生、人力资源社会保障等有关部门具体规定。一般诊疗费的收费标准可在原来分项收费标准总和的基础上适当调整，并在不增加群众现有个人负担的前提下，合理确定医保支付比例。具体收费标准（全国平均数为 10 元左右）和医保支付政策由各省（区、市）价格主管、卫生、人力资源社会保障和财政等有关部门综合考虑本地区基层医疗卫生机构实施基本药物制度、服务能力利用率、医务人员劳务成本、医保承受能力等因素制定。调整医疗服务收费及医保支付政策可在已实施基本药物制度及已开展基本医保门诊统筹的基层医疗卫生机构先行执行。基层医疗卫生机构其他服务仍按现有项目和标准收费。对已合并到一般诊疗费里的原收费项目，不得再另行收费或变相收费。卫生、人力资源社会保障、价格等相关部门要制定具体监管措施，防止基层医疗卫生机构重复收费、分解处方多收费。

据《深化医药卫生体制改革动态》2012 年第 9 期（总第 182 期）载，截至 2011 年 9 月，全国有 21 个省（区、市）制定出台了一般诊疗费的相关政策，将基层现有的挂号费、诊查费、注射费及药事服务成本合并为一般诊疗费。多数省份基层医疗卫生机构每人次一般诊疗费收费标准在 8—10 元，绝大多数省份一般诊疗费基本医保的报销比例在 80%以上，其中，四川省的一般诊疗费由基本医保全额报销。

3. 落实对基层医疗卫生机构经常性收支差额的补助

落实政府专项补助和调整医疗服务收费后，基层医疗卫生机构的经常性收入仍不足以弥补经常性支出的差额部分，由政府在年度预算中足额安排，实行先预拨后结算，并建立起稳定的补助渠道和长效补助机制。各地要根据政府卫生投入政策，结合本地实际制定经常性收支核定和差额补助的具体办法。基层医疗卫生机构的收支结余要按规定留用或上缴。具备条件的地区可以实行收支两条线，基本医疗服务等收入全额上缴，开展基本医疗和公共卫生服务所需的经常性支出由政府核定并全额安排。

据《深化医药卫生体制改革动态》2012 年第 9 期（总第 182 期）载，江苏、浙江、湖北、江西等省均明确了政府对基层医疗卫生机构经常性收支差额的兜底责任。2011 年浙江全省各级财政预算安排基层医疗卫生机构经常性收支差额补助资金约 40 亿元，其中省级财政预算安排 2.75 亿元。

（四）基层医疗卫生机构服务模式和医防融合

基层医疗卫生机构医防分离是制约基本公共卫生服务均等化目标实现的主要问题之一。2015 年，国务院办公厅发布的《关于印发全国医疗卫生服务体系规划纲要（2015—2020 年）的通知》指出，我国经济社会转型中居民生活方式的快速变化，使慢性病成为主要疾病负担。而我国医疗卫生服务体系碎片化的问题比较突出，公共卫生机构、医疗机构分工协作机制不健全、缺乏联通共享，各级各类医疗卫生机构合作不够、协同性不强，服务体系难以有效应对日益严重的慢性病高发等健康问题。

《国务院办公厅关于印发中国防治慢性病中长期规划（2017—2025 年）的通知》中明确提出慢性病防控要坚持预防为主的原则。加强行为和环境危险因素控制，强化慢性病早期筛查和早期发现，推动由疾病治疗向健康管理转变。加强医防协同，坚持中西医并重，为居民提供公平可及、系统连续的预防、治疗、康复、健康促进等一体化的慢性病防治服务。该《规划》提出，在构建慢性病防治结合工作机制过程中，基层医疗卫生机构具体实施人群健康促进、高危人群发现和指导、患者干预和随访管理等基本医疗卫生服务。

据《国务院深化医药卫生体制改革领导小组简报》（第 94 期）载，

上海市从 2011 年起在全市逐步推进家庭医生制度试点，组建以全科医生为核心，公卫医师、社区护士、志愿者等共同组成的家庭医生服务团队，与居民开展长期稳定的签约服务关系，以此为基础加强居民慢病管理、构建分级诊疗体系。

据《国务院深化医药卫生体制改革领导小组简报》（第 149 期）载，福建省厦门市采取"慢病先行，三师共管"的办法，由大型综合医院专科医师、基层医疗机构全科医师和健康管理师共同组成"医防融合、防治结合、三师协作"的团队服务模式，积极探索柔性引导优质医疗资源和慢病患者向基层"双下沉"。

2016 年，中共中央、国务院印发的《"健康中国 2030"规划纲要》中提出，创新医疗卫生服务供给模式。建立专业公共卫生机构、综合和专科医院、基层医疗卫生机构"三位一体"的重大疾病防控机制，建立信息共享、互联互通机制，推进慢性病防、治、管整体融合发展，实现医防结合。

根据《关于做好 2019 年基本公共卫生服务项目工作的通知》，目前我国将以高血压、糖尿病等慢性病管理为突破口探索基层医防融合服务模式。基层高血压医防融合试点省份要积极推进转变服务提供模式，发挥家庭医生团队优势，明确团队中医生在开展医防融合管理中的主导作用；推动建立基层机构与上级医疗机构的双向协作和转诊机制，积极发挥疾控机构的技术指导作用。启动基层糖尿病医防融合管理工作，将中华医学会发布的《国家基层糖尿病防治管理指南（2018）》作为开展基层糖尿病医防融合的技术指南，组织开展师资和基层医务人员培训。

二 中国基层医疗卫生机构运行机制的问题

新医改以来，国家重点促进基层医疗卫生机构发展，着力提升服务能力和质量，财政投入大量资金用于基层医疗卫生机构、卫生人才队伍建设。目前我国基层医疗卫生机构发展取得了一定成效，无论是机构数量、人员数量还是诊疗人次均有不同程度增加，表明新医改的各项政策的确促进了基层医疗卫生机构的发展。2015 年，国务院办公厅发布《关于印发全国医疗卫生服务体系规划纲要（2015—2020 年）的通知》提出，建立并完善分级诊疗模式，建立不同级别医院之间，医院与基层医疗卫生机构、接续性医疗机构之间的分工协作机制，健全网络化城乡基层医疗卫生服务运行机制。逐步实现基层首诊、双向转诊、上下联动、急慢分治。但是，要实现"基层首诊、双向转诊、上下联动、急慢分治"的分级诊疗秩序，基层医疗卫生机构的运行机制还存在一些问题亟待解决。

（一）基层医疗卫生机构服务能力有待提高

要想落实分级诊疗，吸引患者到基层医疗卫生服务机构就诊，形成"首诊在基层"的服务模式，首先应该加强基层医疗卫生机构服务能力，这包括"硬实力"和"软实力"两方面。"硬实力"即基层医疗卫生机构的基础设施、医疗设备、药品供应等。2017 年成都市 9 家基层医疗卫生机构医务人员工作满意度调查结果显示，基层医疗卫生机构依然存在科室建设不完善、办公空间狭窄的问题。[1] 另外，有研究显示，医疗设备短缺也是制约基层医疗卫生服务机构职能实现的主要原因之一，缺少必要的医疗设备，医疗工作者无法开展检查，影响诊断效果，削弱了患者到基层医疗卫生服务机构就诊的信心。[2] 北京市的社区门诊患者就医行为研究显示，社区药物不全问题影响患者下沉到社区医疗机构就医，由于社区医疗机构药物不全，患者需要到医院重复就医，造成就医时间、经济成本增加，可能导致患者放弃到社区医疗机构就医。[3] 有研究指出，过去十年中，基层卫生服务利用占总卫生服务利用的比例在下降，基层门诊和住院服务的比例分别从 2009 年的 62% 和 28% 进一步下降到了 2017年的 54% 和 18%。患者选择直接去大医院而不选择在基层就医的情况，从侧面反映了基层医疗卫生机构提供的服务质量仍然难以让患者满意。[4]

---

[1] 张柏杨、杨一恺、刘丹萍：《成都市基层医疗卫生机构医务人员工作满意度调查研究》，《中国医院统计》2018 年第 3 期。

[2] 宫芳芳、孙喜琢、林锦春等：《提升基层医疗服务能力的探索与实践》，《中国医院》2017 年第 11 期。

[3] 戴云鹤、王涛、俞红霞等：《北京市医药分开综合改革后社区门诊患者的就医行为及影响因素研究》，《中国全科医学》2019 年第 1 期。

[4] Xiaochen Ma, Hong Wang, Li Yang, Leiyu Shi, Xiaoyun Liu, "Realigning the Incentive System for China's Primary Healthcare Providers", *BMJ*, Vol. 365, 2019, p. 12406.

（二）基层医疗卫生机构人员素质和待遇有待提高

"软实力"指的是基层医疗卫生机构的医务人员的服务能力。基层医疗卫生机构人员一直有"素质低、待遇低、不稳定"的特点。有研究者认为，基层医疗卫生人员缺乏医学知识和技术是基层医疗卫生服务质量低下的原因之一，反映了当前医学教育和在岗培训环节的问题。此外，另一个影响基层医疗卫生服务质量的重要原因是基层医疗卫生人员的医学知识和实际诊疗行为之间存在差距，这种"知行差距"普遍存在于很多发展中国家的基层医疗卫生体系中。即使基层医疗卫生人员具备正确的医学知识，如果没有合适的激励机制，卫生人员仍然不能采取正确的诊疗行为。[1]

基层医疗卫生人员队伍素质偏低，体现在现有医务人员能力不足，医疗服务缺乏特色，人才引进、培养困难等方面。[2] 有研究显示，新医改以来，随着基本公共卫生服务项目的开展和深化，乡镇卫生院承担的任务不断增加，部分医务人员一人多岗、身兼数职，加班也成为常态。从对卫生技术人员的访谈中了解到，医改以来任务不断增加，但编制和实际在岗人数并没有增加，卫生技术人员工作负担较重。[3] 此外，研究显示基层医务人员在薪酬福利方面的满意度较低，极大地打击了基层医务人员的工作积极性，骨干离职现象也出现增多趋势。基层医务人员的工作积极性不高，主要原因是待遇较低、缺乏有效的激励机制。另外，培训机会少、晋升标准和制度不合理也是基层医务人员工作满意度低的主要原因。综上所述，只有解决基层医疗卫生机构医务人员在现有的薪酬福利、培训晋升等方面存在的问题，建立有效的激励机制，才能提高基层医务人员的工作满意度，更好地为患者提供高质量的医疗卫生服务。[4]

---

① Xiaochen Ma, Hong Wang, Li Yang, Leiyu Shi, Xiaoyun Liu, "Realigning the Incentive System for China's Primary Healthcare Providers", *BMJ*, Vol. 365, 2019, p. 12406.

② 奉毅：《强化基层机构能力建设的几点思考》，《中国农村卫生》2019 年第 11 期。

③ 张小娟、朱坤：《乡镇卫生院卫生技术人员现况研究》，《中国初级卫生保健》2018 年第 1 期。

④ 徐斌、黄夏萍、蒋碧玲：《南宁市基层医疗卫生机构医务人员的工作满意度调查》，《预防医学情报杂志》2017 年第 9 期。

(三) 基层医疗卫生机构服务内容与需求不匹配,医防缺乏融合

新医改以前,社区卫生服务主要以解决社区主要卫生问题、满足基本卫生服务需求为目的,融预防、医疗、保健、康复、健康教育、计划生育技术服务等为一体,简称为"六位一体"。新医改以来,强调以提高基层医疗服务能力为重点,以常见病、多发病、慢性病分级诊疗为突破口,完善服务网络、运行机制和激励机制,引导优质医疗资源下沉,形成科学的合理就医秩序,逐步建立符合国情的分级诊疗制度,切实促进基本医疗卫生服务的公平可及。

然而长期以来基层医疗卫生机构的服务能力并没有得到相关部门和居民的认可,近几年还存在轻医疗重公卫的现象。随着医疗体制改革的发展,公共卫生工作逐渐得到了重视,但是基层医疗卫生机构缺乏专业的公共卫生人员,为了完成工作,机构将大量的公共卫生工作安排给全科医生,使基层医疗卫生机构和全科医生疲于应对公共卫生服务,基本医疗服务能力弱化。[①]

如今基层医疗卫生机构的功能不断增加,居民康复需求扩大,基层防病功能潜力大。慢性病患者,尤其是高血压、糖尿病患者将会是基层医疗卫生机构的主要服务对象,为他们提供"防、治、管"一体的健康服务。目前基本医疗和基本公卫在责任分工、科室设置、考核体系等方面存在"两张皮"的问题,基层日常服务中治疗与预防之间信息不畅,门诊医生和公卫医生对慢病患者采取"分段管理"模式,这些均制约了基层医疗卫生机构的医防融合。[②]

对于基层医生来说,可以根据居民的健康需求为居民提供有针对性的服务内容。例如为签约居民提供预约转诊服务,针对行动不便且有需求的签约居民提供出诊服务,对上级医院治疗后下转至基层的恢复期患者继续治疗与康复。同时通过医联体建设,推动优质医疗资源向基层流动,推动区域医疗卫生资源共建共享,建设区域智能化信息平台,搭建

---

① 佘瑞芳、朱晓丽、杨顺心:《分级诊疗下基层医疗卫生机构的发展现状及建议》,《中国全科医学》2016 年第 28 期。

② 周云鸿:《基层慢病医防融合的探索》,《江苏卫生事业管理》2017 年第 4 期。

家庭医生与签约居民交流互动平台，开展网上签约服务等。

（四）基层医疗卫生机构补偿机制不足，政策落实不到位

新医改以来，强调要健全基层医疗卫生机构稳定长效的多渠道补偿机制。统计数据显示，政府对基层医疗卫生机构的专项补助经费逐年增加，其中基本公共卫生服务经费补助标准 2019 年已达到人均 69 元，基层医疗卫生机构的财政补助收入也逐年提升。但是，基层医疗卫生机构的补偿机制仍然存在问题。

研究人员发现，当前针对基层医疗卫生机构所建立的补偿机制在其实施过程中，问题不断显现，尤其在基本药物零差率销售补偿、基本医疗服务定价、基本公共卫生服务补助等方面均存在一些问题。随着国家基本公共卫生服务项目的大力推进以及补偿力度、考核力度的加大，基层医疗卫生机构将更多的精力投入公共卫生服务，导致基本医疗服务在一定程度上弱化。财政对于非政府举办的基层医疗卫生机构公共卫生服务经费不能足额补偿，且往往滞后于服务项目的开展。医疗服务收费低廉严重影响到基层医疗卫生机构的生存与发展，在非政府举办的基层医疗卫生机构表现得更为突出。[1]

另外，补偿政策实施过程中还存在补助政策落实不到位的问题。有研究显示，2009 年以来，基本公共卫生服务经费补助是导致财政补助增速较高的主要因素。而财政对基层医疗卫生机构的建设和发展投入没有得到有效落实。近 6 年来，财政性基本建设投入占当年基本建设到位资金的 68% 左右，2014 年设备购置财政专项占设备购置总额的比重仅为23.4%。基层医疗卫生机构实施基本药物制度后，基本失去自我发展性投入的能力，财政投入政策不落实或投入不及时，将严重影响基层医疗卫生机构的健康发展和可持续运行。[2]

---

① 彭迎春、何永洁：《北京市基层医疗卫生机构补偿机制存在的问题探析》，《医学与社会》2015 年第 12 期。

② 应亚珍、戈昕、徐明明等：《我国基层医疗卫生机构补偿机制研究报告》，《卫生经济研究》2016 年第 353 期。

三　中国基层医疗卫生机构运行机制发展趋势展望

（一）提升服务能力，增加医防融合

数据显示，新医改以来，我国乡镇卫生院和村卫生室数量均有所下降，设卫生室的村数占行政村数的比重有所上升，但仍然没有达到村卫生室全覆盖，2018 年依然有约 10% 的行政村没有村卫生室。因此，基层医疗卫生机构基础设施建设依然是今后的重要任务。此外，要提升基层医疗卫生机构的服务能力，还要提升硬件设备设施建设。基层医疗卫生机构可根据整体经济情况和医疗业务方面的情况，寻找整体临床方面短缺的设备，对于使用频率较高、整体较为紧张的设备可以进一步进购。采购设备后，应对医务人员开展相应的学习、研究工作，帮助医务人员提升自身能力和业务水平。[1]

当前基层医疗卫生机构服务存在与需求不匹配、缺乏相互融合的问题，应增加医防融合的服务内容。江苏省某社区卫生服务中心探索了基于现有条件下的慢性病医防融合路径。融合医防环节，对普通门诊筛查发现、确诊的慢病患者，转至慢病专科进行建档管理，建立医保和慢病专案两个档案，纳入规范化管理，为其提供相应的诊疗和管理服务。纳入规范化管理的慢病患者随即在慢病专科接受医生的规范化诊疗，根据病情提供处方，每次就诊后由团队护士与其联系，监测病情变化。团队根据每个患者的不同状况，结合慢病管理规范，拟订年度、月度个性化的健康干预计划，并付诸实施。对健康管理中发现病情较为复杂的，收到中心与三甲医院联合设立的康复联合病房进行住院治疗，对病情控制稳定的患者按照新的治疗方案回到社区进行规范化管理。[2]

现有的医保支付体系下，患者越多，病情越重，医保支付越多，造成医疗机构希望患者越多越好，与居民的健康利益诉求背道而驰。深圳市罗湖区医改的"罗湖模式"，核心内容之一是探索和开展了"以健康效

---

[1]　潘娟：《基层医疗卫生机构人力资源管理中的激励策略分析》，《科技经济导刊》2019 年第 8 期。

[2]　周云鸿：《基层慢病医防融合的探索》，《江苏卫生事业管理》2017 年第 4 期。

果为导向的医保支付方式"改革，通过"总额包干，结余奖励"，"打包"预付给罗湖医院集团，年终结算，盈亏都归医院集团。这一医保支付方式，有利于建立起正向激励机制，居民越健康，医生薪酬越高，倒逼医院必须积极主动地做好预防保健工作，切实把工作重心放在基层，全方位为居民提供健康服务。[①]

（二）发挥激励机制作用，调动人员积极性

新医改提出，要重点加强公共卫生、农村卫生、城市社区卫生专业技术人员和护理人员的培养培训。对长期在城乡基层工作的卫生技术人员在职称晋升、业务培训、待遇政策等方面给予适当倾斜。逐步建立和完善符合卫生人才发展内在规律、充满生机与活力的人才工作机制。我国基层医疗卫生机构人员数在新医改后持续增长，但在人员待遇、激励机制等方面依然存在问题。

针对目前基层医疗卫生机构医务人员收入偏低、职业发展和培训以及内部绩效考核存在的问题，基层医疗卫生机构应该加强人力资源管理，充分发挥激励机制的作用。改善基层医疗卫生机构人员收入低的措施包括：首先，加大政府投入，将投入转化为医护人员收入待遇的提高，特别是一些贫困地区，政府加大投入力度，改善当地环境条件，并提高工作人员工资待遇。其次，进一步完善基层医疗卫生机构医护人员的薪酬体系，完善绩效工资制度，做到多劳多得、按劳分配，同时兼顾地区差异。另外，要加强对基层医疗卫生机构人员个人发展激励机制的完善，加强培训，提高医护人员整体学历和专业技能水平，通过规范岗位说明书，公开各个岗位的职责、权限、任职应具备的专业知识、学历、职称、工作年限、技术水平等信息，实现医务人员的职称晋升。[②]

（三）扩大服务内容，促进医养结合

随着我国老龄化发展，老年人的健康管理和医疗服务成为重要民

① 潘锋：《罗湖医改，以人民健康为核心——访深圳市罗湖医院集团院长兼罗湖区人民医院院长孙喜琢教授》，《中国当代医药》2018年第23期。

② 劳乾国：《基层医疗卫生单位人力资源激励机制构建》，《中国国际财经（中英文）》2017年第16期。

生问题。促进基层医疗卫生机构医疗和养老资源的结合，对提高老年人生活质量、促进医养结合结构发展有重要意义。为积极开展应对人口老龄化行动，2016 年民政部和国家发改委印发《民政事业发展第十三个五年计划》，明确提出要加快推进医疗卫生与养老服务相结合，建立健全医养结合体制机制和政策法规，推动医疗卫生和养老服务资源有序共享，形成覆盖城乡、规模适宜、功能合理、综合连续的医养结合服务网络。

为使医养结合工作能够真正发挥作用，除了政策指引和多种模式的并行，还需要在经费及人才资源上做好保障。要加大投入，提供医养结合工作经费保障，需要建立长期医疗护理保险制度，在基本医保框架下，侧重保失能、半失能老年人长期的医疗护理以及临终关怀问题，将失能老年人在医养结合机构或居家发生的医疗护理费用纳入护理保险基金报销范围。要加大养老投入，建立以居家养老为基础、以社区养老为依托、以机构养老为补充的社会养老服务体系。另外，要加大人才培养力度，设立"养老护理员教育培训专项基金"，主要用于养老护理员队伍的教育培训，实行一次性岗位补贴，对医养结合机构中的医护人员享有与其他医疗机构同等的职称评定、专业技术培训和继续医学教育等资格。[①]

（四）增加政府支持，完善补偿机制

随着基本药物制度的不断推进，基层医疗卫生机构面临的一些深层次的问题更加凸显，其中补偿机制问题是核心，如果没有合理的补偿机制，必将影响基层医疗卫生机构的正常运转。[②] 建立基层医疗卫生机构补偿机制从本质而言是一个"体现公益性、调动积极性、保障可持续性"的基层医疗卫生体制机制，形成保基本、强基层、建机制、广覆盖的基层医疗卫生服务体系。作为公益性单位，政府举办的基层医疗卫生机构不能以药补医，只能由财政予以保障，否则就会偏离公益性方向。因此，

---

① 丁虹：《新模式助力健康养老》，《中国卫生人才》2018 年第 2 期。
② 彭迎春、何永洁：《北京市基层医疗卫生机构补偿机制存在的问题探析》，《医学与社会》2015 年第 12 期。

国家应增加对基层医药卫生体制综合改革的投入,分别按东、中、西部地区不同比例,通过转移支付的办法,建立中央、地方财政按一定比例共同负担的保障机制。针对部分地区补偿政策落实不到位问题,应加强基层医疗卫生机构补偿政策监管,完善监管机制,加强基层医疗卫生机构财务管理。①

完善当前基层医疗卫生机构补偿机制,首先,需要精细化资源配置,将基层医疗卫生机构的规划制定以及硬件配置与其实际提供的服务量挂钩,根据其服务能力因地制宜,实现资源配置与服务需求、服务能力相适应,优化基层医疗卫生资源配置,提高利用效率。其次,科学核定财政补助,卫生部门在分配下达各基层医疗卫生机构预算指标时,应充分考虑其人员编制、现有人员、服务人口和工作任务等因素,达到"奖励优秀、鼓励落后"的目的。另外,规范医疗服务价格,充分考虑医疗服务特性,尽快调整基层医疗卫生机构的医疗服务价格。调高基层医疗卫生机构的床位费、护理费、手术费等技术劳务类服务项目收费标准,并辅之以医保补偿,减轻患者就医的经济负担。政策支持方面,注重发挥好医保基金的重要补偿作用,实现医保管理对医疗服务行为的正向激励机制。建立高效、透明的政府购买基本公共卫生服务筹资机制、分配机制、服务提供机制和监督管理机制,形成基本公共卫生服务多元化供给格局;逐步建立国家、省级、市级、县级绩效考核机制,将考核结果与政府补助资金挂钩,提高基本公共卫生服务资金的使用效率,调动承接政府购买基本公共卫生服务主体的积极性,提升服务质量。②

(刘民 马秋月)

---

① 湖北省襄阳市财政局课题组:《完善基层医疗卫生机构补偿机制问题研究》,《财政研究》2013 年第 2 期。

② 应亚珍、戈昕、徐明明等:《我国基层医疗卫生机构补偿机制研究报告》,《卫生经济研究》2016 年第 353 期。

第三章

中国基层医疗卫生工作的法律法规与政策分析

全民健康与卫生工作，特别是我国基层医疗卫生工作成为建设健康中国、保障和改善民生、创新社会治理的重中之重。新中国成立以来，基层医疗卫生体系不断完善，居民健康水平持续提升，医疗卫生领域城乡基本公共服务普惠共享的体制机制初步形成。党的十九大以来，基层医疗卫生工作是实施健康中国战略与乡村振兴战略相结合的重要场域。本章将重点从基层医疗卫生服务能力、基层医疗卫生人才、基层医疗卫生投入机制三个方面的政策进行梳理和分析。

一　我国基层医疗卫生工作相关政策

（一）基层医疗卫生服务能力相关政策

基层医疗服务能力不足是国家长期面临的问题，在提高基层医疗服务能力上，国家积极增加基层公共服务的供给侧改革，主要从基层卫生服务网络、卫生人力资源、适宜医疗技术支持方面出台了相关政策。

在新中国成立初期，为了增强农村卫生工作服务能力，构建了农村三级医疗保健网络，进行了大规模的支援农村的巡诊，并且为农村培养赤脚医生，及时缓解了农村卫生服务能力不足的问题。中国农村三级医疗网络、合作医疗、赤脚医生成为农村医疗卫生工作的三大法宝，得到了全世界的高度认可，提供了用较少的资源解决较多人口卫生问题的中国方案。

1951 年原卫生部颁行的《农村卫生基层组织工作具体实施办法（草案）》，具体指明了新中国成立初期的基本医疗卫生服务内容：以预防为主，注重改善环境卫生，致力于解决安全饮水、粪便处理问题，为妇女儿童提供基本保健服务，开展人群健康教育，实行广泛的社会动员，鼓励公私机构合作，收集和利用卫生信息，开展初级卫生人员训练等项改革内容。

改革开放之后，进一步巩固、完善和提高现有的农村卫生机构，1985 年，国务院批转卫生部起草的《关于卫生工作改革若干政策问题的报告》，对农村村一级卫生机构的设置、继续搞好农村医疗卫生工作的改革提出了明确的意见，允许实行多种形式办医，村卫生机构可以由集体经济组织办，也可以承包给乡村医生和卫生员集体办；可以扶持乡村医生或卫生员自己办，也可以由卫生院下村设点；可以办卫生所、联合诊所，也可以个人开业。要把县和乡镇的医疗卫生机构办好，支持集体、个体办医疗卫生事业，方便群众就医；在富裕地区，提倡地方和群众集资开办医院。

1997 年，中共中央、国务院出台《关于卫生改革与发展的决定》（中发〔1997〕3 号），提出改革城市卫生服务体系，积极发展社区卫生服务，逐步形成功能合理、方便群众的卫生服务网络。基层卫生机构要以社区、家庭为服务对象，开展疾病预防、常见病与多发病的诊治、医疗与伤残康复、健康教育、计划生育技术服务和妇女儿童与老年人、残疾人保健等工作。加强农村卫生工作，实现初级卫生保健规划目标。加强农村卫生组织建设，完善县、乡、村三级卫生服务网。建立城市卫生机构对口支援农村的制度，采取人员培训、技术指导、巡回医疗、设备支持等方式，帮助农村卫生机构提高服务能力。

大力发展城市社区卫生服务，在社区卫生服务机构设置方面，先后出台了《城市社区卫生服务机构管理办法（试行）》（卫妇社发〔2006〕239 号）、《城市社区卫生服务机构设置和编制标准指导意见》（中央编办发〔2006〕96 号），为了提高社区卫生服务机构的医疗服务能力，卫生部发布了《关于印发公立医院支援社区卫生服务工作意见的通知》（卫医发〔2006〕244 号）。

2009 年 4 月 6 日，国务院正式公布《中共中央　国务院关于深化医药卫生体制改革的意见》和《2009—2011 年深化医药卫生体制改革实施方案》，新一轮医改方案正式出台。提出了建立四大体系，完善以基层医疗卫生服务网络为基础的医疗服务体系的公共卫生服务功能；大力发展农村医疗卫生服务体系。进一步健全以县级医院为龙头、以乡镇卫生院和村卫生室为基础的农村医疗卫生服务网络。积极推进农村医疗卫生基础设施和能力建设，政府重点办好县级医院，并在每个乡镇办好一所卫生院，采取多种形式支持村卫生室建设，使每个行政村都有一所村卫生室，大力改善农村医疗卫生条件，提高服务质量。完善以社区卫生服务为基础的新型城市医疗卫生服务体系。加快建设以社区能够服务中心为主体的城市社区卫生服务网络，完善服务功能，以维护社区居民健康为中心，提供疾病预防控制等公共卫生服务、一般常见病及多发病的初级诊疗服务、慢性病管理和康复服务。建立城市医院与社区卫生服务机构的分工协作机制，建立城市医院对口支援农村医疗卫生工作的制度，帮助社区卫生服务机构、县级医院提高医疗水平和服务能力。

加快农村三级医疗卫生服务网络和城市社区卫生服务机构建设，发挥县级医院的龙头作用，用 3 年时间建成比较完善的基层医疗卫生服务体系。利用网络信息技术促进城市医院与社区卫生服务机构的合作。积极发展面向农村及边远地区的远程医疗。

2015 年，国务院办公厅印发《关于推进分级诊疗制度建设的指导意见》，要求以强基层为重点完善分级诊疗服务体系。为了进一步规范社区卫生服务机构管理、提升服务质量、满足群众健康服务需求、改善就诊服务体验，发布了《关于进一步规范社区卫生服务管理和提升服务质量的指导意见》（国卫基层发〔2015〕93 号）。以提升社区卫生服务能力、提升居民感受度和服务质量为重点，提出了 4 个方面、17 条具体措施。

国务院办公厅印发了《关于推进医疗联合体建设和发展的指导意见》（国办发〔2017〕32 号）。明确要在县域组建医疗共同体，逐步实现区域内医疗资源共享，进一步提升基层服务能力，推动形成基层首诊、双向转诊、急慢分治、上下联动的分级诊疗模式。为了进一步完善县域医疗卫生服务体系，提高县域医疗卫生资源配置和使用效率，加快提升基层医疗卫生服务能力，2019 年，国家卫生健康委员会会同国家中医药管理局研究制定了《关于推进紧密型县域医疗卫生共同体建设的通知》（国卫基层函〔2019〕121 号）和《关于开展紧密型县域医疗卫生共同体建设试点的指导方案》，促进资源下沉，提升县域内基层医疗卫生服务能力。

2019 年 3 月 19 日，国家卫生健康委办公室发布《国家卫生健康委办公厅关于印发乡镇卫生院服务能力评价指南（2019 年版）和社区卫生服务中心服务能力评价指南（2019 年版）的通知》，对于基层医疗卫生机构的评价作出了明确的要求，从而促进基层医疗卫生服务能力的提升。

（二）基层医疗卫生人力相关政策

新中国成立以来，我国乡村医务人员队伍经历了"民间郎中""赤脚医生""乡村医生"三个阶段。城市社区卫生服务在我国起步比较晚，全科医生的培养和使用还处于逐步探索阶段。

新中国成立初期，为了改善农村贫乏的卫生人力现状，在毛泽东主席著名的"6·26"讲话之后，城市卫生人员采用巡诊的方式支持农村卫生工作，并且创造性地建立了半农半医的"赤脚医生"制度，这些赤脚医生自小生长在农村，是农民的一分子，他们为农民服务，无怨无悔。虽然赤脚医生的医学知识和技术较欠缺，但是农民的健康毕竟有了一种初等的、宝贵的保障。在当时国家百废待兴、经济十分落后的情况下，在如此大范围内短期培训出如此数目浩大的医疗卫生队伍，以如此低的费用覆盖了数量如此巨大的人口，在世界历史上可谓空前绝后。随着农村集体合作医疗的解体，1985 年 1 月 25 日，《人民日报》发表《不再使用"赤脚医生"名称，巩固发展乡村医生队伍》一文，到此，"赤脚医生"这个词退出了历史舞台，取而代之的是培训考核合格并注册的乡村医生。但是，1978 年在阿拉木图召开的国际初级卫生保健大会上，赤脚医生作为中国农村医疗卫生的三大法宝之一得到了世界卫生组织的认可。

改革开放后，农村基层卫生人力还是长期处于比较薄弱的状态，1985 年，国务院批转卫生部起草的《关于卫生工作改革若干政策问题的报告》指出，卫生工作是技术工作，未经专业训练的人员，不得安排到卫生部门担任技术工作。对现有的不懂业务技术的人员，有培养前途的要进行专业训练，对其他人员可组织他们开展各项为本单位和社会服务的工作，实行独立核算，自负盈亏。鼓励在职医务人员应聘到附近农村、街道卫生院、门诊部、卫生学校兼职、任教、当技术顾问；允许医生、护士、助产士等在完成定额工作量的前提下，利用业余时间看病、接生、护理病人或从事其他医疗卫生服务工作。

1997 年，中共中央、国务院出台《关于卫生改革与发展的决定》（中发〔1997〕3 号），提出巩固与提高农村基层卫生队伍。合理解决农村卫生人员待遇问题，村集体卫生组织的乡村医生收入不低于当地村干部的收入水平。医药卫生院校要做好定向招生和在职培训工作，为农村培养留得住、用得上的卫生技术人员。制定优惠政策，鼓励大专以上毕业生到县、乡卫生机构工作。城市卫生技术人员对口支援农村，在晋升主治医师和副主任医师之前，必须分别到县或乡卫生机构工作半年至 1 年。

2001 年，《关于农村卫生改革与发展的指导意见》（国办发〔2001〕39 号）明确提出要提高卫生技术人员素质，各地区要加强对卫生技术人员全科医学知识与技能的培训，乡镇卫生院医生在 3—5 年达不到执业助理医师资格的要转岗分流。要严格控制乡镇卫生院内非卫生技术人员的比例，对卫生技术岗位上的非卫生技术人员要有计划地清退。要加强对现有乡村医生的学历教育，新进入村卫生室的人员应具备执业助理医师资格。同时，要改善农村卫生人员的生活、工作环境，实行鼓励卫生人员到农村基层服务的政策和措施，引导城镇医务人员到农村服务。为了提高乡村医生的职业道德和业务素质，加强乡村医生从业管理，保护乡村医生的合法权益，保障村民获得初级卫生保健服务，2004 年，出台了《乡村医生从业管理条例》，在乡村医生执业注册、执业规则、培训与考核、法律责任等方面作出了明确的规定。

2009 年，新医改强调，建立城市医院与社区卫生服务机构的分工协作机制。城市医院通过技术支持、人员培训等方式，带动社区卫生服务持续发展。同时，采取增强服务能力、降低收费标准、提高报销比例等综合措施，引导一般诊疗下沉到基层，逐步实现基层首诊、分级医疗和双向转诊。加强基层医疗卫生人才队伍建设，特别是全科医生的培养培训，着力提高基层医疗卫生机构服务水平和质量。对长期在城乡基层工作的卫生技术人员在职称晋升、业务培训、待遇政策等方面给予适当倾斜。完善全科医师任职资格制度，健全农村和城市社区卫生人员在岗培训制度，鼓励参加学历教育，促进乡村医生执业规范化，尽快实现基层医疗卫生机构都有合格的全科医生。加大医学教育投入，大力发展面向农村、社区的高等医学本专科教育，采取定向免费培养等多种方式，为贫困地区农村培养实用的医疗卫生人才，造就大批扎根农村、服务农民的合格医生。

2014 年，五部委联合印发《村卫生室管理办法（试行）》（基层发〔2014〕33 号），对村卫生室的功能任务、机构设置与审批、人员配备与管理、业务管理、财务管理、保障措施等方面进行了明确的规定。2015年，国务院办公厅印发了《关于进一步加强乡村医生队伍建设的实施意见》（国办发〔2015〕13 号），在乡村医生的功能任务、管理、优化学历结构、提高岗位吸引力、转变服务模式、保障合理收入、建立乡村医生养老和退出政策、改善乡村医生工作条件和执业环境 9 个方面提出了总体要求，从我国国情和基本医疗卫生制度长远建设出发，进一步保障乡村医生待遇，加强乡村医生队伍建设。实施农村订单定向医学生免费培养，落实面向村卫生室的 3 年制中、高职免费医学生培养。免费医学生主要招收农村生源。建立乡村全科执业助理医师制度。在现行的执业助理医师资格考试中增设乡村全科执业助理医师资格考试，对考试合格的发放乡村全科执业助理医师资格证书，限定在乡镇卫生院和村卫生室执业。坚持通过购买服务确保乡村医生合理收入的原则。

在社区卫生人才培养方面，2011 年，国务院印发《关于建立全科医生制度的指导意见》，围绕全科医生的培养模式、执业方式、使用激励等做出和实施了一系列顶层设计。

2018 年 1 月，国务院办公厅印发《关于改革完善全科医生培养与使用激励机制的意见》，提出全科医生培养的工作目标，明确从三个方面改革完善全科医生培养与使用激励机制，一是建立健全适应行业特点的全科医生培养制度，二是全面提高全科医生职业吸引力，三是加强贫困地区全科医生队伍建设。原国家卫计委发布《关于学习贯彻习近平总书记重要指示精神，进一步加强医务人员队伍建设的通知》（国卫医发〔2018〕34 号）以加强医务人员待遇保障。要创造性地落实习近平总书记关于"两个允许"的重要指示，即允许医疗卫生机构突破现行事业单位工资调控水平，允许医疗服务收入扣除成本并按规定提取各项基金后主要用于人员奖励。

2019 年 3 月，国家卫生健康委办公厅发布《关于进一步加强贫困地区卫生健康人才队伍建设的通知》（国卫办人函〔2019〕329 号）。聚焦贫困地区脱贫攻坚和卫生健康服务薄弱环节，深化人才发展体制机制改革，着力聚集爱国奉献的卫生健康优秀人才，为打赢脱贫攻坚战提供坚强有力的人才支撑。全面落实现有人才培养开发、流动配置、使用评价、激励保障的政策措施，鼓励引导人才向贫困地区流动，对长期在贫困地区工作的卫生健康人才，通过完善职称晋升、教育培训、薪酬待遇政策，鼓励人才"留得下""干得好"；对没有执业医师的乡镇卫生院，要多措并举，力争实现到 2020 年贫困地区每个乡镇卫生院有 1 名全科医生的目标，让基层始终有人民健康的守护人。

（三）基层医疗卫生投入相关政策

中国农村中农民的健康保障问题是一个跨世纪的难题。但是在 20 世纪中期，由于中国共产党领导农民对农村社会进行了巨大的改造，世世代代在艰难困苦中奋斗的中国农民，寻找出了一个解决自身健康保障难题的方法，创建出了合作医疗制度。1968 年毛泽东批示了湖北省长阳县乐园公社举办合作医疗的经验，并称赞"合作医疗好"后，中国的合作医疗开始全国推广。20 世纪 80 年代以来，在世界银行的推动下，少成分对合作医疗实践性的调查研究中，对赤脚医生和传统合作医疗制度给予了充分肯定，将其誉为"以最小投入获得了最大健康收益"的"中国模式"。

合作医疗制度依靠当时的公社集体经济，由农民自发形成合作医疗社，但是随着公社集体经济的解体，合作医疗也不复存在，直到 2003 年，国务院办公厅转发了卫生部、财政部和农业部的《关于建立新型农村合作医疗制度的意见》，要求从 2003 年开始新农合试点。到 2006 年，使全国试点县（市、区）数量占到全国总数的 40% 左右；2007 年达到 60% 左右；2010 年实现基本覆盖全体农村居民的目标。2016 年，国务院公布《关于整合城乡居民基本医疗保险制度的意见》，整合城镇居民基本医疗保险和新型农村合作医疗两项制度，建立统一的城乡居民基本医疗保险制度。实现了城乡居民公平享有基本医疗保险权益的重大举措。

在城市基本医疗保障中，1951 年 2 月，针对企业职工的《中华人民共和国劳动保险条例》发布。1952 年 6 月，周恩来总理签发《关于全国各级人民政府、党派、团体及所属事业单位的国家工作人员实行公费医疗预防的指示》，标志着我国城镇职工医疗保障体系的建立。主要由国家财政按照人头拨付给各级卫生行政部门，实行专款专用、统筹使用原则，该制度在计划经济体制下对保障职工身体健康、促进经济发展、维护社会稳定发挥了重要作用。1998 年 12 月，国务院颁布《关于建立城镇职工基本医疗保险制度的决定》，要求在全国建立覆盖全体城镇职工、社会统筹与个人账户相结合的基本医疗保险制度。我国职工医疗保险制度改革进入了新的历史阶段。

2009 年开展新一轮医改，转变基层医疗卫生机构运行机制和服务模式，完善补偿机制。完善政府对城乡基层医疗卫生机构的投入机制。政府负责其开办的乡镇卫生院、城市社区卫生服务中心（站）按国家规定核定的基本建设经费、设备购置经费、人员经费和其承担公共卫生服务的业务经费，使其正常运行。对包括社会力量举办的所有乡镇卫生院和城市社区卫生服务机构在内，各地都可采取购买服务等方式核定政府补助。支持村卫生室建设，对乡村医生承担的公共卫生服务等任务给予合理补助。

2016 年，国家卫生计生委、财政部发布《全国新型农村合作医疗异地就医联网结报实施方案》（国卫基层发〔2016〕23 号），进一步方便了群众异地就医，使医保异地结算成为现实。2019 年 5 月，中共中央、国务院发布《关于建立健全城乡融合发展体制机制和政策体系的意见》，将健全农村医疗卫生服务体系作为推动实现城乡基本公共服务普惠共享的重要工作内容，要求通过建立和完善相关政策制度，着重解决好乡村医疗卫生人才队伍建设问题，提高基层医务人员岗位吸引力，改善以乡镇卫生院和村卫生室为组成基础的农村基层医疗卫生机构的条件。

（四）基层医疗卫生工作相关法规

2019 年 12 月 28 日，全国人大常委会审议通过了《中华人民共和国基本医疗卫生和健康促进法》，这是新中国成立以来，我国卫生健康领域内的第一部基础性、综合性的法律，对基本医疗卫生服务进行了具体规范，明确医疗卫生资源投入以基层为重点，通过分级诊疗和家庭医生签约服务来推动医疗卫生服务下沉，全面加强基层医疗卫生人才队伍建设，加强基层和边远贫困地区医疗卫生事业的财政投入制度和保障制度。

二　基层医疗卫生政策评价

（一）基层医疗卫生政策所取得的成绩

1. 基层医疗卫生政策始终坚持以人民健康为中心的发展理念

为居民提供安全、有效、方便、价廉的医疗卫生服务是政府一直以来的目标，从20世纪60年代的农村合作医疗制度到新农合，到整合城乡居民基本医疗保险制度，不断提高筹资水平，不断扩大基本医疗保险覆盖面、完善大病保险和医疗救助制度，全面提高农村居民基本医疗保障水平，以实现人人病有所医的宗旨。开展分级诊疗制度，落实优质医疗资源下沉，改革开放以来，极大地改善了农村乡镇卫生院、村卫生室、城市社区卫生服务中心的硬件设施，改善了居民的就医条件。

2. 基层医疗卫生政策回归公益性导向

20世纪90年代，在"建设靠政府、吃饭靠自己"的政策引导下，基层医疗卫生机构的发展逐渐以市场化为主，对药品政策、试剂耗材价格、医疗服务价格都给予上浮空间。2009年《中共中央国务院关于深化医药卫生体制改革的意见》发布，中国历史上首次承诺把基本医疗卫生制度作为公共产品向全民提供。接着取消了"以药补医"机制，全面实施基本药物制度，为了避免医改新政影响到基层医疗卫生机构的正常运行，国务院办公厅在2011年出台了《关于清理化解基层医疗卫生机构债务的意见》，为政府举办的乡镇卫生院和社区卫生服务机构化解在建设过程中形成的长期债务。在全科医生、乡村医生的培养上，政府加大人、财、物的投入，使基本医疗回归公益性。

3. 基层医疗卫生政策的重点在保基本、强基层，基层医疗卫生机构的服务方向是扩大预防

原卫生部在1957年发布的《关于加强基层卫生组织领导的指示》中明确指出医疗预防、卫生防疫、妇幼卫生、卫生教育等工作的重要性和

基层卫生组织在承担以上工作中要体现社会主义卫生福利性。《阿拉木图宣言》中正式提出了"初级卫生保健"的概念，结合初级卫生保健的相关内容与新中国成立以来开展的爱国卫生运动的经验，1990 年原卫生部发布了《我国农村实现"2000 年人人享有卫生保健"的规划目标》，提出了包括支持体系、服务体系、健康指标三大内容在内的中国初级卫生保健 13 项指标。

2001 年，《关于农村卫生改革与发展的指导意见》要求地方各级人民政府要认真贯彻"预防为主"的方针，高度重视发展农村初级保健工作。2015 年，国务院办公厅印发《关于推进分级诊疗制度建设的指导意见》，明确各级各类医疗机构诊疗服务功能定位，县级医院主要提供县域内常见病、多发病诊疗，基层医疗卫生机构为诊断明确、病情稳定的慢性病患者、康复期患者、老年病患者、晚期肿瘤患者等提供治疗、康复、护理服务。

4. 基层医疗卫生机构服务能力不断增强

各地基层医疗卫生机构标准化建设成效明显，普遍开展以全科医生为重点的基层医疗卫生人才队伍建设。基层医疗卫生机构服务模式从坐堂行医逐渐转变为上门服务、签约服务和家庭医生式服务。大力推进基层医疗卫生信息系统建设，有效提高信息化管理水平。

5. 基层医疗卫生人才政策措施不断加强并取得实效

国家高度重视以全科医生为重点的基层卫生健康人才队伍建设。陆续出台了《关于建立全科医生制度的指导意见》《关于进一步完善乡村医生养老政策　提高乡村医生待遇的通知》《关于做好农村订单定向免费培养医学生就业安置和履约管理工作的通知》，基层人才政策扶持力度不断加大，真正培养一批能留下来的基层卫生人才，着力解决基层医疗卫生服务的瓶颈问题。各地探索"县管乡用""乡管村用"等人才使用机制，从提高工资待遇到改善养老保障，解决基层卫生人才的后顾之忧。

6. 建立基本药物供应保障体系

新中国成立以来，我国药品供应从统购统销到放宽管控，到带量采购，每一次转型都跟国家大的经济社会发展背景密切相关。2009 年之后，我国建立了基本药物制度，对于保障群众基本用药、减轻患者用药负担发挥了重要作用。

7. 加快立法建设，完善基层医疗卫生工作法律保障体制

基层医疗卫生机构建设、人力资源队伍、基层医疗卫生投入等在《中华人民共和国基本医疗卫生与健康促进法》中进一步得到保障，进一步强化"保基本""强基层"。

（二）现有政策需要进一步完善的地方

1. 基层卫生政策虽然在不断强调增加卫生投入，但是中央、地方具体的投入机制还需要进一步明朗，措施需要进一步落地。提升农村医疗卫生服务人员的薪酬待遇水平需要切实加大投入。

2. 实施分级诊疗制度的前提是基层具备良好的医疗服务水平。现有的医疗服务水平还不能完全获得老百姓的认同，医疗服务水平亟待提高，而医疗服务水平的关键是基层医疗卫生人员的业务能力。因此基层医疗服务水平的核心应该是基层卫生人力的培养，尤其是让老百姓认同的卫生人才的培养。

3. 县域医共体建设还处于起步阶段，涉及深层次的利益调整，相关政策措施需要在实践中不断探索和完善。一些地方在医共体建设中出现一些苗头性的问题，例如重形式、轻内容，重数量、轻质量，重医疗、轻公卫以及外部支持政策不完善、不到位等。

4. 基本药物制度需要进一步加强顶层设计，完善相关政策。现有的基本药物政策存在的主要问题是不完全适应临床基本用药需求、缺乏适应激励机制、仿制品与原研品种质量疗效存在差距、保障供应机制不健全等。需要加强与其他政策的衔接，例如，基层与二级以上医疗机构用药衔接、基本药物与医保支付报销政策的衔接等，并加强易短缺药品的风险监测，从而最大限度地保障患者用药，减少患者药费支出，增强群众获得感。同时，要保障基本药物药效和提高基本药物实际保障水平，让老百姓愿意使用基本药物。

（熊昌娥）

第四章

基层医疗卫生机构在健康老龄化战略中的定位、目标和发展策略

在健康老龄化战略下大力发展基层医疗卫生服务，优化基层卫生服务的综合提供模式，是应对老龄化社会压力的有效途径。本章在基层医疗卫生机构在健康老龄化战略中的定位、目标的基础上，分析了基层医疗卫生机构的发展现状以及老年健康服务现状，并分析了基层卫生服务机构在促进健康老龄化战略进程中存在的问题，并提出有针对性的建议，以期促进基层医疗卫生机构服务能力的提升，进而推进健康老龄化战略的实施。

一 现状分析

（一）基层医疗卫生机构在健康老龄化战略中的定位与目标

为积极应对人口老龄化，稳步提升健康预期寿命，世界卫生组织长期以来十分重视健康老龄化问题。早在 1987 年 5 月的世界卫生大会上便提出了健康老龄化概念，并在 1990 年召开的世界老龄大会上将其作为应对人口老龄化的一项发展战略。2015 年，《关于老龄化与健康的全球报告》的全球发布将"健康老龄化"再次提上日程。健康老龄化战略以群体健康为出发点和落脚点，从生命全过程的角度，对影响健康的因素进行综合、系统干预，以营造有利于老年健康的社会支持和生活环境，延

长健康预期寿命，提高老年人的健康水平。①② 该战略突破了传统消极观点，认为人们可通过人为干预将人口老龄化的负面作用降到最小，其核心目标在于缩短老年人的带病生存期，提高其生命质量，延长健康预期寿命。

我国老龄化形势不容乐观：老年人口基数大、增速快、高龄化、失能化，健康问题突出。③ 老年人患病率高、带病期长，对长期护理和照料有较多需求。尤其是慢性病的治疗是一个长期、重复、联合的过程，既需要多种、多次的专科服务，也需要全科医师持续的跟踪访问。同时由于部分老年人具有行动不便、经济能力较差的特点，基层医疗卫生机构④承担常见病、慢性病、康复等基础卫生服务职能，其防治结合、贴近居民、价格低廉的特征也比较符合老年人对服务可及性、长期性、持续性的需求。

正是因为老年人对医疗服务的需求与社区卫生服务的功能定位相契合，因此我国政府向来重视基层卫生服务能力的提升。早在 1999 年，《关于发展城市社区卫生服务的若干意见》中明确提出老年人群是社区卫生服务的重点服务人群，要求向包括老年人群在内的社区居民提供融预防、医疗、保健、康复、健康教育、计划生育技术服务等为一体的，有效、经济、方便、综合、连续的基层卫生服务。⑤ 2015 年 9 月，国务院办公厅发布的《关于推进分级诊疗制度建设的指导意见》中明确提出，基层医疗卫生机构可以与二级以上医院、慢性病医疗机构等协同，为慢性病、老年病等患者提供老年护理、家庭病床、医疗康复等服务。2017 年国务院印发了《"健康中国 2030"规划纲要》，2019 年中共中央、国务院印发了《国家积极应对人口老龄化中长期规划》，2019 年国家卫生健康委

---

① 《"十三五"健康老龄化规划》。

② 国家卫生计生委计划生育老龄健康司：《关于印发"十三五"健康老龄化规划的通知》，2020 年 5 月 3 日，http：//www. nhc. gov. cn/lljks/zcwj2/201703/86fd489301c64c46865bd98c29e217f2. shtml。

③ 杜鹏、翟振武、陈卫：《中国人口老龄化百年发展趋势》，《人口研究》2015 年第 6 卷第 29 期。

④ 基层医疗卫生机构指社区卫生服务中心、社区卫生服务站、乡镇卫生院和村卫生室等机构。

⑤ 姚建红：《从健康老龄化看社区卫生服务》，《中国初级卫生保健》2000 年第 12 期。

印发了《健康中国行动（2019—2030 年)》《关于建立完善老年健康服务体系的指导意见》等一系列文件更是对基层医疗卫生机构在健康老龄化中的定位、作用、发展等指明了方向，为完善基层卫生服务体系建设、实现健康老龄化提供了有力支撑。

基层医疗卫生服务具有公益性质，以人的健康为中心，以家庭为单位，以主动性服务、上门服务为主要方式服务于社区居民，在服务内容、时间、价格及地点等方面更加贴近社区居民的需求，服务具有连续性、可及性特征。[①] 此外，在中国传统文化的影响下，居家养老的老年人仍占多数，所以在疾病预防、日常护理和康复保健过程中，基层卫生服务机构有着不可替代的作用。[②] 在整合卫生服务资源，实现健康老龄化过程中，基层医疗卫生服务机构主要承担支持和辅助两大服务职能。

（1）支持职能，即以基层卫生服务机构自身的卫生服务行为支持保障老年人的健康权益，如基本医疗服务和公共卫生服务。其中，基本医疗服务包括：一般常见病和多发病的诊疗、慢性病治疗、康复医疗、应急救护、转诊等服务；涉及老年人的公共卫生服务包括：卫生信息管理、健康教育、疾病预防、老年保健、残疾康复指导和康复训练以及政府卫生行政部门规定的其他公共卫生服务。

（2）辅助职能，即基层卫生服务机构辅助其他卫生机构或专业养老机构保障老年人健康权益的职能，如双向转诊。这类服务是由保障老年人健康法权的要求和社区卫生服务机构自身的特点决定的，具有长期性、公益性和针对性等特点。其服务范围、服务人群相对固定，因此可以较为全面、细致地了解与掌握辖区内老年人的健康状况和健康保障诉求，明显优于多数综合性医院和专科医院。针对各级各类医疗机构，预防、保健等其他卫生机构以及专业养老机构卫生资源不足的现状，发挥社区卫生服务机构服务有针对性和精准性的特点，对其他机构予以辅助，也可缓解老年人健康服务供求失衡问题。[③]

---

① 张录法、肖宇、杨玉萍：《我国社区服务体系建设的资源瓶颈及破解之道——基于老龄化时代的社区卫生服务无缝隙发展趋势》，《上海城市管理》2015 年第 5 卷第 24 期。

② 汤优佳：《基于福利三角理论的基层医疗机构养老义务研究》，《温州大学学报》（社会科学版）2018 年第 6 卷第 31 期。

③ 同上。

以基层医疗机构为主导的社区医疗与养老融合既有利于解决失能半失能老年人、孤寡老年人和低收入老年人养老难和就医难问题，又有利于发挥基层医疗服务网络优势，提高基层医疗资源配置效率，构建全覆盖的社区医养结合服务网络，是非常适合我国国情的一种养老服务供给模式。

（二）基层医疗卫生机构发展现状

1. 基层医疗卫生机构的建设情况

我国基层卫生医疗体系建设已久，新一轮医药卫生体制改革更是坚持"保基本、强基层、建机制"的基本原则，将基层医改作为重要工作内容。2010 年，《关于建立健全基层医疗卫生机构补偿机制的意见》（国办发〔2010〕62 号），首次明确了基层医疗机构的功能定位，进行人事分配制度的完善，建立绩效考核和激励机制，并提出大力推进基层医疗卫生机构综合改革。"十二五"期间，深化医药卫生体制改革将重点放在建立基层运行新机制上，其重要手段是深化基层卫生综合改革。2013 年为进一步推动基层卫生综合改革，出台了《关于巩固完善基本药物制度和基层运行新机制的意见》（国办发〔2013〕14 号）。我国建立分级诊疗制度，基层医疗卫生机构成了我国首诊和下转病人的载体，在分级诊疗制度建设过程中起到了不可替代的作用。2016 年全国卫生与健康大会提出了新时期"以基层为重点、以改革创新为动力"的卫生计生方针。在相关政策推动下，我国基层卫生机构建设取得了长足发展。

在我国，基层医疗卫生机构包括社区卫生服务中心（站）、街道卫生院、乡镇卫生院、村卫生室、门诊部、诊所（医务室），占我国医疗卫生机构总数的93％以上。基层医疗卫生机构扮演着缓解患者就医困难、降低卫生总支出、提高卫生体系服务效率的重要角色。其中，乡镇卫生院、村卫生室和城市社区卫生服务中心（站）等城乡基层医疗卫生机构免费为全体居民提供国家基本公共卫生服务项目，其他基层医疗卫生机构作为补充。基层医疗卫生机构是公益性事业单位。其公益性体现在政府办和政府管。随着社区卫生服务中心（站）、乡村卫生机构一体化管理不断推进，以政府办为主导的基层医疗卫生服务体系基本形成。卫生行政部门对基层医疗卫生机构实行统一规划、准入、监管。政府负责保障乡镇卫生院和社区卫生服务机构按国家规定核定的基本建设、设备购置、人员经费和其承担的公共卫生服务的业务经费，保障其正常运行。[1]

2009 年至今，我国围绕城乡基层卫生服务体系建设，投入共 1600 余亿元，规范化建设了 25 万余所社区卫生服务中心和 10 万余所村卫生室。[2] 总体来说，我国基层医疗卫生机构数量逐年增加，基层医疗卫生服务能力也逐渐提升。2018 年底，我国基层医疗卫生机构共 943639 所，其中社区卫生服务中心（站）34997 个、乡镇卫生院 36461 个、村卫生室 622001 个、门诊部（所）249654 个（见表 4-1）。

表 4-1　　　　2009—2018 年基层医疗卫生机构数量情况　　　（单位：个）

年份	基层医疗卫生机构数	社区卫生服务中心（站）	乡镇卫生院	村卫生室	门诊部（所）
2009	882153	27308	38475	632770	182448
2010	901709	32739	37836	648424	181781
2011	918003	32860	37295	662894	184287
2012	912620	33562	37097	653419	187932
2013	915368	33965	37015	648619	195176
2014	917335	34238	36902	645470	200130
2015	920770	34321	36817	640536	208572
2016	926518	34327	36795	638763	216187
2017	933024	34652	36551	632057	229221
2018	943639	34997	36461	622001	249654
年均增长率（%）	0.8	2.8	-0.6	-0.2	3.5

资料来源：《中国卫生健康统计年鉴 2019》。

---

① 王千秋、韦晓宇、尹跃平等：《梅毒预防与控制技术实用手册》，中国疾病预防控制中心性病控制中心，2013 年。

② 赵美英、苗艳青：《新中国 70 年基层卫生发展回顾与展望》，《中国卫生政策研究》2019 年第 11 卷第 12 期。

2. 基层医疗机构卫生资源配置情况

（1）基层医疗卫生床位配置

从 2009 年到 2018 年，我国基层医疗卫生机构的床位总数不断增加，由 109.98 万张增加到 158.36 万张。社区卫生服务中心（站）和乡镇卫生院的床位数均呈明显增加的趋势，年均增长率分别为 6.5% 和 4.0%（见表 4-2）。村卫生室和门诊部（所）的数量也均有显著上升。

表 4-2　　　　2009—2018 年基层医疗卫生机构床位数情况

年份	基层医疗机构（万张）	社区卫生服务中心（万张）	乡镇卫生院（万张）	每千农村人口卫生院床位数（张）
2009	109.98	13.13	93.34	1.05
2010	119.22	16.88	99.43	1.12
2011	123.37	18.71	102.63	1.16
2012	132.43	20.32	109.93	1.24
2013	134.99	19.42	113.65	1.30
2014	138.12	19.59	116.72	1.2
2015	141.38	20.1	119.61	1.24
2016	144.19	20.27	122.39	1.27
2017	152.85	21.84	129.21	1.35
2018	158.36	23.13	133.39	1.43
年均增长率（%）	4.1	6.5	4.0	3.3

（2）基层医疗卫生机构设备配置情况

2013 年基层医疗机构的万元以上设备台数为 48.23 万台，2018 年增长到 79.22 万台，年均增长率为 10.4%，社区卫生服务中心的万元以上设备台数从 12.85 万台增加到 24.24 万台，年平均增长率为 13.5%。乡镇卫生院的设备数也逐年增长，2018 年底万元以上设备台数为 52.39 万台，100 万元以上设备台数为 0.46 万台（见表 4-3）。

表 4 - 3　　　　2013—2018 年基层医疗卫生机构设备数情况　　　（单位：万台）

年份	万元以上设备台数			100 万元以上设备台数		
	基层医疗机构	社区卫生服务中心	乡镇卫生院	基层医疗机构	社区卫生服务中心	乡镇卫生院
2013	48.23	12.85	33.55	0.23	0.07	0.15
2014	53.26	15.02	36.32	0.27	0.09	0.18
2015	57.97	16.51	39.45	0.35	0.11	0.23
2016	64.03	18.75	43.07	0.43	0.13	0.29
2017	71.95	21.67	47.84	0.56	0.17	0.37
2018	79.22	24.24	52.39	0.69	0.21	0.46
年均增长率（%）	10.4	13.5	9.3	24.6	3.6	10.3

（3）基层医疗卫生机构人力资源配置

新医改以来，我国基层卫生人员逐步趋向制度化、多样化、协作化，以"5 + 3"为主体、以"3 + 2"为补充的全科医生培养模式初步建立，订单定向培养政策在工作关系、职称晋升、工资分配等方面给予很多激励保障，以重点人群为主、面向全人群提供服务的家庭医生签约团队已初步形成。从人员配置来看，2013—2018 年，我国社区卫生技术人员从 31.13 万人增加到 39.24 万人，年均增长率为 4.7%，而乡镇卫生院卫生技术人员数的年均增长率为 2.5%，略低于社区的卫生技术人员增长。其中，社区的执业（助理）医师和注册护士的年均增长率分别为 4.2% 和 4.1%，而乡镇卫生院的年均增长率分别为 2.0% 和 2.1%，同样略低于社区的人员增长。截至 2018 年底，社区和卫生院的医护比分别为 1:0.90 和 1:0.75，均未达到《全国医疗卫生服务体系规划纲要（2015—2020）》中规定的医护比为 1:1.13 的目标，[①] 可见我国基层医疗卫生机构的卫生技术人员依然存在短缺现象（见表 4 - 4）。

---

① 张积文：《2005—2013 年甘肃省张掖市梅毒流行特征分析》，《中国初级卫生保健》2014 年第 10 卷第 28 期。

表4-4　　　　　　　　2013—2018年基层医疗卫生机构人员情况

年份	卫生技术人员数（万人）		执业（助理）医师（万人）		注册护士（万人）		医护比	
	社区	卫生院	社区	卫生院	社区	卫生院	社区	卫生院
2013	31.13	104.34	13.09	43.40	10.41	27.02	1:0.79	1:0.62
2014	32.30	105.33	13.43	43.28	11.01	28.19	1:0.82	1:0.65
2015	33.60	107.85	13.85	44.09	11.67	29.89	1:0.84	1:0.66
2016	34.77	111.59	14.32	45.50	12.29	31.86	1:0.86	1:0.70
2017	37.03	115.13	15.04	46.60	13.37	34.10	1:0.89	1:0.73
2018	39.24	118.11	16.09	47.90	14.44	36.00	1:0.90	1:0.75
年均增长率（%）	4.7	2.5	4.2	2.0	4.1	2.1	0.1	0

（4）基层医疗卫生机构服务情况

2018年，我国社区卫生服务中心诊疗人次为6.4亿万人，比2013年增加了1.3亿万人，年均增长率为5.0%；乡镇卫生院诊疗人次的年均增长率为2.1%，由此可见，2013年分级诊疗政策实施后，选择在基层就医的患者人数逐渐增加。但从入院人数来看，社区的年均增长率为3.2%，显著高于乡镇卫生院的年均增长率，同期乡镇卫生院入院人数的年均增长率仅为0.2%。从床位使用率来看，2013—2018年我国社区和卫生院的床位使用率均呈负增长状态，年均增长率分别为-6.8%和-4.5%。从平均住院日来看，社区的年均增长率为2.1%，而卫生院的年均增长率为0.2%（见表4-5）。

表4-5　　　　　　　　2013—2018年基层医疗卫生机构数量情况

年份	诊疗人次数（亿次）		入院人数（万人）		病床使用率（%）		平均住院（日）	
	社区	卫生院	社区	卫生院	社区	卫生院	社区	卫生院
2013	5.1	10.07	2.9	3937	57.00	62.80	9.80	5.9
2014	5.4	10.29	3.0	3733	55.60	60.50	9.90	6.3

年份	诊疗人次数（亿次）		入院人数（万人）		病床使用率（%）		平均住院（日）	
	社区	卫生院	社区	卫生院	社区	卫生院	社区	卫生院
2015	5.6	10.55	3.1	3676	54.70	59.90	9.80	6.4
2016	5.6	10.82	3.1	3710	54.60	60.60	9.70	6.4
2017	6.1	11.10	3.4	4047	54.80	61.30	9.50	6.3
2018	6.4	11.20	3.4	3985	52.0	59.60	9.9	6.4
年均增长率（%）	5.0	2.1	3.2	0.2	-6.8	-4.5	2.1	0.2

（三）基层医疗卫生机构的老年健康服务现状

1. 基层医疗卫生机构在老年健康服务中的作用

随着经济的发展和医疗卫生水平的提高，我国老龄化日益加重，人均期望寿命得到大幅提升，如何提高老年人的生活及生命质量，积极应对老龄化成为社会关注的焦点。基层医疗卫生机构作为老年健康服务的网底，其功能定位和服务能力对于老年健康的促进意义重大。习近平总书记在全国卫生与健康等大会上多次强调基层医疗卫生机构对于实施健康中国战略的重要意义。

为适应我国医药卫生体制的改革，促进医药卫生行业可持续发展，基层机构目标任务由诊疗服务逐渐转变为促进健康，为居民提供"以人为本"的连续性服务。[①] 在《关于建立完善老年健康服务体系的指导意见》中提到，完善老年健康服务体系需以基层为重点，依托社区卫生机构、乡镇卫生院、村卫生室等，为辖区内 65 岁以上常住居民提供的生活方式和健康状况评估、体格检查、辅助检查和健康指导以及根据机构实际情况开展诊疗、康复护理、安宁疗护等健康服务，有效保障了辖区内经济困难、失能、失智老年人的基本健康服务，促进老年健康服务的公平性及可及性，提升老年人生活质量。

---

① 赵茜、陈华东、伍佳等：《我国基层医疗体系的发展与展望》，《中华全科医学》2020 年第 3 卷第 18 期。

2. 老年健康档案建立情况

为实现居民健康统一管理，基层医疗卫生机构在所承担的国家基本公共卫生服务项目中为居民免费建立健康档案，尤其是0—6岁儿童、孕产妇、老年人、慢性病患者等重点人群，强化信息化系统的建设，对健康档案进行统一存放和管理，同时将居民建档率纳入基层医疗卫生机构的考核指标中。对于老年人这一重点人群，我国各地区基本达到了老年人群健康档案全覆盖。

3. 老年健康管理服务现状

我国老年人健康管理服务主要由社区卫生服务机构提供。[1] 2009年4月，为逐步实现人人享有基本医疗卫生服务的目标，中共中央、国务院颁布《关于医药卫生体制改革的意见》，将老年人健康管理纳入国家基本公共卫生服务的内容。[2] 要求基层医疗卫生机构每年为辖区内65岁以上老年人进行一次的健康管理服务，包括生活方式和健康状况评估、体格检查、辅助检查和健康指导。为适应多样化的老年健康需求，自2009年发布第一版基本公共卫生服务项目规范，经商讨后，主要在辅助检查中增设肝肾功能检查、心电图、B超等项目，在健康指导中更加注重疾病预防与心理疏导，于2017年发布第三版基本公共卫生服务项目规范，具体内容如表4-6所示。

国家基本公共卫生服务项目中65岁以上老年人健康管理率目标不断上升（见表4-7），2017年11月15日，原国家卫计委发布《关于印发"十三五"健康老龄化规划重点任务分工的通知》(国卫办家庭函〔2017〕1082号) 提到，2020年65周岁及以上老年人健康管理率达到70%及以上。[3]

---

① 高妮娜、牛健壮、任祥钰等:《西安市老年慢性病研究现状综述与老年慢性病健康管理模式探讨》,《体育世界》（学术版）2019年第6期。

② 郝秀奇:《国家基本公共卫生服务老年人健康管理项目对老年人健康相关生命质量的影响研究》,《北京协和医学院》2019年。

③ 国家卫计委计划生育家庭发展司:《关于印发"十三五"健康老龄化规划重点任务分工的通知》, http://www.nhc.gov.cn/jtfzs/s7872/201711/9b032c93f6a94d7fb80b832155ea8d89.shtml。

表 4 - 6   老年人健康管理服务内容比较

老年人健康管理服务项目内容	基本公共卫生服务项目规范 2009 版	基本公共卫生服务项目规范 2011 版	基本公共卫生服务项目规范 2017 版
生活方式和健康状况评估	包括体育锻炼、饮食、吸烟、饮酒、慢性疾病常见症状和既往所患疾病、治疗及目前用药等情况	通过问诊及老年人健康状态自评了解其基本健康状况、体育锻炼、饮食、吸烟、饮酒、慢性疾病常见症状、既往所患疾病、治疗及目前用药和生活自理能力等情况	通过问诊及老年人健康状态自评了解其基本健康状况、体育锻炼、饮食、吸烟、饮酒、慢性疾病常见症状、既往所患疾病、治疗及目前用药和生活自理能力等情况
体格检查	(1) 常规体格检查; (2) 对口腔、视力、听力和活动能力等进行粗测判断	(1) 常规体格检查; (2) 对口腔、视力、听力和运动功能等进行粗测判断	(1) 常规体格检查; (2) 对口腔、视力、听力和运动功能等进行粗测判断
辅助检查	每年检查 1 次空腹血糖。有条件的地区建议开展血尿常规、心电图等项目检查	包括血常规、尿常规、肝功能肾功能空腹血糖、血脂和心电图检测	包括血常规、尿常规、肝功能、肾功能、空腹血糖、血脂、心电图和腹部 B 超检查

续表

老年人健康管理服务项目内容	基本公共卫生服务项目规范 2009 版	基本公共卫生服务项目规范 2011 版	基本公共卫生服务项目规范 2017 版
健康指导	（1）对发现已确诊的原发性高血压和 2 型糖尿病等患者纳入相应的慢性病患者健康管理 （2）对存在危险因素且未纳入其他疾病健康管理的居民建议定期复查 （3）对所有老年居民进行慢性病危险因素和疫苗接种、骨质疏松预防及防跌倒措施、意外伤害和自救等健康指导 （4）告知居民进行下一次健康检查的时间	（1）对发现已确诊的原发性高血压和 2 型糖尿病等患者同时开展相应的慢性病患者健康管理 （2）对发现有异常的老年人建议定期复查 （3）进行健康生活方式及疫苗接种、骨质疏松预防、防跌倒措施、意外伤害预防和自救等健康指导 （4）告知或预约下一次健康管理服务的时间	（1）对发现已确诊的原发性高血压和 2 型糖尿病等患者同时开展相应的慢性病患者健康管理 （2）对患有其他疾病的（非高血压或糖尿病），应及时治疗或转诊 （3）对发现有异常的老年人建议定期复查或向上级医疗机构转诊 （4）进行健康生活方式及疫苗接种、骨质疏松预防、防跌倒措施、意外伤害预防和自救、认知和情感等健康指导 （5）告知或预约下一次健康管理服务的时间

表 4 - 7　　国家基本公共卫生服务项目中老年人健康管理率目标

年份	老年人健康管理率（％）
2013	65
2014	65
2015	65
2016	65
2017	67
2020	70

4. 社区和居民中医药健康服务情况

2015 年 5 月 7 日，国务院办公厅发布《中医药健康服务发展规划（2015—2020 年）》（国办发〔2015〕32 号）指出，推进各类机构提供中医养生保健服务，开展中医特色健康管理。2019 年 11 月 1 日，国卫老龄办发布的《关于建立老年健康服务体系的指导意见》（国卫老龄发〔2019〕61 号）中，提到开展社区和居家中医药健康服务，将中医辨识体制运用到疾病预防与治疗上。基层医疗卫生机构将中医药特色服务与疾病政治、健康管理相结合，开设中医门诊（见表 4 - 8）。根据《中国卫生与健康统计年鉴》对于提供中医服务的基层医疗机构数的统计结果，开展中医服务的城乡基层医疗卫生机构占比逐年增加，其社区卫生服务中心和乡镇卫生院诊疗人次也呈逐年上升的趋势，村卫生室 2010—2015 年诊疗人次增幅较大，虽近几年来增长趋势减慢，但农村地区对中医健康服务需求量仍较大（见图 4 - 1）。

表 4 - 8　　　　　　　　提供中医服务的基层医疗卫生机构数

机构名称	2010 年	2014 年	2015 年	2016 年	2017 年	2018 年
社区卫生服务中心（个）	4075	5669	5899	6082	6387	6640
其中：提供中医服务的机构	3283	4709	5718	5930	6274	6540
所占比重（%）	80.6	83.2	96.9	97.5	98.2	98.5
社区卫生服务站（个）	8806	9365	9552	9806	10289	10880
其中：提供中医服务的机构	4080	4964	7734	8164	8792	9490
所占比重（%）	46.3	53.0	81.0	83.3	85.5	87.2
乡镇卫生院（个）	36406	35667	33070	35456	35509	35350
其中：提供中医服务的机构	20854	23148	33052	33444	34095	34304
所占比重（%）	57.3	64.9	93.0	94.3	96.0	97.0
村卫生室（个）	593359	590854	587472	587640	584851	577553
其中：提供中医服务的机构	185690	202980	354113	369263	388518	398471
所占比重（%）	31.3	34.4	60.3	62.8	66.4	69.0

资料来源：《中国卫生与健康统计年鉴》。

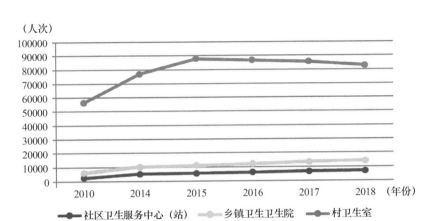

（人次）

图 4 - 1　基层医疗卫生机构中医类科室诊疗人次

5. 居家护理和长期照护服务情况

伴随着居家护理服务项目改革试点工作的推进及家庭医生制度的实施，依托于基层医疗卫生服务机构为居家高龄、失能老人提供的居家护理及长期照护服务逐渐增多①，各地区基层医疗卫生服务机构根据自身实际情况设立日间照料中心，开展居家护理、长期照护服务。其中广州市开展社区居家养老服务较早，在 2001 年就已出台《广州市"社区老年福利服务星光计划"实施意见》，包括日间照料、保健康复、入户服务等内容。② 2017 年，广州市出台关于规范社区居家养老服务的文件《社区居家养老服务规范》，成为首个关于社区居家养老的地方技术规范。③ 截至 2016 年，广州市社区居家养老服务机构已达到 3316 个，覆盖率为 100%，建设工作已基本完成，但所提供的服务内容及形式仍需进一步完善。

---

　　① 　郝晓宁、薄涛、郑研辉等：《居家医疗护理服务现状及发展路径分析》，《卫生经济研究》2020 年第 2 卷第 37 期。
　　② 　杨雪莲：《广州市空巢老人社区居家养老问题研究》，硕士学位论文，广州大学，2013 年。
　　③ 　高亚飞：《老年人日间照料中心使用后评价及设计改进对策研究》，硕士学位论文，华南理工大学，2019 年。

6. 安宁疗护服务开展情况

在基层开展安宁疗护服务目前仍处于探索阶段，2017 年 2 月，原国家卫计委发布《安宁疗护实践指南（试行）》，并公布北京市海淀区等 5 个市区作为第一批试点。有研究者对上海市 10 家安宁疗护试点单位进行服务质量调查①，结果显示，10 家试点单位所提供的服务基本可分为五类，即早期识别、积极评估、生理支持、心理支持、社会支持，家属满意度较高，但存在不同试点单位服务内容差距较大、保障措施不完善等问题。2019 年 12 月 5 日，原国家卫计委发布《关于开展第二批安宁疗护试点工作的通知》，探索在各级医疗机构开展安宁疗护服务的模式，明确服务内容，加强制度及人才队伍保障。

二　问题分析

（一）基层医疗卫生机构为老服务能力不足

基层医疗卫生机构作为卫生健康服务的网底，其医疗护理服务能力的提升对于满足老年人健康服务需求、缓解服务压力具有至关重要的作用。虽然基层医疗卫生机构的服务能力逐步得到提升，但与老年人日益增长的医疗、护理需求仍存在较大差距。服务内容上，基层卫生机构以提供初级卫生保健服务为主，目前主要服务内容为一般常见病、多发病的诊疗，而老年人急需的疾病预防、康复保健等服务提供相对较少；在上门服务方面，多是家庭医生提供的注射、导尿、换药等基础护理操作类服务，无法为老人提供高质量的专科护理服务以及健康促进、康复保健等社会支持性服务。服务供需不匹配导致老年人及其家属对基层卫生机构的认可度和信任度偏低，往往偏好于到综合医院就医。② 在服务形式上，由于人力、物力资源有限，往往难以长期为失能、残疾老人提供必要的上门医疗、护理服务；同时双向转诊政策落实存在偏差，由于服务质量、信息共享、缺乏明确可操作的转诊标准以及部分基层医疗卫生机

---

① 张瑞云、缪俊、沈天寒等：《上海市社区安宁疗护（临终关怀）服务内容开展现况研究》，《中华全科医学》2019 年第 11 卷第 17 期。

② 赵红征：《当前卫生改革亟待破解的几个问题》，《卫生经济研究》2015 年第 2 期。

构未纳入医保定点单位，基层医疗卫生机构向上转诊比例较高，综合医院向下转诊情况较差，与政策的初衷相背离。

（二）基层医疗卫生机构老年健康人力资源不足

人力资源是基层医疗卫生机构职能得到有效发挥的重要保障，然而，我国基层医疗卫生机构普遍存在人力资源不足的问题。一是复合型专业人才缺乏。基层医疗卫生机构面向辖区内的所有居民，服务需求多样，尤其是伴随养老需求的个性化、多样化和复合化，对基层卫生从业人员提出了更高的要求：不仅需要具备常见病、多发病的诊治能力，还需要掌握国家相关政策法规、慢病管理、康复保健、人际沟通以及心理学等相关内容。从目前的现状来看，基层从业人员中专科出身或接受过专业化培训的医护人员很少。① 同时，老年群体对护理服务需求较高，而基层卫生机构专业护理型人才缺乏，限制了基层机构长期照护、安宁疗护等健康老龄化服务工作的开展。二是医务人员数量不足。基层机构收入水平有限、职业地位偏低、晋升渠道不畅等原因，导致大多数医务人员不愿到基层就业，优秀医务工作者下沉基层的积极性不高，现有的医护人员往往身兼数职，不仅工作压力大，也导致无法有效保障服务质量，这一情况在农村尤为严重，成为农村健康养老面临的一个巨大挑战。

（三）基层医疗卫生机构信息化建设滞后

一方面，由于我国基层卫生信息化起步相对较晚，目前多数基层机构尚缺乏明确的信息化承载实体和明确的信息化部门设置，加之机构投入、管理机制等长期缺失，国家财政投入缺乏长效机制，导致基层医疗卫生机构的信息化建设滞后。另一方面，现有的信息资源未得到有效利用。基层信息化建设多是机构根据业务需要自行建设，缺乏总体规划和专业管理机构，已形成信息"孤岛"；基层机构从业人员的学历普遍偏低，既懂专业又懂信息化的专业人才稀缺，导致数据信息利用的机制尚未建立，信息化建设往往流于形式。如我国基层医疗卫生机构普遍开展

① 严菲：《人口老龄化背景下基层医疗卫生服务体系完善研究》，硕士学位论文，苏州大学，2014年。

的健康档案建立工作，完整、系统、有序地记录居民身体健康状况的健康档案是基层医生掌握居民健康状况的基本工具，对于医护人员全面掌握老年人各项健康指标、提供个性化服务至关重要。但是由于基层医疗卫生机构的管理者和医疗服务人员无法做到将信息化建设与社区卫生服务连接匹配，出现只建立健康档案，但未能合理使用的情况①，医疗服务效率和质量大打折扣。而花费巨大人力、物力建立起来的健康档案也被束之高阁。

（四）基层医疗卫生机构健康教育工作发展滞后

在推动健康老龄化进程中，健康教育对于促进老年人健康意识的提高，实现老年人生理、心理健康至关重要。② 基层医疗卫生机构因为贴近老年人日常生活与活动区域，在加强健康教育宣传方面担负着重要作用。做好健康教育宣传工作，不仅有利于缓解基层医疗卫生机构医疗工作压力，也能起到加强居民自我健康防护意识，达到"治未病"的目的。然而目前，一方面，基层医生健康教育宣传意识不足、宣传方式与宣传内容不能有效迎合老年人需求，导致宣传效果并不理想；另一方面，老年人对健康教育的接受程度较低，健康行为改善意识差③，同时对于现代化宣传手段的接受度与使用程度都较差，也导致健康教育宣传工作难以开展，未能实现提高老年人健康意识、改善健康行为，进而提升老年人健康水平的目标。

（五）基层医疗卫生资源配置不合理

长期以来，卫生资源按人口、区域的特征配置，由于经济、文化等原因，基层医疗卫生服务机构的区域、城乡发展不平衡特征明显，效益与公平性相对不足。④ 由于专业护理型人才更偏向于向城市、东部等高资

---

① 梁鸿、余兴、仇育彬：《新医改背景下社区卫生服务若干政策问题的探讨》，《中国卫生政策研究》2010 年第 2 期。

② 吕海琴：《健康教育与健康促进》，《中国社区医师》2013 年第 7 期。

③ 于莎莎：《健康教育在基层医疗工作中的作用》，《饮食保健》2016 年第 12 期。

④ 严菲：《人口老龄化背景下基层医疗卫生服务体系完善研究》，硕士学位论文，苏州大学，2014 年。

源、高经济地区集聚，导致农村、中西部偏远地区的基层人力资源配置明显处于弱势；在物力资源配置方面，虽然政府不断加大对西部地区的投入，有效增加了基层卫生机构的固定资产，但相较于东部地区，西部地区资源配置仍整体不足；尽管农村地区对于基层医疗卫生机构的依赖性明显高于城市，然而由于城乡医疗卫生资源配置的不平衡，农村地区的基层医疗卫生设施、卫生人才缺乏现象尤为明显，尤其是在我国人口老龄化日益严重的情况下，农村基层医疗卫生资源不足与老年人服务需求持续增加的矛盾仍将进一步凸显。基层医疗卫生机构卫生资源配置不平衡，不仅限制了其服务能力的有效发挥，同时也削弱了老年人对基层医疗卫生服务能力的信任度，甚至出现一边基层医疗卫生机构门可罗雀、医疗卫生资源闲置，一边农村失能残疾等老人就医困难、缺乏长期照料服务等现象。

三　对策建议

（一）提升基层医疗卫生机构为老服务能力

充分发挥基层卫生机构的"健康守门人"作用，提高服务水平、优化服务方式。一是提升门诊服务能力，加强特色科室建设。基层卫生机构可根据其服务区域内居民的医疗卫生需求调整内容，精准对接居民服务需求，提升为老服务能力。如服务地区高血压、高血脂、糖尿病等慢病管理需求突出的基层卫生机构，可成立慢病管理特色科室；有条件的基层卫生机构可设立中医特色诊室，为老年人提供中医基本医疗和个性化的中医药"治未病"服务；服务人口少、交通便利的基层卫生机构，可酌情设置老年养护病房、临终关怀病床等；鼓励有条件的基层机构与综合医院建立医联体，由基层机构负责老人疾病稳定期和康复期的康复服务等。二是优化服务方式。设置老年人就诊绿色通道；提升基层机构上门服务能力，如加强家庭医生团队建设，提高家庭医生上门服务水平，提升"互联网＋护理"服务能力，扩大家庭病床服务范围等。

（二）加强基层医疗卫生机构人员队伍建设

基层医疗卫生机构应持续加强以全科医生为重点、以医护人员为关键的社区骨干人才培养。第一，深入开展助理全科医生和全科医生转岗培训，积极推动全科医生特岗计划，稳步做好全科医生住院医师规范化培训和农村订单定向医学生免费培养，增加基层医疗卫生人员储备力量。对现有全科医生和村医开展规范化培训，提升服务能力和水平。第二，推动政策倾斜，鼓励医联体、医共体内上级医院医疗卫生人员定期到下级机构开展服务，基层医疗卫生机构到上级医院轮转；推动医养联合体建立，医疗机构医疗卫生人员定期到养老机构开展老年健康服务，推动医疗资源共享。第三，改革基层医疗卫生服务人员薪酬制度，完善激励与晋升机制。积极推动全科医生"县管乡用"和乡村医生"乡聘村用"，进一步提高其收入待遇和医疗养老保障水平。提升服务质量和数量与绩效工资之间的敏感度；合理制定基层医疗卫生专业技术人员职称晋升制度，适当提升中级、高级职称聘用比例，调动基层医疗卫生服务人员提升业务能力的积极性。第四，加强老年护理从业人员培养。加强对护理院（站）、社区卫生服务中心、乡镇卫生院等基层医疗卫生机构护士的培训，加快培养医疗护理员，提升其老年人常见病、多发病护理，老年心理护理等老年护理专业技术水平，特别是为失能老年人提供护理服务的能力。

（三）加强基层医疗卫生机构信息化建设和运用

第一，充分利用大数据、云计算等现代信息技术，搭建区域一体化健康信息平台，整合老年人健康相关数据信息，打通医院和社区之间的数据共享渠道，实时掌握老年人的健康状况，为老年人提供综合、连续、稳定的卫生健康服务；同时鼓励老年人到基层医疗卫生机构首诊和接受接续性康复护理服务，打破社区和医院双向转诊的壁垒，实现预约诊疗、双向转诊服务等功能，提高社区医院的资源利用率。第二，加强部门间沟通合作，搭建医养护一体化信息平台，初步实现卫生健康、民政、社保等部门的资源共享。第三，搭建基层医疗卫生机构远程医疗平台，为老年人提供远程二次复诊、急救救护、康复指导等服务，实现足不出户就可享受医疗资源。第四，社区可引进智能手环、智能床垫、智能门磁等检测感应设备，搭建机构—社区—家庭健康监测平台，家庭医生实时掌握老年人健康状况，家庭实时掌握老年人健康、环境、行动和安全等数据，并对异常情况进行及时预警和干预。

（四）加强基层医疗卫生机构健康教育工作

第一，要正确认识基层医疗卫生机构健康教育在健康老龄化战略中的重要地位。《健康中国行动（2019—2030 年）》和《关于建立完善老年健康服务体系的指导意见》都提出要加强老年健康教育，提升老年人的健康素养，而基层医疗卫生机构是老年健康教育的重要一环，应加大各级政府和社会力量对基层健康教育的支持力度。第二，整合基层健康教育资源。健康老龄化在社区层面的实现涉及社区的物理环境、人为环境、老人内在能力等多种因素，可通过整合社区、社区组织、社会工作者、社区志愿者等各方面力量，协同开展老龄健康教育。第三，创新健康教育方式，丰富健康教育内容。利用现代丰富的媒体媒介资源，面向老年人及其照护者开展形式多样的包括营养膳食、运动健身、心理健康、伤害预防、疾病预防、合理用药、康复护理、生命教育和中医养生保健等方面的健康教育，提升老年人的健康意识，促进老年人形成健康的生活方式，提升老年人的健康素养。第四，开展老年人自救互救卫生应急技能培训，提升老年人的自救互救意识和技能，为老年人的生命安全多上一道保险。

（五）优化基层医疗卫生资源配置

针对我国基层医疗卫生机构设施建设、人力资源配置、服务提供以及资金投入等的分布不平衡现状，应通过整体规划、调控、制度建设等途径科学规划和布局基层卫生机构，合理配置服务资源。第一，加大财政支持力度，引导社会力量参与基层医疗卫生服务机构建设，加快完善基层机构基础设施和硬件配置，不断健全基层卫生服务网络；引导东部地区与中西部地区、城市与农村落后地区进行结对帮扶，交流、推广先进的健康养老理念、服务开展方式和管理模式，提升贫困及偏远地区的基层卫生机构为老服务能力。第二，优化基层医疗卫生机构为老服务人才结构。鼓励优秀医护人才到基层就业，夯实基层人才队伍建设；引导并鼓励专业医务人员到急需医疗人力资源的地区就业，促进区域间人才的合理流动，推进基层卫生服务体系的均衡发展。

第五章

我国基层医疗卫生机构医疗
服务能力评价

基层医疗卫生机构作为我国医疗卫生服务体系的网底,在提供基本医疗和基本公共卫生服务方面起着不可替代的重要作用。2015年国务院办公厅发布的《关于推进分级诊疗制度建设的指导意见》(国办发〔2015〕70号)提出"强基层"的战略部署,明确了基层医疗卫生机构医疗服务能力是推动分级诊疗制度顺利进行的关键要素。2016年,《"十三五"深化医药卫生体制改革规划》和《关于开展医疗联合体建设试点工作的指导意见》发布,提出以常见病、多发病的诊断和鉴别诊断为重点,强化乡镇(街道)卫生院、社区卫生服务中心基本医疗服务能力建设,并通过开展医疗联合体(以下简称医联体)建设,整合区域内医疗资源,促进优质医疗资源下沉,实现基层服务能力的全面提升。2018年,国家卫生健康委启动"优质服务基层行"活动,并印发《乡镇卫生院服务能力标准(2018年版)》《社区卫生服务中心服务能力标准(2018年版)》。次年,出台《乡镇卫生院服务能力评价指南(2019年版)》《社区卫生服务中心服务能力评价指南(2019年版)》。上述系列政策的出台,足见国家对基层医疗卫生机构医疗服务能力提升的高度重视。

然而,第一,我国基层医疗卫生机构临床医师匮乏,影响基层医疗服务供给的数量和质量。第二,医保定额与支付不科学、不合理,迫使基层医疗卫生机构限制医疗服务的供给数量。第三,基层医疗卫生机构医疗风险分担机制尚未建立,害怕无力承担医疗风险,不愿提供医疗服务。上述种种原因导致基层医疗卫生机构医疗服务能力渐渐弱化。同时，尽管全面推行医联体建设，但基层医疗卫生机构与医院之间"联而不合"的现象较为常见，影响了优质医疗资源的下沉，对基层医疗卫生机构医疗服务能力提升作用较弱。[①] 目前，我国基层医疗卫生机构医疗服务的承载能力与分级诊疗要求存在较大的差距。

本章通过分析我国基层医疗卫生机构医疗服务供给现状，了解现行政策指导下的基层医疗卫生机构医疗服务开展情况，剖析现存的问题与不足，并对未来基层医疗卫生机构医疗服务能力的提升提出合理化建议。

一　现状描述

根据 2019 年《中国卫生健康统计年鉴》，2018 年全国有基层医疗卫生机构 943639 家，其中，社区卫生服务中心（站）34997 家（社区卫生服务中心 9352 家、社区卫生服务站 25645 家）、卫生院 36987 家（街道卫生院 526 家、乡镇卫生院 36461 家）、村卫生室 622001 家、门诊部 21635 家、诊所（医务室）228019 家。本章在对全国基层医疗卫生机构医疗服务整体情况进行描述的基础上，对城市地区和农村地区的基层医疗卫生机构的医疗服务供给进行分析，从供给侧角度出发，探索医疗服务现状，从而为基层医疗卫生机构建设、保障分级诊疗顺利推行提供政策建议和参考。

（一）基层医疗卫生机构医疗服务整体情况

2018 年，我国基层医疗卫生机构诊疗人次数为 440632.0 万人次，占全国总诊疗人次数的 53.04%，与 2016 年相比，减少了 3.71 个百分点。其中，村卫生室占比最多，但呈逐年减少趋势。具体情况见表 5-1。

---

① 张文珊、李钟仁、杜勤等：《上海市分级诊疗背景下医联体发展的问题》，《解放军医院管理杂志》2019 年第 3 卷第 26 期。

表5-1 2016—2018 年全国基层医疗卫生机构诊疗人次数

（单位：万人）

机构分类	2016 年	2017 年	2018 年
总诊疗人次数	769342.5（100%）	818311.0（100%）	830801.7（100%）
基层医疗卫生机构	436663.3（56.75%）	442891.6（54.12%）	440632.0（53.04%）
社区卫生服务中心（站）	71888.9（9.34%）	76725.6（9.38%）	79909.4（9.62%）
卫生院	109114.5（14.18%）	112298.3（13.72%）	112835.3（13.58%）
村卫生室	185263.6（24.08%）	178932.5（21.87%）	157207.0（18.92%）
门诊部	10288.7（1.34%）	12044.7（1.47%）	13581.4（1.63%）
诊所（医务室）	60107.6（7.81%）	62890.5（7.69%）	67098.8（8.08%）

1. 门、急诊服务

2016—2018 年，全国基层医疗卫生机构门、急诊服务量总体呈现增长趋势，服务量由 2016 年的 41.19 亿人次增长至 2018 年的 41.68 亿人次，年均增速为 0.6%，远远小于同期全国医院门、急诊服务量的年均增长速度（根据 2017—2019 年《中国卫生健康统计年鉴》数据计算得出年均增长 4.56%）。急诊病死率和留观室病死率逐年下降，服务质量正在逐步提升之中。医师日均入单诊疗人次从 2016 年的 10.1 人次下降至 2018 年的 9.7 人次，说明基层人才队伍正在扩充之中。

表5-2 2016—2018 年基层医疗卫生机构门诊服务提供情况

指标	2016 年	2017 年	2018 年
门、急诊服务量（人次）	4118696979	4179727244	4167896316
观察室留观病例数（人）	19774733	19112216	16690713
健康检查人数（人）	250007039	192505745	196904032
急诊病死率（%）	0.04	0.02	0.01
留观室病死率（%）	0.04	0.04	0.01
医师日均负担诊疗人次（人次）	10.1	10.0	9.7

2. 住院服务

2016—2018 年全国医院出院人数以年均 5.97% 的速度增长，而基层医疗卫生机构出院人数年均增速仅为 2.71%。基层医疗卫生机构住院服务供给减少并非仅源于医疗服务能力不足，可能与基层医疗卫生机构住院服务不能满足当地居民多样化的需求，导致更多居民涌向二、三级医院就医有关。其次，基层医疗卫生机构医疗风险分担机制尚未建立，亦不愿承担更多的执业风险，进而转向风险较小并能带来稳定收入的门诊服务和公共卫生服务。

表 5 - 3　　　　2016—2018 年基层医疗卫生机构住院服务提供情况

指标	2016 年	2017 年	2018 年
入院人数（万人）	4164.8	4450.0	4376.1
出院人数（万人）	4141.7	4429.7	4368.9
病死率（%）	0.1	0.1	0.1
每床出院人数（人）	28.7	29.0	27.6
每百门急诊入院人数（人）	2.4	2.4	2.4
医师日均担负住院床日（天）	0.8	0.8	0.8

3. 中医服务

全国基层医疗卫生机构中，能够提供中医服务的机构所占比重呈逐年增加的趋势，开展中医服务的社区卫生服务中心和乡镇卫生院均在90% 以上，且城市情况好于农村地区。但设有中医临床科室的机构却不到总数的一半，大多数基层医疗卫生机构还不能提供系统的中医诊疗服务。

表 5 - 4　　　　基层医疗卫生机构中医服务总体情况

项目	2016 年	2017 年	2018 年
社区卫生服务中心（个）	6082	6387	6640
其中：提供中医服务的机构（个）	5930	6274	6540
所占比重（%）	97.5	98.2	98.5
设有中医类临床科室的机构	3154	3391	3630
所占比重（%）	51.9	53.1	54.7

续表

项目	2016 年	2017 年	2018 年
乡镇（街道）卫生院（个）	35456	35509	35350
其中：提供中医服务的机构（个）	33444	34095	34304
所占比重（%）	94.3	96.0	97.0
设有中医类临床科室的机构（个）	12369	12985	13835
所占比重（%）	34.9	36.6	39.1
村卫生室（个）	587640	584851	577553
其中：提供中医服务的机构（个）	369263	388518	398471
所占比重（%）	62.8	66.4	69.0

全国社区卫生服务中心和乡镇卫生院中医门诊诊疗量分别以年均5.98%和9.14%的速度递增。2018 年，中医门诊诊疗量达 14262.8 万人次，占门诊诊疗总量的 3.42%，与《中医药发展"十三五"规划》中力争中医诊疗量占诊疗总量 30% 的发展目标存在较大差距。说明基层医疗卫生机构中医服务尚未达标，但在国家政策的引导下，逐渐重视中医服务的发展，在一定程度上提高了居民利用基层医疗服务的可及性。

表 5-5   基层医疗卫生机构中医类临床科室医疗服务提供情况

项目	2016 年	2017 年	2018 年
社区卫生服务中心（站）			
门急诊量（万人次）	6178.5	6611.4	6939.4
所占比重（%）	8.6	8.6	8.7
出院人数（人）	125619	163791	191417
所占比重（%）	3.9	4.5	5.4
乡镇（街道）卫生院			
门急诊量（万人次）	6148.5	6930.8	7323.4
所占比重（%）	5.7	6.2	6.6
出院人数（人）	1359696	1749695	2053437
所占比重（%）	3.6	4.3	5.2

（二）社区卫生服务中心医疗服务情况

2018 年全国社区卫生服务中心与社区卫生服务站诊疗人次分别达 63898 万人次和 16012 万人次，2016—2018 年年均增长率分别为 6.15% 和 1.43%。且社区卫生服务站的医师日均担负诊疗人次呈逐年下降趋势，2018 年时已较社区卫生服务中心少 2.4 人次，社区卫生服务站的延伸作用有待进一步挖掘。

在住院服务方面，虽然 2016—2018 年社区卫生服务中心的入院人数有小幅增长，但病床使用率呈下降趋势，且远低于全国 78.8% 的平均水平，说明社区卫生服务中心的住院服务无法满足居民的就医需求，病患直接流向二级和三级医院，基层医疗卫生机构病床大量闲置。

表 5-6　　　2016—2018 年社区卫生服务中心与社区卫生服务站
医疗服务总体情况

项目	2016 年	2017 年	2018 年
社区卫生服务中心			
诊疗人次	563270221	607432288	638978662
入院人数	3137143	3442497	3395371
病床使用率（%）	54.6	54.8	52.0
平均住院日（日）	9.7	9.5	9.9
医师日均担负诊疗人次	15.9	16.2	16.1
医师日均担负住院床日	0.6	0.7	0.6
社区卫生服务站			
诊疗人次	155618949	159823646	160115334
医师日均担负诊疗人次	14.5	14.1	13.7

2016—2018 年，全国社区卫生服务中心收入年均增速达 12.53%，2018 年平均每个中心收入 1845.8 万元。其中药品收入年均增长率（12.69%）超过总收入年均增长率，药事服务依然是社区卫生服务中心的主要收入来源。

同期，全国社区卫生服务中心支出年均增长率为 13.31%，其中医疗卫生支出年均增长率达 24.99%，但人员支出增幅低于总支出增幅，年均增长率为 11.89%。三年间，平均每中心收支结余呈负增长趋势，年均增长率为 −9.79%。

2016 年全国门诊病人次均医药费用 245.5 元，住院病人人均医药费用 8604.7 元。2018 年全国门诊病人次均医药费用 274.1 元，住院病人人均医药费用 9291.9 元。二者年均增长率分别为 5.66% 和 3.92%。而 2016—2018 年社区卫生服务中心的门诊病人次均医药费用年均增长率达 11.09%，住院病人人均医药费用年均增长率也达到 5.45%，均高于全国平均水平。但药费所占比重均处于下降趋势中。

表 5 – 7　2016—2018 年社区卫生服务中心收入、支出及病人医药费用情况

项目	2016 年	2017 年	2018 年
机构数（个）	8112	8384	8631
平均每个中心总收入（万元）	1457.7	1647.2	1845.8
其中：医疗收入	854.2	972.0	1104.9
内：药品收入	564.0	631.4	716.2
财政补助收入	548.5	616.0	676.1
上级补助收入	21.5	21.7	23.6
平均每个中心总支出（万元）	1402.9	1599.4	1801.2
其中：医疗卫生支出	1114.6	1542.2	1741.3
平均每个中心人员经费（万元）	544.0	620.5	681.0
门诊病人次均医药费（元）	107.2	117.0	132.3
其中：药费	74.6	80.4	90.5
药费所占比重（%）	69.6	68.7	68.4
住院病人人均医药费（元）	2872.4	3059.1	3194.0
其中：药费	1201.4	1208.4	1169.6
药费所占比重（%）	41.8	39.5	36.6

（三）乡镇（街道）卫生院医疗服务整体情况

2018 年，全国拥有卫生院 36987 家，全年诊疗人次达 11.16 亿人次，其中门急诊达 10.73 亿人次。入院人数 3985 亿人次，出院 3978 亿人次，

病床使用率为59.6%，平均住院日为6.4日。医师日均担负诊疗人次9.3人次，住院互见日1.6日。

2016—2018年，全国乡镇卫生院诊疗人次缓慢递增，但病床周转次数、病床使用率下降，平均住院日上升。说明乡镇卫生院的医疗服务水平未得到充分释放，医疗服务水平还有待提升。

表5-8　　　　　　2016—2018年乡镇卫生院医疗服务情况

项目	2016年	2017年	2018年
诊疗人次（亿次）	10.82	11.10	11.16
入院人数（万人）	3800	4047	3985
病床周转次数（次）	32.2	33.0	31.5
病床使用率（%）	60.6	61.3	59.6
平均住院日（日）	5.4	6.3	6.4

2016—2018年，全国乡镇卫生院收入年均增幅达9.98%，略低于社区卫生服务中心水平。2018年平均每个中心收入为830.3万元。不同于社区卫生服务中心，乡镇卫生院的药品收入年均增长率仅为6.95%，但财政补助收入和上级财政收入年均增长率分别达到10.72%和11.92%，超过总收入年均增长率，乡镇卫生院对财政的依赖程度较高。

同期，全国乡镇卫生院支出年均增长率为10.65%，其中人员支出增幅为12.30%。三年间，平均每机构收支结余呈负增长趋势，年均增长率为-15.91%，远远高于社区卫生服务中心的情况。

2016—2018年，乡镇卫生院门诊病人次均医药费用年均增长率为6.53%，略高于全国水平；且住院病人人均医药费用年均增长率也达到6.51%，远高于全国平均水平。但药费所占比重均处于下降趋势中。

表 5 – 9   2016—2018 年乡镇卫生院收入、支出及病人医药费用情况

项目	2016 年	2017 年	2018 年
机构数（个）	36118	35929	35841
平均每个卫生院总收入（万元）	686.5	766.5	830.3
其中：医疗收入	357.9	398.1	426.0
内：药品收入	177.9	193.2	203.5
财政补助收入	304.9	342.1	373.8
上级补助收入	9.5	10.1	11.9
平均每个中心总支出（万元）	666.7	748.8	816.3
其中：医疗卫生支出	539.4	720.2	783.7
平均每个中心人员经费（万元）	291.7	334.8	367.9
门诊病人次均医药费（元）	63.0	56.5	71.5
其中：药费	34.5	36.2	39.3
药费所占比重（%）	54.8	54.4	55.0
住院病人人均医药费（元）	1616.8	1717.1	1834.2
其中：药费	711.3	725.2	730.7
药费所占比重（%）	44.0	42.2	39.8

二 工作成效

（一）医疗服务能力有所提升，患者体验逐渐增强

《"健康中国 2030"规划纲要》从提升医疗服务水平和质量的角度，提出，"全面实施临床路径管理，规范诊疗行为和优化诊疗流程，增强患者就医获得感"。良好的就医体验建立在医疗服务质量和服务能力的基础之上。基层医疗卫生机构门诊服务量、门诊手术量与住院手术量持续增加，中医技术逐渐开发与推广，服务质量稳步提升，并缩小差距。种种迹象表明，基层医疗卫生机构注重医疗服务质量建设，结合居民实际医疗服务需求，不断拓展医疗服务内容，稳步推动基层医疗服务能力的提升，逐步缩小供给质量差距，目前逐渐被广大居民接受和认可。这对提高居民就医的便捷度，增进居民对基层医疗卫生机构的信任感，增强就医体验有深远的影响。

（二）居民门诊就医行为趋于合理化

门诊服务与住院服务存在替代关系，门诊服务利用的增加，可有效减少居民的"大病"风险，进而减少对住院服务的利用。从国际经验来看，分级诊疗制度主要是指门诊分级诊疗，提升基层服务量的关键是提升门诊服务能力，也是分级诊疗制度的关键环节。[①] 基本医疗卫生机构在地理可及性方面本来就具有绝对优势，近年来随着政府对基层医疗卫生机构政策支持、经费投入力度的加大，基层医疗卫生机构在预防接种、慢病管理等方面的优势亦逐渐凸显，可对居民产生强大的吸引力。本次调研验证了上述观点，居民转向基层医疗卫生机构就诊的增势明显，说明居民基层首诊意愿增加，为分级诊疗的有序开展打开了良好的局面。

（三）中医服务供给增量发展

首先，中医具有一人成医的本质特点，这使一名经验丰富的中医医生无须按照西医对内、外、妇、儿等各个临床专科提供分科的医疗服务，即可对患者发生的各类疾病作出基本判断。其次，中医遵循"辨证论治"的原则，通过"望、闻、问、切"4 诊获取对于一般疾病的临床信息，这些优势使中医较西医更适于在大多只配备基本医疗设备的基层医疗卫生机构提供服务，尤其是疗效比较稳定的针灸、拔罐、敷贴、穴位注射、刮痧等中医适宜技术，在治疗常见病、慢性病与多发病方面，具有安全、高效、经济、副作用小的显著特点。[②] 2016—2018 年，武汉市基层医疗卫生机构中医门诊诊疗量、开展中医药技术种类和中药饮片及中成药处方占总处方数比例均呈现不同程度的增长，以中医门诊诊疗量增长最为显著，提示基层医疗卫生机构提供的中医服务渐渐得到城乡居民的认可，逐步提升了基层医疗卫生机构医疗服务利用的可及性。

[①] 国务院办公厅：《国务院办公厅关于推进分级诊疗制度建设的指导意见》，2019 年 10 月 31 日，http：//www.gov.cn/zhengce/content/2015-09/11/content--10158.htm。

[②] 苏宇、郭丹丹、魏威等：《新医改下发挥基层中医服务优势促进分级诊疗制度构建》，《中国医院管理》2016 年第 3 卷第 36 期。

三 存在问题

（一）住院服务供给减少，患者逐渐流失

加强基层医疗卫生机构承载力，将患者下沉到基层，不仅是分级诊疗制度推进的关键环节，也是实现健康中国的核心。截至2018年，全国基层医疗卫生机构门急诊诊疗量较2016年增加了4920万人次，但出院患者数量较2017年减少了60.8万人，与同期全国医疗卫生机构出院人数的持续增长形成反差。床位使用率2016年为59.7%，截至2018年又下降了1个百分点（58.4%），远远低于国家平均水平。从服务供方角度分析，基层医疗卫生机构住院服务供给逐渐减少，服务能力面临下降的风险，同时，患者流失可导致基层医疗卫生机构资源闲置和浪费。从需方角度剖析，患者初诊于基层医疗卫生机构，但后期住院服务趋向上级医疗机构，说明居民没有建立对基层医疗卫生机构的信任，同时，仍存在持续挤占大中型医疗机构资源的现象，进一步加剧了居民"看病难、看病贵"的现状。

（二）医疗费用持续增长

医疗费用过快增长是我国医疗卫生领域面临的重要挑战，也是学术界讨论的热点话题。基层医疗卫生机构具有就医距离近、可及性高、医疗费用较低、报销比例高等诸多优势。然而，目前武汉市基层医疗卫生机构无论是门诊次均费用，还是住院次均费用，均呈上升趋势。我国分级诊疗的目的是建立"基层首诊、双向转诊、急慢分治、上下联动"的分级诊疗模式，改变居民不合理就医的行为，但该制度突出以人为本、群众自愿的原则。拥有优质医疗资源和提供优质服务的大中型医院本就对居民产生强大的"虹吸"效应，基层医疗卫生机构门诊次均费用的增长会影响目前略有改善的居民基层首诊行为，而住院费用的持续增长，势必进一步加剧居民"小病大治"的不合理就医行为。

（三）中医服务供给尚未达标，服务项目单一

中医药作为我国的传统医学，在基层有着良好的群众基础，2012年，

国家五部委联合发布《关于实施基层中医药服务能力提升工程的意见》，正式启动实施基层中医药服务能力提升工程。继之，国家系列政策出台，明确指出："力争到 2020 年使所有社区卫生服务机构、乡镇卫生服务机构、乡镇卫生院和 70% 村卫生室具备中医药服务能力。"2016—2018 年全国基层医疗卫生机构中医门诊诊疗量年均增速为 7.57%，但其在门诊诊疗量的占比处于较低水平，2018 年社区卫生服务中心（站）和乡镇卫生院中医诊疗量占比分别为 8.7% 和 6.6%，这与《中医药发展"十三五"规划》中力争中医诊疗量占诊疗总量 30% 的发展目标存在较大差距。

中医药医疗服务项目包括针灸、推拿等中医非药物诊疗技术及中医药适宜技术、中药饮片、中成药、医疗机构中药制剂等。《全国医疗服务价格项目规范（2012 版）》中中医诊疗项目达 337 项。本次调研平均每家机构开展 10 种中医药技术，多以拔火罐、按摩、艾灸、热敷等为主，种类少，内容相对单一。而一些治疗效果好、见效明显的诸如火疗、中药熏蒸、中药熏洗、埋线疗法、中药封包、中药塌渍、姜灸、贴敷等项目基本未开展。第一，可能与现行的基层医疗卫生机构的分配制度、激励机制不利于中医药的发展有关。第二，中医药服务项目定价低、收益少，中医药收入占业务总收入的比重低，机构对中医药服务的重视不足。[①] 第三，基层中医专业人员数量及其技术水平等方面的限制，影响了中医药服务项目的推广。

（四）医疗服务不均衡发展

医疗卫生服务均等化不仅能有效地缩小居民健康差距、提升居民的生理和心理健康、增加国家的人力资本存量，而且能使低收入群体享受医疗福利、减少医疗支出、有效避免低收入群体"因病致贫"和"因病返贫"。[②] 然而，受经济发展、地理位置等多种因素的影响，我国医疗卫生服务的非均衡性日益突出。因城乡之间医疗资源分布失衡，居民医疗

---

① 武志欢：《北京市基层老中医传承现状分析》，硕士学位论文，北京中医药大学，2013 年。

② 邹文杰：《医疗卫生服务均等化的减贫效应及门槛特征——基于空间异质性的分析》，《经济学家》2014 年第 8 期。

服务需求和消费能力差异，导致释放服务需求的途径不同。本次调研发现城乡差异主要表现在 3 个方面。

（1）医疗服务需求和获取医疗资源途径的差异。社区卫生服务中心门诊服务逐渐增强，尤其在中医门诊服务产量和技术开发与推广等方面有较好优势，但住院服务日趋弱化。乡镇卫生院则与其相反，门诊服务能力减弱，住院服务供给增加。这与城市居民的经济支付能力、健康保健意识和需求高于农村居民密切相关。城市地区医疗资源密集，城市居民常会利用社区卫生服务中心的门诊服务，满足初级卫生保健需求。对于住院服务的利用，城市居民常常会越过基层医疗卫生机构，直接选择大中型医院解决住院需求。而农村居民因医疗资源与经济支付能力的制约，更倾向于选择基层住院服务来满足疾病治疗的需求。

（2）服务质量的差异。乡镇卫生院入院与出院诊断符合率和治愈好转率均低于社区卫生服务中心，说明乡镇卫生院医疗服务质量不及社区卫生服务中心。社区卫生服务中心作为城市基层医疗卫生机构，在人力资源投入与培养等方面更易获得政府及上级医疗机构的支持与帮助，高质量的基层医疗服务将更好地为城市居民的健康保驾护航，而乡镇卫生院医疗服务质量的落差，将会对农村居民的健康公平产生影响。

（3）服务效率差异。与社区卫生服务中心相比，乡镇卫生院平均住院时间短、病床使用率高，说明乡镇卫生院管理效率较高，床位使用相对充分，这也是乡镇卫生院住院费用低的重要原因之一。医保定额限制了基层医疗机构服务供给，农村居民经济支付能力弱，乡镇卫生院在生存与发展的重压下，必须提高工作效率，降低住院成本，以实现满足农村居民的诊疗需求和增加医疗收入的双重目的。而城市居民经济支付能力强，因此，社区卫生服务中心控费的压力小于乡镇卫生院，服务效率相对低下。

四 建议与展望

（一）以政府为主导，注重多部门协同，鼓励基层首诊

基层医疗卫生机构是基本医疗和公共卫生服务的供给主体。资源配置的差异性、纵向医疗机构间的经济竞争、患者的自由择医、政策引导

等多种因素使基层医疗卫生机构逐渐弱化医疗服务，转向空间更大的公共卫生服务。因此，首先，政府要强化和引导基层机构准确定位，将工作重心由以公共卫生服务为主导的服务模式，向基本医疗服务、公共卫生服务并重模式转变，并通过落实和完善财政补偿、财政补助机制，确保服务工作落在实处。其次，政府主导，打破大中型医疗机构不合理的利益链条，限制扩张，并在区域卫生规划的指导下，明确医疗机构功能定位，避免抢占基层医疗卫生机构的医疗市场。最后，完善医保引导机制，整合各种医保体系，统一政策，从医疗保险角度建立完善基层首诊负责制和守门人制度，让医疗保险制度促进基层医疗卫生服务的发展。

（二）搭建结构合理、数量充足、品质优良的基层医疗卫生服务人才梯队

提升基层服务能力是实现基层首诊、推进分级诊疗的基础。基层专业卫生人力资源的数量、质量决定了提供医疗服务的能力和水平，其结构和分布则影响居民获取基本医疗卫生服务的公平性。因此，提升基层医疗服务能力的关键是人才的培养、规划和使用。首先，政府卫生部门结合基层医疗卫生机构人力资源和服务供给现状，根据基层医疗卫生机构功能定位，对全科医师、公共卫生医师、护士、药学服务人员等进行整体规划和布局，优化现有的人力资源结构，确保医疗服务和公共卫生服务同步供应和区域供给的均衡性。其次，以培训为抓手，开辟基层医疗卫生人才培养路径。政、院、校联动，通过全科医生规范化培训、在职人员转岗培训、继续教育、高校人才培养等多种培训手段，全方位培养基层专业型和专用型人才，促进数量与质量的全面提升。再次，完善岗位管理调控机制。明确岗位职责，将全科医师与公共卫生医师的职能区分开来，切勿用数量来填补专业空白，忽视人才的专业性和专用性。最后，建立激励策略和人才流动机制，促进高层次和紧缺专业人才流入和稳定，杜绝三级挖二级、二级挖基层的现象，减少基层优质人力资源的逆向流转。

（三）推进基层中医服务的发展

推动基层中医服务的发展。首先，制定中医补偿政策和适当提高中医药服务价格。引导基层机构重视中医药治疗慢病的优势，激励机构自主提供中医药服务，降低成本，增加收益。其次，通过完善基层中医药服务体制建设，加大基层中医药服务考核比重，制定有效的中医药人员激励机制、人员培训机制，促进中医药服务项目的开展。最后，借助中医医联体牵头单位的优势资源，下沉基层，帮助基层发展与推广符合自身特色的中医适宜技术，提高中医服务能力。在利益合理分配的情况下，通过上级机构特色中药制剂共享等方式，发挥中医服务对基层慢病的预防、管理与控制作用。

（四）同质化管理促进医疗服务均等化

降低医疗服务的差异性，首先要明确医疗资源分配的政府责任。分配医疗资源时要以居民的经济水平和健康状况为基础，并非城乡均等化投入，加大贫困人群、弱势群体的资源分配，做到物尽其用。其次，以政府为主导，打破所有制和隶属关系的分割，通过各行政区横向合作，借助区域医联体纵向整合的优势，破除不同举办主体的壁垒，均衡资源投放，加大对差额拨款机构、企业、高校和民营办医机构的投入，通过市场竞争的融入，助推资源均衡发展，确保医疗质量的同质化管理。再次，设定统一的疾病诊疗标准、规范，建立完整、精细的质量监控体系，以保障各行政区、医疗服务质量和安全。复次，通过专家共享、临床共享、教学共享，均衡、稳步提升各行政区、各举办主体临床医师医疗服务水平。最后，建立公众、社会组织、政府机构共同参与的多元化监督评价机制，拓宽民众利益的表达渠道，提高基本医疗服务信息透明度。通过多元监督主体参与基本医疗服务均等化的监督与评价，确保各行政区、各举办主体机构和各种财政拨款机构医疗服务供给的均衡与同质。

（五）加快医师多点执业进程，快速实现多元办医机构的人才补给

多点执业是指医师与各类医疗机构按照《劳动合同法》签订劳动合同，明确其执业及多点执业过程中双方的权利和义务，在两个以上医疗机构从事诊疗活动。新一轮医疗卫生体制改革启动以来，国家一直鼓励发展投资主体多元化、投资方式多样化的办医体制，积极促进多元办医格局的形成。由于综合实力薄弱，发展状况参差不齐，社会办医始终无

法与政府办医相抗衡。医疗市场的角逐，从根本上来说是人才资源的较量，目前社会办医发展面临的最大短板是高端人才的匮乏。加快医师多点执业的进程，可提高医疗资源的市场化水平，通过人才的流动，打破多元办医人才匮乏的壁垒，吸引更多患者进入基层首诊，提升多元化基层医疗卫生机构的医疗服务质量与整体实力。

第六章

我国基层医疗卫生机构
公共卫生工作评价

国家基本公共卫生服务项目①是为解决当前居民主要健康问题，向居民免费提供的最基本公共卫生服务，是我国公共卫生制度建设的重要部分。实行国家基本公共卫生服务项目是推动基本公共卫生服务均等化的重要内容，关系到全面建成小康社会的实现。基层医疗卫生机构作为居民基本公共卫生服务的主要提供方，承担着至关重要的任务。鉴于此，非常有必要对当前我国基层医疗卫生机构公共卫生工作进行评价，为今后基层公共卫生工作的有效开展提供依据。

本章从我国基本公共卫生服务的实施进展、基层医疗卫生机构公共卫生工作内容以及公共卫生工作所取得的成效三个方面对当前基层医疗卫生机构公共卫生工作现状进行描述，并探析当前基层公共卫生工作中存在的问题，结合现行政策的实施效果，对我国基层公共卫生工作的深入推进提出建议与展望。

一 我国基层医疗卫生机构公共卫生工作现状

(一) 国家基本公共卫生服务实施进展

2009 年，作为"新医改"的重要组成部分，国家正式启动基本公共卫生服务项目。项目开展的目的是解决城乡居民普遍存在的健康问题，

---

① 周静：《基层基本公共卫生服务项目管理模式探讨》，《中国初级卫生保健》2019 年第 33 卷第 9 期。

以儿童、孕产妇、老年人、慢性病患者等为重点人群，向居民免费提供最基本的公共卫生服务。至今，国家基本公共卫生项目已历经十个年头，其服务内容和内涵也随着我国卫生事业的快速发展变得愈加丰富。2019年9月，国家卫生健康委员会发布《关于做好2019年基本公共卫生服务项目工作的通知》（国卫基层发〔2019〕52号），明确了基本公共卫生的工作任务目标，按照《国家基本公共卫生服务规范（第三版）》，继续实施原基本公共卫生服务内容，并且新划入19项基本公共卫生服务相关工作。其中，地方病防治、职业病防治和重大疾病及危害因素监测3项工作为每年必须完成的工作，其余16项根据各地实际情况实施，且不限于基层医疗卫生机构开展。

当前，各地基层医疗卫生机构（包括社区卫生服务中心（站）、乡镇卫生院以及村卫生室等）所承担的公共卫生工作主要还是《国家基本公共卫生服务规范（第三版）》所规定的12项基本公共卫生服务，包括建立居民健康档案、健康教育、预防接种管理、0—6岁儿童健康管理、孕产妇保健管理、老年人保健管理、慢性病患者健康管理（高血压、糖尿病）、严重精神障碍患者管理、肺结核管理、传染病及突发公共卫生事件报告和处理、中医药保健管理、卫生计生监督协管。2017年，在原有工作内容的基础上又新增了免费提供避孕药具以及健康素养促进活动两项服务。

（二）基层医疗卫生机构公共卫生工作内容

1. 建立居民健康档案

居民健康档案是以居民健康信息为主要内容的系统化文件，所涵盖的信息内容十分广泛，包括居民基本信息、病史记录、体检情况、接转诊记录等，是医疗机构在为居民提供医疗保健服务过程中的记录。居民健康档案建立的工作内容包括资料收集、整理归档、更新维护等。目前，各省份基层医疗卫生机构都正在加紧开展社区居民健康档案的建设工作，利用现代信息技术，实现居民健康档案的电子化，并与医疗保障、妇幼保健、慢性病防控等工作相融合，以提高基本公共卫生工作的整体效率和服务质量。居民健康档案的建立是基层医疗卫生机构开展各项卫生保健工作的基础和重要依据，对提高基层卫生服务质量、调整健康管理模式，完善医务人员绩效考核体系均有着重要作用。

2. 健康教育

健康教育是国家基本公共卫生服务内容中极其重要的一项内容，是基层医疗卫生人员动员居民参与到自身健康管理、提高疾病防控意识以及帮助居民掌握卫生保健知识的重要手段，同时也是居民健康档案建立，尤其是慢性病档案管理的重要基础工作。健康教育是提升居民健康水平和健康素养的有效手段。通过信息传播和行为干预等方式，健康教育可以提升居民对于健康管理的主动性，树立科学合理的健康观念，养成良好的健康生活方式和生活习惯，最终在整体上提升我国居民的健康水平。当前基层医疗卫生机构开展健康教育的要点包括：第一，基层医疗卫生机构必须以患者为中心，有组织、有计划地开展健康教育活动，根据患者的特点和需求制定有针对性的健康教育内容，包括对患者家属的教育等。第二，通过健康教育服务网络，多部门联合开展健康教育，从而进一步扩大健康教育的影响范围。第三，强化基层医务人员的健康教育能力，通过实行统一化的健康教育技能培训，提升医务人员的健康教育水平。健康教育主要的手段包括：组织健康教育讲座如慢性病知识、营养食品安全等讲座，发放健康教育材料，在社区统一制作健康教育宣传专栏等。

3. 预防接种管理

预防接种是基本公共卫生服务工作中的重要组成部分，其目的是增强居民对常见疾病如破伤风、麻疹等的抵抗力，从而保护易感人群，是预防传染病发生和传播的最经济有效的手段之一。预防接种①必须按照国家制定的免疫接种规范，由专业的医务人员把疫苗注射到人体内。随着免疫接种工作的逐步推进、新疫苗的不断上市，预防接种工作的重要性和复杂性也日益凸显。因此，为保障疫苗接种过程的安全性，基层医疗卫生机构实行"三查七对"制度。"三查"指的是：第一，查询患者是否有接种证，如没有证明的话则不能进行接种；第二，对患者的健康情况进行问诊，看是否存在有过敏史等不适合接种的情况；第三，检查接种

---

① 丁建兵：《浅谈基层儿童预防接种工作中的问题与对策》，《大家健康（中旬版）》2017年第 11 卷第 8 期。

疫苗的状况、注射器外观、批号与有效期。"七对"指的是在接种前需仔细核对接种儿童的姓名、性别年龄，接种程序，接种剂量，疫苗有效期，注射方法以及注射部位。

4. 0—6 岁儿童健康管理

0—6 岁的儿童由于身体发育尚未完全，免疫力和抵抗力低下，容易出现各类健康问题，如生长发育迟缓、营养不良等。0—6 岁儿童健康管理的重要性不言而喻。儿童健康管理是指运用科学的方法，对儿童生长发育过程中的健康风险因素进行全面、多层次、连续动态的监测、评估与分析，从而为他们一生的健康奠定重要基础。[①] 基层医疗卫生机构根据儿童不同时期的生长发育特点，开展一系列儿童保健服务。同时，通过对儿童的健康体检和重点疾病筛查，做到早发现、早治疗、早预防。0—6 岁儿童健康管理的主要工作内容包括新生儿访视、新生儿满月健康管理、婴幼儿健康管理以及学龄前儿童健康管理等。

5. 孕产妇保健管理

孕产妇保健管理[②]是指从妊娠开始到产后 42 天，基层医疗卫生机构对孕产妇和胎婴儿进行定期检查、保健指导和追踪管理。孕产妇在妊娠期间易受到多种因素的影响而发生高危妊娠，若不能及时进行有效处理，极易造成孕妇及胎儿出现并发症，甚至死亡。孕产妇的孕前和孕期保健是降低孕产妇死亡和胎儿出生缺陷的重要措施。孕产妇的健康与出生人口素质和社会的和谐稳定均息息相关，《中华人民共和国母婴保健法》的孕期保健服务内容包括卫生、营养、心理、定期产前检查、高危孕妇和胎儿重点监护等。尤其是在 2016 年我国人口政策做出调整后，"二孩"政策的全面放开，各地孕产妇和新生儿数量日趋上升，为基层医疗卫生机构孕产妇保健管理工作带来了全新的挑战，也在一定程度上加重了基层医务人员的工作负担。[③]

---

① 赖乐琼：《社区 0—6 岁儿童健康管理模式探讨》，《母婴世界》2019 年第 1 期。

② 姚毅：《基层流动孕产妇保健管理难点与对策》，《母婴世界》2017 年第 8 期。

③ 段海霞：《全面"二胎"政策给基层妇幼保健工作带来的变化》，《中国保健营养》2018 年第 28 卷第 7 期。

6. 老年人健康管理

目前，我国人口老龄化进程日益加剧，60 岁及以上老年人口达 2.49 亿人，占总人口的 17.9%，① 如何为老年人提供优质的健康管理逐渐成为公共卫生服务的重中之重。随着年龄的增长，老年人普遍出现生理功能减退，代谢功能紊乱，免疫力低下，易患高血压、糖尿病等各种慢性疾病。老年人是健康服务利用的主要群体，开展老年人健康管理服务是应对老年人健康服务需求快速增长的重要策略，其目的在于早期发现疾病，早期开展治疗，预防疾病的发生发展，减少并发症，降低致残率及病死率。老年人健康管理的主要服务内容有如下几点：（1）对老年人生活方式和健康状况的评估。（2）每年进行一次全面的健康体检。（3）告知本人或其家属健康体检结果并进行有针对性的健康指导。（4）对体检中发现并确诊的原发性高血压、2 型糖尿病等患者纳入相应的慢性病患者健康管理。

7. 慢性病患者健康管理

罹患慢性病的人数日趋增加，并且呈年轻化趋势，我国现有高血压患者 2.7 亿人，糖尿病患者超过 9700 万人，糖尿病前期人群约 1.5 亿人。② 目前，慢性病患者健康管理内容主要涉及高血压和糖尿病患者，基层医疗机构承担着对居民进行筛选、体检、随访、干预等工作任务。高血压患者和 2 型糖尿病患者加入慢性病患者健康管理服务可以得到基层医生主动的、连续的服务；患者可在医生的专业指导下形成健康的生活方式和生活习惯，学会科学合理地使用降压、降血糖药物，将血压和血糖控制在理想范围，从而最大限度地减少高血压和糖尿病给患者带来的危害。

8. 严重精神障碍患者管理

严重精神疾病③是指临床表现为严重思维障碍，出现幻觉妄想、行为紊乱等精神症状，且社会功能和生活能力严重受损的疾病，主要包括精

---

① 数据来源：《健康中国行动（2019—2030 年）》。

② 同上。

③ 胡晓娟、王鹏飞、张静文：《浅谈基层医疗机构如何做好重性精神病患者随访管理工作》，《大家健康（中旬版）》2014 年第 12 期。

神分裂症、偏执性精神病、双相情感障碍等。近年来，重性精神疾病患病率逐年上升，同时精神病患者发病时常常发生自残、伤人毁物等不良行为，对社会公共秩序和居民人身安全造成严重威胁。随着国家基本公共卫生服务工作的顺利开展，重性精神疾病患者的管理工作也在逐步落实。基层医疗卫生机构主要的工作是：第一，协助精神卫生中心等上级单位，对居民进行精神疾病筛查；第二，对于维持期的重性精神疾病患者，为其建立一般居民健康档案，并进行定期随访；第三，根据患者的危险性对患者开展分类干预。

9. 肺结核患者管理

2015 年，国家基本公共卫生服务项目中新增了"结核病患者健康管理"服务一项，并明确规定由基层医疗卫生机构实行。我国每年约有 90 万例新发结核病患者，发病数位于全球第二。① 肺结核患者管理服务主要是由基层医疗卫生机构提供，对辖区内确诊的常住肺结核患者进行管理。基层医疗卫生机构负责的工作内容包括：肺结核患者居家治疗期间的督导管理、转诊、追踪肺结核或者疑似肺结核患者及有症状的密切接触者；并对辖区居民开展结核病防治知识宣传。肺结核患者服药依从性对于结核病的治疗起着至关重要的影响，由基层医生对患者进行督导服药。除了传统督导方式外，目前，也可以通过电话督导，或者在部分有条件的地区，采用视频督导的方式，患者每日上传自己的服药视频，便可获得一个星期的药物，避免了每天去医院拿药造成的不便。

10. 传染病及突发公共卫生事件报告和处理

突发公共卫生事件是指突然发生，造成或者可能造成社会公众健康严重损害的重大传染病疫情、群体性不明原因疾病、重大食物和职业中毒以及其他严重影响公众健康的事件。基层医疗卫生机构在传染病及突发公共卫生事件发生时主要起到协助作用，按照疾病预防与控制中心以及其他专业机构的指导，开展传染病疫情和突发公共卫生事件风险排查、收集和提供风险信息，参与风险评估和应急预案制（修）订。

11. 中医药保健管理

当前，绝大部分的基层医疗机构设置了中医科，提供针灸、推拿、

---

① 数据来源：《健康中国行动（2019—2030 年）》。

理疗、中医康复等服务项目。2017 年，基层医疗卫生机构中医诊疗量达到 85601.4 万人次，相较于 2010 年增长了 51.77%。①中医药适宜技术目前已经应用到儿童、老年人以及孕产妇等人群中，旨在为居民提供集中医健康监测、咨询评估、养生调理等于一体的高水平、便捷化的中医养生保健服务。对老年人的中医药服务方面，包括中医体质辨识和中医药保健指导。儿童中医药保健方面，主要是通过对家长进行儿童中医饮食调养、起居生活等指导，传授常用穴位按揉、摩腹、捏脊等中医保健方法，以改善儿童健康状况、促进儿童生长发育。在孕产妇治疗和用药方面，因为患者的特殊性，主要采用食疗以及外用穴位点按疗法进行治疗和保健。

12. 卫生计生监督协管

2011 年，卫生部发布了《国家基本公共卫生服务规范》，新增了卫生监督协管服务项目，在保障广大消费者身体健康、提高基层卫生计生监督水平中发挥了不可替代的作用。2017 年 2 月，第三版《卫生计生监督服务规范》出台，进一步明确了卫生计生监督协管的职责与要求卫生监督协管是指乡镇卫生院、村卫生室及社区卫生服务中心（站）等基层医疗卫生机构，协助区（县）卫生监督机构，在辖区内依法开展食品安全信息报告、职业卫生咨询指导、饮用水卫生安全、学校卫生、非法行医和非法采供血信息反馈报告等工作，并接受卫生监督机构的业务指导。

13. 为居民提供避孕药具

2017 年，免费提供避孕药具被正式列入 14 项国家基本公共卫生服务之一。各地纷纷出台相应政策，免费为有需要的居民发放避孕药具，避孕药具包括避孕药、避孕套以及宫内节育器等，以避免性疾病的发生与传播，满足育龄居民的避孕节育、优生优育、生殖健康需求。随着我国城镇化发展不断深入，社会人口出现越来越多的新变化，这导致基层避孕药具管理与发放工作呈现不同态势。目前，我国城镇化发展后，我国的流动人口也随之出现增加，城镇化人口增长至 2.6 亿人，且处于青壮年的生育旺盛期，此时流动人口在日常避孕工作中的难度加大，且由于流动人口的婚姻生育状况无法得到有效掌握，避孕工作的形势更加

①　数据来源：《中国卫生健康统计年鉴 2018》。

严峻。

14. 健康素养促进活动

健康素养促进在 2017 年才被纳入国家基本公共卫生服务当中，是指个人与其家庭、社区和国家一起采取措施、鼓励健康的行为，增强人们改进和处理自身健康问题的能力。相较于健康教育仅仅是针对患者，健康素养促进更是进一步对基层医疗卫生机构提出要求，各地均在建设健康促进性医疗机构如戒烟门诊。同时，结合基本公共卫生服务健康教育项目，针对重点地区、重点人群、重点疾病，创新工作渠道和形式，加强媒体合作，开展健康科普进学校、进家庭等活动，持续开展健康科普活动。

（三）基层医疗卫生机构公共卫生工作的成效

基本公共卫生服务项目开展以来，基层医疗卫生机构作为主要的提供者，创造的社会、经济效益是巨大的，为居民带来的健康红利是明显的。（1）城乡居民健康水平的两极分化逐步缩小。基本公共卫生服务的开展对经济收入较低的人群尤为有利。研究显示，其在降低农村居民卫生服务利用不平等方面的贡献程度为 25.5%。[①]（2）各地居民健康档案建设工作稳步开展。不论是在城市还是农村，各地均已初步建立符合基层管理需求的居民健康档案建设管理制度。同时，健康档案的信息化工作也在逐步推进。（3）重点人群的健康水平显著提升。2018 年，我国孕产妇死亡率为 18.3/10 万人，相较于 2010 年下降了 13.6/10 万人，[②] 婴儿死亡率为 6.1‰，5 岁以下儿童死亡率为 8.4‰，相较于 2010 年分别下降了 7.00 个千分点和 8.00 个千分点[③]。此外，高血压、糖尿病患者的管理效果显著，研究显示，接受过基层医务人员指导的患者与没有接受的相比，血压和血糖控制率分别提高了 3.13 个百分点和 5.48 个百分点。（4）结核病防治成效显著。2018 年，我国结核病发病人数为 823342 人，相较

---

① 苗艳青、张志坚、王学渊：《国家基本公卫服务走过十年》，《中国卫生》2019 年第 3 期。

② 数据来源：《2018 年我国卫生健康事业统计公报》。

③ 数据来源：《中国卫生健康统计年鉴 2018》。

于 2017 年有所减少。活动性肺结核以及新涂阳肺结核患者系统管理率、治愈率、完成治疗率均有不同程度的提高。（5）中医药服务工作稳步推进。随着基本公共卫生服务项目的推进，我国提供中医药保健服务的基层医疗卫生机构占同类机构的比例逐年上升。2018 年，提供中医药保健服务的社区卫生服务中心占同类机构的 98.5%，社区卫生服务站占 87.2%，乡镇卫生院占 97.0%，村卫生室占 69.0%，相较于上年比重均有所上升。（6）基本公共卫生服务内涵不断拓展。项目开展十年来，基层医疗卫生机构所提供的基本公共卫生服务内容随着社会经济水平的发展在不断拓展与深化。在今后的工作中，地方病防治、职业病防治等公共卫生服务新内容势必将与基层公共卫生工作进一步整合。

二 我国基层医疗卫生机构公共卫生工作中存在的问题

（一）居民健康档案建立存在的问题

第一，居民健康档案建立过程中缺少规范化的管理制度和监管措施。基层医疗卫生机构在开展建档工作时，由于缺少完善的工作流程和法律法规作为支撑，难以保障档案内容的真实性和完整性。目前，档案管理多是按行政区域划分，但在那些流动人口聚集的社区、乡镇，健康档案的记录追踪工作难以落实，破坏了健康档案应当具有的动态性和流动性。① 第二，资金落实不到位。尤其是在经济发展较为落后的农村地区，由于资金有限，很多基层医疗卫生机构中没有设置档案室，也缺少专门的档案管理人员。第三，当前基层医疗卫生机构在健康档案的宣传工作中仍有提升空间，部分居民担心健康档案可能会泄露个人信息，这极大地阻碍了建档工作的开展。第四，居民健康档案的利用率较低，信息化工作仍然有待进一步推进。健康档案在建立完成后，很少有基层医疗卫生机构对其进行利用，对居民健康的指导性作用依旧较弱，居民未能从健康档案中感受到切实的效益。此外，部分社区是纸质档案与电子档案并存，这也在一定程度上阻碍了健康档案的充分利用和信息共享。

---

① 于海峰：《浅析建立居民健康档案存在的问题与对策》，《消费导刊》2019 年第 29 期。

（二）健康教育中存在的问题

第一，健康教育专门人员紧缺，素质水平有待提升。基层医疗机构中专门从事健康教育的人才极为匮乏。进行健康教育工作的人员常常是由机构中的医务人员临时抽调或兼职，为居民提供有针对性的、高质量的健康教育服务只能成为空谈。第二，政府重视程度不足，缺少领导层面对健康教育工作的支持。因此，基层医疗卫生机构在开展健康教育活动时往往没有足够的人力、物力以及财力支持，这极大地降低了工作的开展效果。第三，未形成健康教育的规范化管理机制。主要表现在各基层医疗卫生机构中，往往未设置专门的健康教育部门，在开展健康教育活动时率性而为，缺乏规范化工作指南，相关工作目标和任务难以有效完成和落实。

（三）预防接种中存在的问题

第一，基层预防接种门诊设置不规范。如基层预防接种门诊用房不符合规定，条件简陋，无法做到询诊、登记、接种、留观室相对分开。门诊所配备的专业医务人员也存在不足，且技术水平有待提高。第二，疫苗管理存在较大漏洞。在疫苗运输途中由于冷藏或工作人员疫苗安全意识低下等原因，疫苗损坏或外流的情况时有发生。另外，基层医疗卫生机构中的疫苗储存设备较为老旧，一旦出现停电等情况，就无法及时转移疫苗。疫苗一旦损坏或污染，接种效果会极大地降低。第三，疫苗接种流程不规范，缺少相应的监督机制。在疫苗接种过程中，部分医务人员由于贪图省事，没有完全按照"三查""七对"的要求执行，这极大地增加了接种事故发生的风险。[①] 第四，流动人口儿童疫苗接种存在难点。尤其是近年来，随着社会经济的发展，我国的流动人口迅速增加，存在来源广、流动性强等特点，导致流动儿童的预防接种工作存在难发现、难管理的情况。[②]

---

① 刘丽：《基层预防接种工作存在的问题分析及管理措施》，《大家健康》（学术版）2015年第9期。

② 张青：《浅谈基层儿童预防接种工作面临的问题及对策》，《医药前沿》2015年第15期。

（四）重点人群健康管理中存在的问题

儿童健康管理方面：我国儿童健康管理师缺口较大，健康管理师的培训、考核、管理等方面有待进一步加强。当前0—6岁儿童健康管理工作中存在体检模式单一、儿童保健经费投入不足、保健队伍不稳定、儿童保健人员兼职现象突出，部分儿童保健医生责任心不强，人员业务素质偏低等问题。因此，对于0—6岁儿童健康管理急需有责任心和技术水平过关的全科医生。

孕产妇保健方面：流动孕产妇管理是一大难点。产期保健知识宣传力度不够，孕产期保健知识知晓率低，由于外来孕产妇的流动性较大，其通常不会主动办理暂住证，在一定程度上加大了对这些人员信息进行收集和掌握的难度。部门之间的协作不够，如果仅仅依靠基层医疗卫生机构，很难摸清流动孕产妇数量，导致流动孕产妇管理困难。孕产妇保健工作的重点是降低孕产妇死亡率和儿童死亡率，其难点在于农村，农村孕产妇健康管理的质量高低直接关系到孕产妇死亡率和围产儿死亡率的高低。①

老年人健康管理重难点是对农村老年人的健康管理。在农村地区，村医是当地基本公共卫生服务的主要提供者。但当前村医的业务能力普遍不高、服务意识低下，加上农村基层医疗卫生机构的设备设施不完善、药物不齐全，导致老年人健康管理服务存在不规范的情况，由此加剧了居民对基本公共卫生服务的不信任感。另外，在老年健康体检过程中，由于人数众多，无法对老年人进行耐心细致的健康指导，医务人员在老年人健康指导上多有缺失。

（五）慢性疾病管理中存在的问题

第一，医务人员配备不足。研究显示，基层义务人员中进行高血压和糖尿病患者管理的全职工作人员所占比例呈下降趋势，而兼职比例有

---

① 姬淑红、张彩娜：《基本公共卫生服务项目重点人群管理之老年人与孕产妇健康管理》，《现代养生（下半月版）》2018 年第 10 期。

所上升，难以满足日益增长的慢性病管理需求。① 第二，在慢性疾病的筛查和登记工作方面存在漏洞，在患者就诊时发现较少，建档质量不高，无法保证患者定期测量血压和血糖。第三，健康教育力度不够，内容单一，对患者的吸引力不够。健康教育的主要方式是发放慢性病防治手册，开展健康知识讲座。但部分机构仅在特殊的活动日进行宣传，手册和讲座的内容过于专业和枯燥，无法贴合居民的实际需要，对其没有现实的指导意义。第四，规范化管理不足。对患者的随访和评估往往没有及时进行，患者对用药指导的依从性不高。第五，慢性病高危人群的干预和管理工作存在不足。机构日常工作仅重视患者中的部分，却不注重对普通人群中风险人群的筛查。②

（六）重性精神病患者管理上存在的问题

当前精神病患者管理过程中存在诸多问题。第一，管理知识比较缺乏。许多基层医务人员缺少相应的精神病管理知识，仅在上岗前进行过几次相关培训。但培训的时间很短，并且内容较为陈旧，与当前精神病管理的实际情况脱节，难以应用于实践操作。第二，患者管理过程不规范。许多管理人员对筛查出来的精神病患者仅予以简单建档管理，且档案存在重复、缺项等问题。第三，患者分类干预措施不规范。由于缺乏对精神病患者的深入了解和指导，对患者目前服药、生活功能、发作情况等掌握得不全面，从而导致一部分从专科医院出院的患者进入社区后治疗不到一年因服药不规范等再次入院。第四，基层医疗机构缺少专门的人才与设备对患者进行恰当的诊治③，在农村地区更为明显，因而造成精神病患者的管理情况愈加恶化。第五，精神病患者管理中缺乏"大卫生观"。由于重性精神病患者存在危险，因此，需要公安等多部门的参与配合，确保医务人员的人身安全。

① 朱晓磊、张晓畅、甫尔哈提·吾守尔等：《2012 和 2015 年中国 8 省基层医务人员慢性病管理工作情况》，《中国慢性病预防与控制》2019 年第 3 期。
② 马占昶：《基层医疗机构慢性病健康管理及分类干预探讨》，《健康养生》2019 年第 9 期。
③ 顾伟峰：《基层重性精神病管理问题分析与对策》，《中国乡村医药》2015 年第 18 期。

（七）肺结核患者管理上存在的问题

基层医疗卫生机构对肺结核患者的管理主要体现在对于他们的服药情况进行督导。但是肺结核患者漏服药情况较为严重，虽然，目前的新兴技术手段在一定程度上促进了医生的督导工作，但并不能完全保证患者按时按量服药。在经济落后的农村地区，对患者的服药监管手段更是匮乏，难以追踪患者的服药情况。目前，肺结核患者管理上存在以下几方面问题。第一，患者需要每天去当地的基层医疗卫生机构拿药，在某些偏远地区，卫生服务可及性不高，对患者造成极大不便。第二，目前的监督系统仅仅能起到一个辅助作用，有些患者利用系统漏洞，通过上传旧视频，以获得一个星期的药量。第三，免费治疗政策落实不到位。个别医生对归口管理的政策及重要性认识不够，对国家免费药品认识上存在一定误区，因此，部分病人使用散装自费药品，为病人追踪、治疗管理工作带来一定的困难。

（八）中医药保健上存在的问题

目前，各基层医疗卫生机构均开设了中医药保健服务，中医药适宜技术的实践取得一定成效，但中医药保健服务仍存在一些问题。第一，在政策层面上，按照当前的医保政策，政府对中医药适宜技术的研究开发和推广应用的投入力度还不够，补偿资金不到位，配套政策缺失。第二，中医药保健服务适宜技术的收费标准低、经济效益不高，导致基层医务人员不愿意使用中医药适宜技术。第三，基层医疗卫生机构难以吸引和留住中医药的专业人才，人才流失较为严重。第四，中医药适宜技术存在较大的主观性和不确定性[1]，其推广和普及仍存在一定难度。第五，中医药服务范围受限，设施设备不完善。基层开展中医药治疗服务只能停留在常见疾病的中药处方及针灸等治疗上。[2]

---

[1]　谢君、梁元、娄勋等：《肇庆市基层医生中医药适宜技术培训项目效果评价》，《医药前沿》2019 年第 9 期。

[2]　朱雯、余元东：《探索基层中医药服务现状及推广对策》，《中国乡村医药》2019 年第 3 期。

（九）卫生计生监督协管工作中存在的问题

第一，卫生计生监督协管统一划在基本公共卫生项目经费中，没有专门经费，因此，各基层医疗卫生机构在监督协管费用的使用上，难以保障投入均衡，导致协管工作经费不足。第二，卫生计生监督办公设施设备缺乏，影响正常的工作开展。第三，协管项目经费直接由区财政部门统一划拨给各社区卫生服务中心，与年度目标考核奖惩经费不挂钩，工作成果好坏无法体现差异。第四，管理体系混乱，职责不清。卫生计生监督协管人员大多来自基层医疗卫生机构，大多是兼职人员，其责任心不强，能力也有限，因此，诸多工作流于形式，加之人员配备不足，日常巡查、巡访工作难以顺利开展。工作过程中的规范性和执行性上较差，难以完全按照《卫生计生监督协管服务规范》规定的要求开展协管服务工作。①

三　对我国基层医疗卫生机构公共卫生工作的建议与展望

（一）规范居民健康档案管理，提高电子健康档案利用率

规范居民健康档案的日常管理制度，形成一套标准化的、行之有效的管理体系，以保证档案保存、归类、借阅以及销毁等工作不出现纰漏。明确相关人员的管理职责，从制度层面严加约束，强化交接工作，以保障健康档案的完整性和连续性。与此同时，在硬件方面也应加大投入②，通过专业化的设备对居民健康档案进行收集、整理和归档，实现健康档案的一体化管理，对档案信息进行及时的更新，从而提高档案的利用率。

另外，逐步推进电子健康档案向个人开发。在保障个人信息安全的前提下，优化电子档案开发的方式和形式，进一步明确开放内容。借助"互联网＋"技术，将电子档案与其他网络平台进行整合，例如，开发在

---

① 陈雷、曹红艳、施飞：《江苏省南通市开发区卫生计生监督协管服务现状与对策分析》，《中国卫生监督杂志》2018 年第 2 期。

② 张露文：《加强基层医院居民健康档案管理探讨》，《卷宗》2019 年第 25 期。

线健康评估、用药指导等，提高电子档案的利用率，充分发挥其健康指导作用，切实让居民从中感受到益处，这也能有效推动居民健康档案宣传工作的开展，提高信息的真实性和完整性。同时，对于基层医疗卫生机构中的医务人员运用电子健康档案为居民提供线上服务的工作量进行合理量化，并根据工作量大小给予一定的绩效奖励。

（二）落实健康教育实践，推动健康素养提升活动

基本公共卫生工作中对重点人群实行健康管理制度，是对重点人群中个体或某部分群体的健康进行全面监测、分析、评估、提供健康咨询和指导以及对健康危险进行干预的全过程，其目的是调动个体和群体乃至整个社会的积极性，有效利用有限的资源达到最大的健康效果。建立具有专业化的、高水平的健康教育团队，以基层医护人员为骨干，推行家庭医生签约制度和网格化管理，形成一套规范化的健康教育工作流程，并实时掌握辖区内居民的健康动态变化。同时，运用互联网等新兴媒体平台，譬如微信公众号、App 软件、微博平台等，发布平衡膳食、慢性病防控知识等与居民健康息息相关的信息，发布内容应当注意实用性和准确性，为居民带来切实的指导。[1]

（三）提高流动儿童接种率，完善接种门诊设施建设

预防接种工作中，流动人口的接种工作是一大难点，因此，基层医疗卫生机构要主动与人口管理部门、居（村）委会、街道等单位进行协调沟通，形成多层次的网格化管理模式。建议每半年开展一次入户调查，到流动人口聚集地、出租屋等地，实地考察流动儿童情况，督促其进行主动接种。同时，开展查漏补种，以提高流动儿童的接种率，保障其生命健康。

科学合理地设置预防接种门诊[2]，做到房屋专用，环境整洁通透，每个门诊至少设立问诊筛查、登记、接种、留观四个房间，并相对分开，每个门诊应当配备足够的医务人员。有条件的地方还可以设置数字化接

---

[1]　葛成栋：《浅谈基层医疗机构健康教育工作的开展》，《健康大视野》2019 年第 15 期。

[2]　张青：《浅谈基层儿童预防接种工作面临的问题及对策》，《医药前沿》2015 年第 15 期。

种门诊①，将候诊、预诊、留观等就医流程进行整合，避免门诊环境的杂乱无章，能够大大提高居民的接种满意度。另外，基层医疗卫生机构应当完善冷链系统，配备足够的冰箱和冷藏包，保障疫苗运输过程的安全性和储存质量。此外，还应建立疫苗的应急保护措施，当发生停电等突发情况时，能够避免疫苗因储存不当而损坏，最大限度地保证儿童预防接种的效果。

（四）落实儿童、孕产妇以及老年人等重点人群健康管理

0—6 岁儿童健康管理方面：0—6 岁儿童的健康管理方案要有别于其他阶段的健康管理方案，各地区更应根据当地儿童的实际情况，制定有针对性的儿童健康管理方案。同时要注重儿童健康管理的综合性，在疫苗接种时进行体测、实验室检查等各类检查。有条件的基层医疗卫生机构，可增设儿童健康管理设备，尤其是一些无创性的检查设备，引进国际先进的评估工具，提高机构的服务能力。同时，为应对当前儿童近视率和肥胖率逐年升高的现状，各基层医疗机构应当开展 0—6 岁儿童眼保健和视力检查等相关工作，并积极开展儿童肥胖防控。

孕产妇健康管理方面：基层医务人员要重视孕前及孕期健康教育、产前咨询以及产前诊断，从而降低高危妊娠发生率。建立健全孕产妇分类标准，对孕产妇进行分类管理。对于流动孕产妇，要健全妇幼保健三级网络，实现各个部门间的协调合作，对不同工作内容与责任进行细化并层层落实，进而完善流动孕产妇的健康管理工作。②

老年人健康管理方面：各基层医疗卫生机构应当根据当前健康形势，探索新型老年人健康管理模式。我国空巢老人数量不断增加③，养老问题也更加凸显，"医养结合"被越来越多地提及与关注。基层医疗机构可根据自身实际情况，为有需要的老年人尤其是失能老人提供健康上门服务或开设养老病房，将医疗保健与养老进行深度融合。另外，形成以健康

①　刘美燕、陈少冰、周俭：《数字化预防接种门诊对基层儿童免疫不良反应信息管理质量影响研究》，《护理实践与研究》2016 年第 13 卷第 18 期。

②　姚毅：《基层流动孕产妇保健管理难点与对策》，《母婴世界》2017 年第 8 期。

③　赵怀娟：《城市失能老人机构照护需要及需要满足研究——以南京市调查为例》，《中国卫生事业管理》2013 年第 30 卷第 4 期。

教育为核心的健康促进与保健服务相结合的基层综合卫生服务模式，改善老年人的生活、饮食以及运动习惯，降低老年人群的慢性病发病风险。

（五）增加慢性病管理专职人员比例，推进患者干预与随访工作

增加基层医疗卫生机构慢性病管理的专职人员比例，减轻基层医务人员的职业负担，提高医务人员的职业素养是慢性病防控工作的根本。慢性病管理工作也应当强化对居民生活和饮食习惯的指导。因此，机构应当组织医务人员参加统一的慢性病防控培训，学习如何对居民生活方式进行指导和帮助，为进一步开展慢性病患者的干预工作打下坚实的基础。对慢性病患者进行管理和干预时，应当注意手段方式的多样化，同时在讲解慢性病防控知识时，要保证内容的生动有趣，可适时运用视频、图片等进行辅助讲解，提高患者的听讲兴趣。随访过程中，基层慢性病管理应当通过有效的健康教育，逐步提升患者的疾病自我检测能力，例如教会他们测量血糖和血压。此外，在做好慢性病患者管理的同时，也不应忽视对一般居民以及高危人群的健康教育和行为干预。

（六）精神病管理融入大卫生观，形成多方协同联动机制

重性精神病患者管理的任务主要落在基层社区。在重性精神病患者管理过程中，各部门单位应当意识到仅仅依靠基层医疗卫生机构是不够的，应当融入"大卫生观"，构建多部门单位协同联动机制，建立健全政府主导、部门协同、社会参与、家庭配合的服务体系。① 在重性精神病患者管理中，基层医疗卫生机构主要承担患者发现、维持期治疗、长期随访管理等任务。根据精神病患者病情的严重程度进行分类管理。对那些病情稳定的患者，继续沿用上级医院的治疗方案，并按时随访。对病情不稳定的患者进行观察，调整治疗方案，若随后病情趋于稳定，则维持当前的治疗方案，若病情恶化，则应将患者转诊到上级医院。在每次随访过程中，医务人员应当注意，对病人家属进行健康教育，就精神卫生和家庭支持等方面进行指导沟通。此外，定期组织开展健康教育讲座，

---

① 周艳霞：《重性精神病社区防治状况及社区康复管理模式初探》，《医学信息》2014 年第22 期。

提高社会对精神病患者的支持与理解，以帮助精神病患者日后更好地融入社会。同时，定期与机构所在街道、派出所、居（村）委会等相关单位的负责人互通患者管理情况，协商相关事宜。

（七）创新多样化服药督导手段，加强肺结核减免政策认知

对于肺结核患者来说，按时按量服药对疾病的治愈起着至关重要的作用。因此，为方便患者取药，部分地区开发了视频督导系统，但在实际使用中仍存在问题。因此，应当继续开发更为智能的视频督导系统，识别视频拍摄日期，保证患者服药的真实性。对于经济较为落后的地区，除了电话督导、上门督导外，还可探索基层医务人员与患者家属联合督导的方式，尤其是在交通不便的农村，这种方式不仅方便了患者，也极大地减轻了医务人员的负担。另外，关于结核病治疗的减免政策，不论是患者还是医务人员都存在偏差。因此，医务人员自身应当深入掌握结核病相关政策，并传递给患者正确的认知，提高患者的治疗依从性。

（八）推广中医药保健服务，制定成熟有效的治疗流程

当前基层医疗机构的中医药保健服务仍有待进一步推广。第一，想要增强患者接受中医药保健服务的意愿势必要拓宽服务的内容与范围，同时加强对中医药保健服务的宣传，提高患者的接受度。第二，政府加大对基层医疗卫生机构中医药保健的投入，购置相应的硬件设备，培训医务人员掌握相应技能。同时进一步开发具有中医传统特色的适宜技术，探索建立中医药适宜技术开展的长效机制。第三，形成一套成熟有效的治疗流程。尽可能降低中医药适宜技术的主观性和不确定性，从而提升居民的信任感，也有助于中医药保健服务在基层的推广。第四，在保障患者利益的前提下，适当提高中医药适宜技术治疗的经济收益，形成对医务人员的激励，吸引更多中医药人才下沉到基层。

（九）规范传染病与突发公共卫生事件报告及卫生监督协管工作

传染病和突发公共卫生事件均会对居民的生命安全产生严重威胁，若不加以控制，容易引发群众恐慌。基层医疗卫生机构应当协助上级疾病防控部门，做好传染病和突发公共卫生事件的报告和处理工作。进一

步健全机构内传染病和突发公共卫生事件的报告处理制度，做好相关人员的专业知识和技能培训，规范填写并留存《传染病报告卡》和《突发公共卫生事件报告卡》。卫生监督协管工作的有效开展，需要各级基层医疗卫生机构做好相应的制度建设，在厘清管理机制和责任范围的同时，对卫生监督协管的项目经费进行合理配置。

（十）应对公共卫生新挑战，共赴基层卫生工作新征程

结合当前我国医疗卫生事业新形势，国家在原有基本公共卫生服务项目的基础上又新增了 19 项内容，基层医疗卫生机构在今后将面临公共卫生工作所带来的全新挑战。目前来看，尽管这些工作并非都由基层医疗卫生机构主导，但基层医疗卫生机构始终是我国农村医疗卫生服务体系的重要组成部分，如何在完善原有公共卫生服务工作的基础上将这些新的工作内容有效落实和稳步推进，是各基层医疗卫生机构亟须思考和探索的问题。

第七章

我国基层医疗卫生机构
人力资源状况分析

　　2009 年 3 月，中共中央、国务院印发了《关于深化医药卫生体制改革的意见》，按照党的十七大精神，建立中国特色医药卫生体制，逐步实现人人享有基本医疗卫生服务的目标，提高全民健康水平；2015 年 9 月国务院办公厅发布了《关于推进分级诊疗制度建设的指导意见》，其中指出要以强基层为重点完善分级诊疗服务体系；2016 年 12 月，《"十三五"深化医药卫生体制改革规划》指出要把基层的人才队伍建设作为重点，提高全国基层医疗卫生服务能力。

　　到 2019 年国务院印发《深化医药卫生体制改革 2019 年重点工作任务》，新一轮医改已经经历了 10 年，建立起基本覆盖城乡居民的基本医疗卫生制度。随着分级诊疗制度的强化，以"基层首诊、双向转诊、急慢分治、上下联动"为核心的分级诊疗政策，由患者疾病的轻、重、缓、急进行分级治疗的理念，进一步促进了全国基层医疗卫生机构的发展。基层医疗卫生机构的人力资源状况是基层医疗卫生机构发展的基础和保障，直接影响着基层医疗卫生机构的诊治效果和服务水平。基层医疗卫生机构主要包括社区卫生服务中心（站）、乡镇卫生院与村卫生室，通过分析我国基层医疗卫生机构人力资源状况，总结我国基层医疗卫生机构发展所取得的成效以及存在的问题，根据我国的现实情况提出合理的建议，以促进基层医疗卫生机构更合理有效地发展。

一 我国基层医疗卫生机构人力资源的状况和变化趋势

（一）我国基层医疗卫生机构人力资源的总体状况及变化趋势

1. 我国基层医疗卫生机构人力资源的总体规模和变化趋势

分析 2016—2018 年我国基层医疗卫生机构人员总数，2016—2018 年分别为 3682561 人、3826234 人、3964744 人，2018 年相比于 2016 年增加了 282183 人，年平均增长率为 3.76%；卫生技术人员数由 2016 年的 2354430 人，增长到 2018 年的 2682983 人，年平均增长率为 6.75%，其中基层医疗卫生机构的注册护士年平均增长率最高达到 10.68%；执业（助理）医师人员数年平均增长率为 6.74%；药师（士）和技师（士）人员数年平均增长率分别为 3.13% 和 6.62%。除部分其他人员，我国基层医疗卫生机构的卫生人员数基本呈增长趋势，规模不断扩大，这说明近年来深化卫生体制改革，我国基层医疗卫生服务还在不断发展，人才队伍不断壮大（见表 7-1 与图 7-1）。

表 7-1　　　2016—2018 年我国基层医疗卫生机构人员数　（单位：人）

年份	2016 年	2017 年	2018 年	平均增长速度（%）
人员总数	3682561	3826234	3964744	3.76
卫生技术人员	2354430	2505174	2682983	6.75
其中：执业（助理）医师	1145408	1213607	1305108	6.74
注册护士	695781	769206	852377	10.68
药师（士）	138060	142482	146827	3.13
技师（士）	92884	99307	105590	6.62
其他	282297	280572	273081	-1.65

资料来源：《中国卫生与计划生育统计年鉴 2017》《中国卫生健康统计年鉴 2019》。

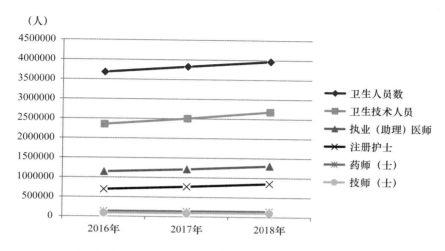

图7-1 2016—2018年我国基层医疗卫生机构各类卫生
人员数量变化趋势

资料来源：《中国卫生与计划生育统计年鉴2017》《中国卫生健康统计年鉴2019》。

目前我国大部分全科医生在基层医疗卫生机构，如表7-2所示。2016—2018年社区卫生服务中心（站）全科医生为78337人、83933人、95603人，2018年相比于2016年增长了17266人，年平均增长率为10.52%；乡镇卫生院全科医生人数分别为92791人、110900人、134538人，2018年相比于2016年增长了41747人，年平均增长率为20.42%；近年来，基层全科医生的人数增长较快，特别是乡镇卫生院。基层医疗卫生机构注册为全科医学专业的人数近几年也大幅增加，2018年乡镇卫生院注册为全科医学专业的人数是2016年的2.09倍。据《中国卫生健康统计年鉴2019》，2018年每万人口全科医生数为2.22人，相较于2016年的1.51人（《中国卫生健康统计年鉴2017》），居民可以更好地获得基层医疗卫生服务机构全科医生提供的服务。

2. 我国各地区基层医疗卫生机构人力资源配置的差异性分析

2018年我国东、中、西部地区的基层医疗卫生机构卫生技术人员数分别为1209592人、731134人、742257人，东部地区是中部地区的1.65倍，是西部地区的1.63倍。但由于各地区人口数量不同，因此分析了各地区每千人口基层医疗卫生机构卫生技术人员数,分别为 2.08 人、1.68 人、1.96 人,由此可见,东、中、西部地区每千人口卫生技术人员配置上差距较大,东部高于中部和西部地区。在卫生技术人员中重点分析每千人口执业(助理)医师数和每千人口注册护士数,东、中、西部地区每千人口执业(助理)医师数分别为 1.05 人、0.86 人、0.85 人,中部和西部地区每千人口执业(助理)医师人数不满 1 人;东、中、西部地区每千人口注册护士数分别为 0.67 人、0.51 人、0.63 人,基层医疗卫生机构中,执业(助理)医师和注册护士人数总体较缺乏、各地区间差异较大。

表 7-2　　2016—2018 年我国全科医生数及其不同医疗卫生机构的分布情况(人)

医疗机构	合计			注册为全科医学专业的人数			取得全科医生培训合格证的人数		
	2016 年	2017 年	2018 年	2016 年	2017 年	2018 年	2016 年	2017 年	2018 年
医院	34654	49400	51071	9517	11223	20966	25137	38177	30105
社区卫生服务中心(站)	78337	83933	95603	36513	41327	56506	41824	42606	39097
乡镇卫生院	92791	110900	134538	30718	41181	64117	62073	69719	70421
总计	209083	252717	308740	77631	96235	156800	131452	156482	151940

资料来源:《中国卫生健康统计年鉴 2019》。

具体分析各个省(直辖市)的差异,可以发现北京市、浙江省和江苏省的每千人口基层医疗机构卫生技术人员数量排在前列,超过东部地区的总体每千人口卫生技术人员数量;江西省、安徽省和黑龙江省的每千人口基层医疗卫生机构卫生技术人员数量较少(具体见表 7-3)。

表 7 - 3 　　　**2018 年我国各地区基层医疗卫生机构人员数比较分析** 　（单位：人）

地区	卫生技术人员	执业（助理）医师	注册护士	人口数（万人）	每千人口卫生技术人员数	每千人口执业（助理）医师数	每千人口注册护士数
东部	1209592	608534	391485	58109	2.08	1.05	0.67
中部	731134	374974	221860	43588	1.68	0.86	0.51
西部	742257	321600	239032	37956	1.96	0.85	0.63
北京	60669	29690	20135	2154	2.82	1.38	0.93
天津	24082	12866	6563	1560	1.54	0.82	0.42
河北	128318	80929	27348	7556	1.70	1.07	0.36
山西	62500	35071	18420	3718	1.68	0.94	0.50
内蒙古	49893	25569	14010	2534	1.97	1.01	0.55
辽宁	69252	35596	23548	4359	1.59	0.82	0.54
吉林	52697	27728	15856	2704	1.95	1.03	0.59
黑龙江	52086	26315	14107	3773	1.38	0.70	0.37
上海	50889	23796	19174	2424	2.10	0.98	0.79
江苏	193521	97268	65182	8051	2.40	1.21	0.81
浙江	147919	76159	43472	5737	2.58	1.33	0.76
安徽	89858	46113	28284	6324	1.42	0.73	0.45
福建	74877	35587	26189	3941	1.90	0.90	0.66
江西	66640	30081	21086	4648	1.43	0.65	0.45
山东	212906	104967	69843	10047	2.12	1.04	0.70
河南	158885	82527	44595	9605	1.65	0.86	0.46
湖北	124590	57592	46225	5917	2.11	0.97	0.78
湖南	123878	69547	33287	6899	1.80	1.01	0.48
广东	223474	104116	82299	11346	1.97	0.92	0.73
广西	105997	40995	35126	4926	2.15	0.83	0.71
海南	18685	7560	7732	934	2.00	0.81	0.83
重庆	63751	30675	21133	3102	2.06	0.99	0.68
四川	170773	80389	54439	8341	2.05	0.96	0.65
贵州	66533	26174	21837	3600	1.85	0.73	0.61
云南	81005	32928	29401	4830	1.68	0.68	0.61
西藏	5502	2586	1315	344	1.60	0.75	0.38

地区	卫生技术人员	执业（助理）医师	注册护士	人口数（万人）	每千人口卫生技术人员数	每千人口执业（助理）医师数	每千人口注册护士数
陕西	83013	31820	24312	3864	2.15	0.82	0.63
甘肃	48426	20813	15713	2637	1.84	0.79	0.60
青海	10657	5017	2838	603	1.77	0.83	0.47
宁夏	12350	5692	4050	688	1.80	0.83	0.59
新疆	44357	18942	14858	2487	1.78	0.76	0.60

资料来源：《中国卫生健康统计年鉴2019》。

全科医生执行全科医疗的卫生服务，是健康管理综合服务的主要提供者，是居民健康的"守门人"。建立全科医生制度，对提高基层医疗服务水平，缓解"看病难、看病贵"问题具有重要的意义。2018年我国东、中、西部地区全科医生数分别为170362人、75302人、63076人，每万人口全科医生数分别为2.93人、1.73人、1.66人。由此可见，我国东、中、西部地区每万人口全科医生数量上差异较大，东部地区每万人口全科医生数远高于中部和西部地区。东部地区注册为全科医学专业的人数最多，是中部地区的2.93倍，是西部地区的3.98倍。因此应加大我国中部和西部地区的全科医生培养力度，同时增加中部和西部地区全科医生注册人数，加大全科医生人才队伍建设力度。具体分析各个省（直辖市）差异，可以发现我国江苏省、浙江省、北京市和上海市每万人口全科医生数量排在全国前列，分别为5.94人、4.54人、4.11人和3.56人，可以为群众提供更多连续协调、方便可及的基层医疗卫生服务，而湖南省、江西省和西藏地区每万人口全科医生数量相对较少（具体见表7-4）。

表7-4　　　　2018年我国各地区全科医生数比较分析　　　（单位：人）

地区	合计	注册为全科医学专业的人数	取得全科医生培训合格证书的人数	每万人口全科医生数
东部	170362	98433	71929	2.93
中部	75302	33604	41698	1.73
西部	63076	24763	38313	1.66

续表

地区	合计	注册为全科医学专业的人数	取得全科医生培训合格证书的人数	每万人口全科医生数
北京	8861	5223	3638	4.11
天津	4138	2350	1788	2.65
河北	11292	3960	7332	1.49
山西	5962	2173	3789	1.60
内蒙古	4894	2118	2776	1.93
辽宁	9002	4815	4187	2.07
吉林	4965	2173	2792	1.84
黑龙江	5637	2453	3184	1.49
上海	8629	7106	1523	3.56
江苏	47794	33241	14553	5.94
浙江	26047	10777	15270	4.54
安徽	12917	6361	6556	2.04
福建	8182	3545	4637	2.08
江西	5620	2101	3519	1.21
山东	17426	7929	9497	1.73
河南	20497	9327	11170	2.13
湖北	10863	4787	6076	1.84
湖南	8841	4229	4612	1.28
广东	27638	18791	8847	2.44
广西	7958	3408	4550	1.62
海南	1353	696	657	1.45
重庆	6348	3114	3234	2.05
四川	13404	3404	10000	1.61
贵州	6238	3189	3049	1.73
云南	6381	2675	3706	1.32
西藏	352	239	113	1.02
陕西	4979	1953	3026	1.29
甘肃	4835	1507	3328	1.83
青海	1315	613	702	2.18
宁夏	1279	604	675	1.86
新疆	5093	1939	3154	2.05

资料来源：《中国卫生健康统计年鉴 2019》。

（二）我国各类基层医疗卫生机构人力资源状况

1. 我国社区卫生服务中心（站）人力资源状况

在党中央和国务院的高度支持，以及各省贯彻落实发展基层医疗卫生机构服务的情况下，我国基层社区卫生服务中心（站）的建设取得了一定的成效。

（1）社区卫生服务中心（站）人力资源总体情况

2010 年我国社区卫生服务中心（站）的卫生技术人员为 331322 人，到 2016 年我国社区卫生服务中心（站）的卫生技术人员为 446176 人，2018 年增长到 499296 人，2018 年卫生技术人员数约是 2010 年的 1.51 倍，2016—2018 年年平均增长率为 5.79%。其中 2010 年执业（助理）医师有 144225 人，2016 年到 2018 年分别为 187699 人、198203 人、209392 人，近三年年平均增长率为 5.62%，2018 年执业（助理）医师人数为 2010 年人数的 1.45 倍，注册护士的人员数由 2016 年的 162132 人增长到 2018 年的 189207 人，年平均增长率为 8.03%，注册护士年平均增长率为各类卫生技术人员中最高的，说明近几年基层医疗卫生机构对护士的需求量大，注册护士的配置也不断增加。同时，近三年药师（士）和技师（士）的人员数逐年增长。十年医改使我国社区卫生服务机构得到了快速发展，人力资源规模逐年增大，人才队伍不断扩大（具体相关数据见表 7-5）。

表 7-5　　2010 年及 2016—2018 年全国社区卫生服务中心（站）人员数

（单位：人）

分类	2010 年	2016 年	2017 年	2018 年	年平均增长速度（%）
人员总数	389516	521974	554694	582852	5.67
卫生技术人员	331322	446176	474010	499296	5.79
执业（助理）医师	144225	187699	198203	209392	5.62
注册护士	106528	162132	175984	189207	8.03
药师（士）	26727	34638	35787	36965	3.30
技师（士）	17629	21074	22346	23673	5.99
其他	36213	40633	41690	40059	-0.71

注：平均增长速度为 2016—2018 年增长速度的平均值。

资料来源：《中国卫生与计划生育统计年鉴 2011》《中国卫生与计划生育统计年鉴 2017》《中国卫生健康统计年鉴 2019》。

（2）社区卫生服务中心卫生技术人员结构分析

卫生技术人员是基层医疗机构卫生服务发展的保障，合理的卫生技术人员配置结构更有利于基层医疗卫生服务的发展。从 2010 年及 2016—2018 年全国社区卫生服务中心（站）各类卫生技术人员学历占比来看，2010 年社区卫生服务中心（站）执业（助理）医师本科及以上占比为32.1%，2016—2018 年执业（助理）医师中本科及以上的人员占比由41.7% 提升至 48.4%；2010 年注册护士本科及以上的人员占比为 5.0%，2016—2018 年由 15.2% 提升至 21.0%。总体上社区卫生服务中心的各类卫生技术人员本科及以上的占比都有所增加，卫生技术人员的素质水平正不断提高。

从 2018 年社区卫生服务中心的各类卫生技术人员学历水平占比情况看，执业（助理）医师未到一半的人员处于本科及以上的学历水平，而本科以下的人员占比为 51.6%；注册护士本科及以上占比为 21.0%，本科以下占比为 79.0%；药师（士）人员本科及以上占比为 32.1%，本科以下占比为 67.9%；技师（士）人员本科及以上占比为 30.5%，本科以下占比为 69.5%。社区卫生服务中心注册护士、药师（士）与技师（士）少部分拥有本科及以上的学历，大多数仍处于本科以下的学历水平。总体上学历水平有待提高。

从 2018 年社区卫生服务中心的各类卫生技术人员专业技术资格上看，中级和高级人数占比较 2010 年人数占比都有显著增加，但近三年增加幅度不大，总体上比较稳定，但中高级职称人员占比较小，不利于激励基层医疗卫生机构卫生技术人才（具体相关数据见表 7 - 6）。职称评审晋升问题一直是影响基层卫生技术人员工作积极性的主要瓶颈，应合理规划安排基层卫生技术人员职业晋升工作，以提升其工作积极性与成就感。

表 7 - 6　　　　2010 年及 2016—2018 年全国社区卫生服务中心
卫生技术人员结构分析　　　　　　（单位:%）

分类		2010 年	2016 年	2017 年	2018 年
执业（助理）医师	学历水平				
	本科及以上	32.1	41.7	44.8	48.4

续表

分类		2010 年	2016 年	2017 年	2018 年
	本科以下	67.9	58.3	55.2	51.6
	专业技术资格				
	高级	8.6	9.2	9.7	10.1
	中级	33.2	33.4	33.2	33.9
	初级	50.9	50.4	48.7	49.6
	不详	7.3	7	8.3	6.3
注册护士	学历水平				
	本科及以上	5.0	15.2	18.5	21.0
	本科以下	95.0	84.6	81.5	79.0
	专业技术资格				
	高级	0.9	1.8	2.1	2.2
	中级	23	22.5	23	23.2
	初级	67.8	67	65.5	66.5
	不详	8.4	8.7	9.3	8.1
药师（士）	学历水平				
	本科及以上	10.5	25.3	29.2	32.1
	本科以下	89.5	74.7	80.8	67.9
	专业技术资格				
	高级	0.9	1.5	1.8	1.9
	中级	16.5	16.6	17.3	18.1
	初级	72.2	70.6	68.4	68.9
	不详	10.4	11.3	12.6	11.2
技师（士）	学历水平				
	本科及以上	12.5	24.3	27.9	30.5
	本科以下	87.5	75.7	72.1	69.5
	专业技术资格				
	高级	1.6	2.2	2.5	2.6
	中级	20.7	20.3	20.6	20.7
	初级	67.1	65.1	63.5	64.7
	不详	10.6	12.5	13.4	11.9

注：在专业技术资格分类中，高级包括正高和副高；初级包括师级/助理、士级。

资料来源：《中国卫生与计划生育统计年鉴 2011》《中国卫生与计划生育统计年鉴 2017》《中国卫生健康统计年鉴 2019》。

（3）各地区社区卫生服务中心（站）卫生技术人员情况比较

从 2010 年及 2018 年各地区社区卫生服务中心人员数可知，东、中、西部地区卫生技术人员由 2010 年的 186632 人、87305 人、57385 人，增长到 2018 年的 284438 人、115491 人、99367 人，卫生技术人员增长率分别为 52.41%、32.28%、73.16%，总体来看，西部地区卫生技术人员增长率最快。

从 2018 年东、中、西部地区卫生技术人员数量可知，东部地区卫生人员数是西部的 2.86 倍。其中，西藏、海南、重庆地区近十年卫生技术人员增长较快。黑龙江省和江西省的社区卫生服务中心出现卫生技术人员负增长现象。总体上，我国东、中、西部地区社区卫生服务中心的人力资源状况分布不均衡，社区卫生服务中心的医疗服务差距较大（具体相关数据见表 7－7）。

表 7－7　　　　　2010 年及 2018 年各地区社区卫生服务中心（站）
卫生技术人员情况　　　　　　　　（单位：人）

地区	2010 年			2018 年			卫生技术人员增长率（%）
	卫生技术人员	执业（助理）医师	注册护士	卫生技术人员	执业（助理）医师	注册护士	
东部	186632	80742	57423	284438	123892	100436	52.41
中部	87305	38255	29608	115491	48081	47493	32.28
西部	57385	25228	19497	99367	37419	41278	73.16
北京	20518	9016	5460	30970	13615	9490	50.94
天津	5778	2272	1527	8110	3661	2485	40.36
河北	12535	5981	4140	16110	7944	5935	28.52
山西	10561	4964	3710	11546	5015	5026	9.33
内蒙古	9322	4424	3005	11546	4766	4665	23.86
辽宁	10386	4399	4122	15673	6676	6694	50.91
吉林	6431	2437	1356	7395	3000	3053	14.99
黑龙江	14539	6446	4872	12241	4538	5021	－ 15.81
上海	24468	11000	7967	30427	12905	11446	24.35

地区	2010 年			2018 年			卫生技术人员增长率（％）
	卫生技术人员	执业（助理）医师	注册护士	卫生技术人员	执业（助理）医师	注册护士	
江苏	30335	12477	9375	45934	19990	16208	51.42
浙江	22573	10118	5000	36800	16774	10712	63.03
安徽	14076	6591	4822	18177	7786	7490	29.13
福建	6974	3135	2180	12453	5064	4556	78.56
江西	7645	3150	2911	7205	2678	3129	−5.76
山东	20939	8874	6549	33821	14406	12835	61.52
河南	10675	4903	3819	21329	9413	8454	99.80
湖北	14266	5774	5324	21141	8376	9187	48.19
湖南	9112	3990	2794	16457	7275	6133	80.61
广东	31024	13039	10630	50279	21878	18655	62.06
广西	4433	1924	1674	7877	3038	3208	77.69
海南	1102	431	473	2861	979	1420	159.62
重庆	4610	2119	1363	10486	4069	4115	127.46
四川	12415	5516	3822	19477	7340	8326	56.88
贵州	4388	1730	1684	9939	3535	4205	126.50
云南	4056	1759	1450	8080	3007	3454	99.21
西藏	15	7	4	245	128	56	1533.33
陕西	5798	2401	1920	9922	3459	3902	71.13
甘肃	4215	1928	1557	8115	3071	3847	92.53
青海	1257	526	454	2388	867	969	89.98
宁夏	638	251	248	2314	754	1037	262.70
新疆	6238	2643	2316	8678	3385	3494	39.12

注：卫生技术人员增长率为 2018 年相较于 2010 年社区卫生服务中心卫生技术人员增长率。

资料来源：《中国卫生与计划生育统计年鉴 2011》《中国卫生健康统计年鉴 2019》。

2. 我国乡镇卫生院的人力资源状况

乡镇卫生院是县或乡设立的一种卫生行政兼医疗预防工作的综合性

机构，是农村三级医疗服务网的重要环节，担负着医疗、预防、保健等重要任务，是直接影响农村地区"看病难、看病贵"问题的重要一环。乡镇卫生院的人力资源状况关系着农村医疗卫生服务的发展。

（1）乡镇卫生院的人力资源总体情况

从 2010 年及 2016—2018 年我国乡镇卫生院的卫生技术人员数看，2010 年为 973059 人，2016—2018 年分别为 1115921 人、1151278 人、1181125 人，逐年增长，近三年年平均增长率为 2.88%，2018 年相较于 2010 年增长了 21.38%。我国乡镇卫生院执业（助理）医师 2010 年有 422648 人，2016 年有 454995 人，2018 年增长到 479025 人，近三年年平均增长率为 2.61%，2018 年相较于 2010 年增长了 13.34%；注册护士 2010 年为 217693 人，2016 年有 318609 人，2018 年增长到 359726 人，近三年年平均增长率为 6.26%，2018 年相较于 2010 年增长了 65.24%，增长率为各类卫生技术人员中最高，说明注册护士在我国乡镇卫生院中的需求大，人数增长较快，反映了新一轮医改对乡镇卫生院产生巨大的影响；2018 年药师（士）和技师（士）的人员数量相比于 2016 年都有所增长，药师（士）的增长率变化不是很大（具体相关数据见表 7 - 8）。

表 7 - 8   **2010 年及 2016—2018 年全国乡镇卫生院人员数**   （单位：人）

年份	2010 年	2016 年	2017 年	2018 年	平均增长速度（%）
人员总数	1151349	1320841	1360272	1391324	2.63
卫生技术人员	973059	1115921	1151278	1181125	2.88
执业（助理）医师	422648	454995	466049	479025	2.61
注册护士	217693	318609	340952	359726	6.26
药师（士）	73188	76220	76712	77422	0.79
技师（士）	51428	61407	64999	68488	5.61
其他	208102	204690	202566	196464	- 2.03

注：平均增长速度为 2016—2018 年增长速度的平均值。

资料来源：《中国卫生与计划生育统计年鉴 2011》《中国卫生与计划生育统计年鉴 2017》《中国卫生健康统计年鉴 2019》。

（2）乡镇卫生院卫生技术人员结构分析

从我国乡镇卫生院的卫生技术人员结构表（见表7-9）可知，2010年执业（助理）医师的本科及以上人员占比为9.2%，2016—2018年执业（助理）医师的本科及以上人员占比由2016年的14.6%增加到20.9%；注册护士2010年本科及以上人员占比为1.8%，并由2016年的6.0%增加到2018年的10.3%；药师（士）和技师（士）本科及以上的学历水平在近三年内都有所增长，可知乡镇卫生院的卫生技术人员学历不断提升、人才素质不断提高、人才规模不断扩大。

从2018年乡镇卫生院各类卫生技术人员的学历水平看，执业（助理）医师本科及以上人员占20.9%，注册护士本科及以上人员占10.3%，药师（士）和技师（士）本科及以上人员分别占15.6%和13.3%。总体来看，乡镇卫生院各类卫生技术人员本科及以上占比较少，卫生技术人才过少，与城市社区卫生服务中心差别较大，不能很好地满足乡镇卫生院的医疗卫生服务需求。

我国乡镇卫生院的各类卫生技术人员在专业技术资格上，高级专业技术资格人数占比自2010年起不断增加，其他专业技术资格人数占比变化不大，各类卫生技术人员大多数集中在初级职称，应适当提升中高级专业技术资格人数比例，特别是中级，以鼓励更多的卫生技术人员服务于乡镇卫生院。

表7-9　　2010年及2016—2018年乡镇卫生院卫生技术人员结构分析

（单位:%）

分类		2010年	2016年	2017年	2018年
执业（助理）医师	学历水平				
	本科及以上	9.2	14.6	17.5	20.9
	本科以下	90.8	85.4	82.5	79.1
	专业技术资格				
	高级	2.0	3.4	4.3	4.8
	中级	20.8	21.3	21.0	20.8
	初级	72.4	69.9	68.1	69.1
	不详	4.9	5.3	6.6	5.3

续表

分类		2010 年	2016 年	2017 年	2018 年
注册护士	学历水平				
	本科及以上	1.8	6.0	8.4	10.3
	本科以下	98.2	94.0	91.6	89.7
	专业技术资格				
	高级	0.2	0.7	1.0	1.2
	中级	14.4	14.0	14.3	14.0
	初级	78.9	76.1	74.8	76.1
	不详	6.5	9.3	9.8	8.6
药师（士）	学历水平				
	本科及以上	3.0	9.8	12.6	15.6
	本科以下	97.0	90.2	87.4	84.4
	专业技术资格				
	高级	0.2	0.5	0.8	1.0
	中级	10.6	11.9	12.4	12.4
	初级	82.6	77.8	76.1	76.9
	不详	6.6	9.7	10.8	9.7
技师（士）	学历水平				
	本科及以上	3.0	7.8	10.6	13.3
	本科以下	97.0	92.2	89.4	86.7
	专业技术资格				
	高级	0.2	0.4	0.7	0.8
	中级	10.4	10.1	10.2	9.9
	初级	80.4	75.8	74.4	75.8
	不详	9.0	13.6	14.7	13.4

注：在专业技术资格分类中，高级包括正高和副高；初级包括师级/助理、士级。

资料来源：《中国卫生与计划生育统计年鉴 2011》《中国卫生与计划生育统计年鉴 2017》《中国卫生健康统计年鉴 2019》。

（3）各地区乡镇卫生院卫生技术人员情况比较分析

由 2010 年及 2018 年各地区乡镇卫生院卫生技术人员情况（见表 7-10）可知，2010 年乡镇卫生院的卫生技术人员东、中、西部地区人数分别为 357639 人、341883 人、273537 人，2018 年分别为 413122 人、373367 人、394636 人，卫生技术人员增长率为 15.51%、9.21%、44.27%，西部地区乡镇卫生院的卫生技术人员增长率最高。

表 7-10   2010 年及 2018 年不同地区乡镇卫生院卫生技术人员情况（单位：人）

地区	2010 年			2018 年			卫生技术人员增长率（%）
	卫生技术人员	执业（助理）医师	注册护士	卫生技术人员	执业（助理）医师	注册护士	
东部	357639	155251	82790	413122	179195	127077	15.51
中部	341883	149406	76052	373367	165011	110019	9.21
西部	273537	117991	58851	394636	134819	122630	44.27
北京							
天津	4275	2469	708	4785	2469	1126	11.93
河北	44902	22336	5173	46252	26139	8205	3.01
山西	23233	11610	4043	20800	10113	5248	-10.47
内蒙古	17847	9395	2466	18582	9071	4383	4.12
辽宁	19741	9310	4737	18802	8887	5554	-4.76
吉林	19486	9103	4807	18786	8455	5192	-3.59
黑龙江	19900	8566	3561	18953	8156	3798	-4.76
上海							
江苏	57409	24243	15808	80588	35750	27858	40.38
浙江	43206	19659	8615	48514	21635	13303	12.29
安徽	42483	19158	9618	47492	22143	14229	11.79
福建	22348	9138	6488	31926	10865	11135	42.86
江西	36323	14522	10103	42213	14829	14320	16.22
山东	93178	38089	21002	91972	38638	27828	-1.29
河南	79627	34681	16174	84447	36907	22086	6.05
湖北	56898	22750	15534	68705	28370	25537	20.75
湖南	63933	29016	12212	71971	36038	19609	12.57
广东	66215	27914	18059	81174	31799	28551	22.59
广西	43687	15488	12238	64270	18333	21644	47.11
海南	6365	2093	2200	9109	3013	3517	43.11

地区	2010 年			2018 年			卫生技术人员增长率（%）
	卫生技术人员	执业（助理）医师	注册护士	卫生技术人员	执业（助理）医师	注册护士	
重庆	25046	12230	5200	28829	11362	9209	15.10
四川	71196	34251	13382	93589	33892	31169	31.45
贵州	18676	9038	3425	40432	13693	11841	116.49
云南	22013	10620	5962	44223	14125	14525	100.89
西藏	2403	620	168	3965	1554	947	65.00
陕西	28962	10054	5625	43447	11101	11445	50.01
甘肃	20808	7433	4287	25759	10214	8664	23.79
青海	3247	1433	701	5041	1987	1158	55.25
宁夏	2954	1584	524	4869	2104	1204	64.83
新疆	16698	5845	4873	21630	7383	6441	29.54

注：卫生技术人员增长率为 2018 年相较于 2010 年社区卫生服务中心卫生技术人员增长率。

资料来源：《中国卫生与计划生育统计年鉴 2011》《中国卫生健康统计年鉴 2019》。

分析 2018 年不同地区乡镇卫生院卫生技术人员数，东部地区人员数是中部地区的 1.11 倍，是西部地区的 1.05 倍。贵州省、云南省乡镇卫生院卫生技术人员增长率较高，部分地区出现负增长。

3. 我国村卫生室人力资源状况

村卫生室是一个村级单位的医疗机构，是农村地区的人民就医就诊最方便的基层医疗卫生机构。

（1）村卫生室人力资源总体情况

我国 2010 年、2016 年、2017 年、2018 年村卫生室卫生人员总数分别为 1292410 人、1435766 人、1454890 人、1441005 人。近三年来村卫生室人员总数变化不大，2018 年相较于 2016 年增长了 3.65%。平均每村村卫生室人员数由 2010 年的 2.17 人增加到 2018 年的 2.32 人，每千农业人口村卫生室人员数由 2010 年的 1.46 人增长到 2018 年的 1.54 人。

其中执业（助理）医师的人员数 2010 年为 173275 人，2016—2018 年分别为 319797 人、351723 人、381353 人，逐年增长，2018 年相较于

2010 年增长了 120.09%，2018 年相较于 2016 年增加了 19.25%。注册护士的人数由 2016 年的 115645 人增长到 2018 年的 152554 人，2018 年相较于 2016 年增加了 31.92%，相比 2010 年的 27272 人，近几年注册护士的人数大幅增长；乡村医生的人数却在不断下降。从村卫生室主办单位来看，2018 年执业（助理）医师主要集中在乡卫生院设点和村办的村卫生室中，注册护士主要集中在乡卫生院设点的村卫生室中，乡村医生主要集中在村办和私人办的村卫生室中（具体相关数据见表 7-11）。

表 7-11　　　　2010 年、2016—2018 年我国村卫生室人员情况　　（单位：人）

年份	人员总数	执业（助理）医师	注册护士	乡村医生	卫生员	平均每村村卫生室人员	每千农业人口村卫生室人员数
2010 年	1292410	173275	27272	1031828	60035	2.17	1.46
2016 年	1435766	319797	115645	932936	67388	2.25	1.49
2017 年	1454890	351723	134556	900995	67616	2.30	1.52
2018 年	1441005	381353	152554	845436	61662	2.32	1.54
按主办单位分（2018 年）							
村办	644030	108180	15848	487475	32527		
乡卫生院设点	447685	212236	127790	98274	9385		
联合办	66381	11995	1695	48694	3997		
私人办	203802	35042	5101	153157	10502		
其他	79107	13900	2120	57836	5251		

注：本表包括卫生院在村卫生室工作的执业（助理）医师和注册护士。

资料来源：《中国卫生健康统计年鉴 2019》。

（2）各地村卫生室卫生人员情况比较

由 2018 年各地区村卫生室人员情况（表 7 - 12）可得，东、中、西部地区平均每村村卫生室人员数分别为 2. 37 人、2. 51 人、2. 05 人，中部地区平均每村村卫生室人员数最多，西部地区最少。江苏省、安徽省平均每村村卫生室人员数排在前列；东、中、西部地区每千农业人口村卫生室人员数分别为 1. 66 人、1. 54 人、1. 42 人，东部地区最多，西部地区相对较少，天津、江苏省每千农业人口村卫生室人员数排在前列。应加强中、西部地区村卫生室建设，缩小差距，增加村卫生室卫生人员的数量，及时提供更便捷的医疗服务。

表 7 - 12　　　　　　　　**2018 年各地区村卫生室人员情况**　　　　　（单位：人）

地区	人员总数	执业（助理）医师	注册护士	乡村医生和卫生员			平均每村村卫生室人员	每千农业人口村卫生室人员数
				合计	乡村医生	卫生员		
东部	501063	155600	57476	287987	274905	13082	2. 37	1. 66
中部	534602	146767	59444	328391	306292	22099	2. 51	1. 54
西部	405340	78986	35634	290720	264239	26481	2. 05	1. 42
北京	4300	970	353	2977	2950	27	1. 72	——
天津	7234	2004	630	4600	4447	153	2. 88	10. 65
河北	117474	37647	7137	72690	69252	3438	1. 99	2. 13
山西	52124	12162	4320	35642	33150	2492	1. 84	2. 07
内蒙古	29552	8392	3521	17639	16268	1371	2. 18	1. 70
辽宁	33969	7980	4105	21884	21248	636	1. 78	1. 55
吉林	22373	5452	2153	14768	14093	675	2. 26	1. 29
黑龙江	31981	9220	2605	20156	19282	874	2. 98	1. 44
上海	3924	2482	725	717	570	147	3. 38	5. 78
江苏	73608	33807	12801	27000	25621	1379	4. 81	1. 61
浙江	27808	14482	6014	7312	7024	288	2. 42	0. 92
安徽	66299	20985	7705	37609	34969	2640	4. 33	1. 34
福建	35602	8734	3571	23297	22529	768	1. 95	1. 33

续表

地区	人员总数	执业（助理）医师	注册护士	乡村医生和卫生员			平均每村村卫生室人员	每千农业人口村卫生室人员数
				合计	乡村医生	卫生员		
江西	59804	13560	6694	39550	38245	1305	2.11	1.56
山东	145824	30713	14042	101069	96253	4816	2.74	2.19
河南	162092	42222	16564	103306	94069	9237	2.89	1.74
湖北	67415	18639	11403	37373	35634	1739	2.76	1.61
湖南	72514	24527	8000	39987	36850	3137	1.81	1.23
广东	43967	14769	6135	23063	22381	682	1.69	0.91
广西	38762	5512	602	32648	30112	2536	1.90	0.98
海南	7353	2012	1963	3378	2630	748	2.71	1.09
重庆	28041	7422	2713	17906	17205	701	2.59	1.67
四川	92955	23340	6708	62907	61427	1480	1.66	1.52
贵州	37171	2452	622	34097	26012	8085	1.83	1.00
云南	49010	6215	4352	38443	36052	2391	3.66	1.22
西藏	13797	566	483	12748	9651	3097	2.60	5.75
陕西	40482	7412	3646	29424	28492	932	1.67	1.67
甘肃	34042	8537	6175	19330	16447	2883	2.06	1.74
青海	10005	2292	918	6795	5927	868	2.24	2.31
宁夏	5791	1645	1009	3137	2931	206	2.52	1.59
新疆	25732	5201	4885	15646	13715	1931	2.54	1.32

资料来源：《中国卫生健康统计年鉴 2019》。

二 我国基层医疗卫生机构人力资源发展的成效与问题

为解决我国"看病难、看病贵"问题，我国加强对医疗卫生服务体系的建设，并在各项工作指示中明确提出加强卫生技术人员培养、提高基层卫生岗位吸引力，壮大我国基层医疗卫生机构人力资源队伍，以满足群众的基本医疗卫生服务需求。在相关政策的落实过程中，我国基层医疗卫生机构人力资源发展取得了一定成效，但也不可避免地出现了一些问题。

（一）我国基层医疗卫生机构人力资源发展取得的成果

我国基层医疗卫生服务机构主要包括社区卫生服务中心和站点、乡镇卫生院和村卫生室。在我国开展卫生改革以来，我国各级政府加大对基层医疗卫生机构的财政支持，不断完善我国基层医疗机构的基础设施建设，改善基层医务人员工作环境、工资待遇水平、机构硬件水平；在人才方面，我国推行各项政策以促进基层卫生技术人才队伍的增长、提升我国基层医务人员专业技术水平、改善我国医务人员地域分布不均等问题。通过我国医疗卫生体制改革的不断推进，基层医疗卫生机构人力资源发展取得了一定成效。

1. 基层医疗卫生机构卫生技术人员规模不断扩大

人才是一项事业发展的关键性因素，卫生技术人员是提供医疗卫生服务的主体[①]，是维持医疗机构可持续发展的重要资源，基层医疗卫生机构的发展离不开卫生技术人员的努力与人才队伍的建设。我国不断推出促进基层卫生机构人力资源发展的制度改革措施，2009年《关于加强卫生人才队伍建设的意见》（卫人发〔2009〕131号）出台，要求大力实施人才强卫战略、加强卫生人才宏观管理、坚持思想道德教育与专业技术培养两手抓、坚持各类卫生人才协调发展。2016年人力资源社会保障部出台了《中共中央印发〈关于深化人才发展体制机制改革的意见〉的通知》（中发〔2016〕9号），指出基层专业技术人才是我国人才队伍的重要组成部分，是推动基层经济社会发展的重要力量。要进一步加强基层专业技术人才队伍建设，通过5—10年的努力，培养造就一支具有一定规模、符合基层需要、立足基层发展的专业技术人才队伍。各地区贯彻落实了相关政策，在各地人力资源、教育、编制等部门和机构的共同努力下，基层卫生岗位吸引力慢慢提高，越来越多的卫生技术人员选择基层、留在基层，政府"保基层、强基层、建机制"的指导思想在实践过程中得到了贯彻落实。

---

① 赵婧：《吉林省基层医疗机构卫生人力资源现况分析》，吉林大学出版社2010年版。

据数据显示，2016 年至 2018 年三年间，我国基层卫生人员数量呈现稳步增长趋势，人员规模逐年增加。基层医疗卫生机构人员总数由 2016 年的 3682561 人增长到 2018 年的 3964744 人，年平均增长速度为 3.76%，卫生技术人员由 2016 年的 2354430 人增长到 2018 年的 2682983 人，年平均增长速度为 6.75%。我国基层医疗卫生机构执业（助理）医师、注册护士药师（士）和技师（士）的人员数均不断增加。无论是社区卫生服务机构，还是乡镇卫生院和村卫生室，2018 年人员总数相较于 2010 年都有大幅度提升，人力资源规模不断扩大，这说明近年来我国不断深化医疗卫生体制改革，我国基层医疗卫生服务在不断发展，人才队伍不断壮大。

2. 基层医疗卫生机构卫生技术人员素质大幅提高

落实基层首诊制度的一大困境在于患者对基层卫生技术人员诊疗技术的不信任。患者对基层医疗卫生机构卫生技术人员的诊疗技术水平不满意，导致患者不论小病、大病都往大医院跑，而基层卫生机构却门可罗雀，大医院"看病难、看病贵"问题也日益凸显。提高基层卫生技术人员素质，增强其医疗服务能力，提升其为人民健康服务的工作意识，在道德水平和工作能力均明显改进之时，基层首诊也将得到更深入的落实。

根据相关数据显示，我国基层医疗卫生技术人员素质在逐年提高，突出表现在本科及以上学历水平和高级专业技术资格的医务人员在基层医疗卫生机构医务人员中的占比都有明显提高。以基层医疗卫生机构执业（助理）医师为例，2016—2018 年全国社区卫生服务中心执业（助理）医师中本科及以上学历水平占比由 41.7% 增长到 48.4%，且明显高于 2010 年的 32.1%；高级专业技术资格的执业（助理）医师占比由 2016 年的 9.2% 增长到 2018 年的 10.1%，明显高于 2010 年的 8.6%。2016—2018 年全国乡镇卫生院执业（助理）医师中本科及以上学历水平占比由 14.6% 增长到 20.9%，且明显高于 2010 年的 9.2%；高级专业技术资格的执业（助理）医师占比由 2016 年的 3.4% 增长到 2018 年的 4.8%，明显高于 2010 年的 2.0%。同时，2016—2018 年与 2010 年比较，我国社区卫生服务中心和乡镇卫生院本科及以上学历水平和高级专业技术资格的注册护士、药师（士）和技师（士）占比都有明显的增大，基层医疗卫生机构卫生技术人员素质大幅提高。

(二) 我国基层医疗卫生机构人力资源存在的问题

1. 基层医疗卫生机构人力资源数量不足影响分级诊疗制度的贯彻落实

基层医疗卫生人才是我国卫生人力资源的重要组成部分，是基层医疗卫生机构预防、医疗、保健、康复等六位一体服务功能的实际提供者①。基层医务人员的充足，是人人享有基本医疗卫生服务的重要保障。我国人口基数大，老龄化进程加快，疾病谱不断更新，患者数量与日俱增，而随着分级诊疗制度的不断贯彻落实，基层医务人员的工作量将大大增加。与我国患者对医疗服务的需求量相比，我国基层卫生机构提供的医疗卫生服务量存在严重的供不应求现象。

根据《全国医疗卫生服务体系规划纲要 (2015—2020 年)》的要求，到 2020 年，每千常住人口基层卫生人员数达到 3.5 人以上，在我国初步建立起充满生机和活力的全科医生制度，基本形成统一规范的全科医生培养模式和"首诊在基层"的服务模式，全科医生与城乡居民基本建立比较稳定的服务关系，基本实现城乡每万名居民有 2—3 名合格的全科医生，原则上按照每千服务人口不少于 1 名的标准配备乡村医生，每所村卫生室至少有 1 名乡村医生执业。但据《中国卫生健康统计年鉴 2019》，2018 年我国基层医疗卫生机构人员数为 3964744 人，人口数为 139538 万人，每千人口基层卫生人员数为 2.84 人，离目标有一定差距。每万人口全科医生数是 2.22 人，但中部和西部地区分别只有 1.73 人和 1.66 人，同时 2016—2018 年我国乡村医生数不断减少，2018 年每千农村人口乡村医生和卫生员数为 0.97 人。因此总体上我国基层医疗卫生机构人力资源数量配置存在不足的现象。与大医院相比，基层医疗卫生机构同时存在人才吸引难、留住人才难双向人才缺失问题。基层医务人员薪酬待遇低、职称晋升渠道窄、社会认可度低等劣势，导致卫生技术人员到基层工作的总体数量少。部分基层医务人员在职期间也会因为工作满意度（基层

---

① 蔡滨、吴永仁、鞠永和等：《我国基层卫生人才队伍建设现状及路径研究》，《医学与哲学》2015 年第 9 期。

医务人员对工作中的人际关系、职业发展、薪酬所得、环境设备、领导管理等方面的满意度低）、工作投入（是对基层医务人员工作活力、工作奉献和工作专注的综合评价）、工作压力大等原因选择离职①，基层医疗卫生机构面临引进人才难、留住人才难的双重压力，卫生人员总体数量相对不足会直接影响基层医疗卫生机构的正常运行与可持续发展，以及我国患者在基本医疗服务中的就诊体验，乃至影响分级诊疗制度的贯彻落实。

2. 我国不同地区基层卫生技术人员配置仍不够均衡

工作环境是否舒适、工资待遇是否理想、职业发展机遇是否充足等是影响各类人才选择工作地区的主要因素。由于我国地区经济发展不平衡，我国卫生人力资源区域配置也随之失衡，基层卫生人力资源多集中在经济发达地区，经济欠发达的中、西部地区卫生人力资源相对不足。据数据显示，2018 年我国东、中、西部地区的基层医疗卫生机构卫生技术人员数分别为 1209592 人、731134 人、742257 人，东部地区是中部地区的 1.65 倍，是西部地区的 1.63 倍。东、中、西部地区每千人口基层医疗卫生机构卫生技术人员数分别为 2.08 人、1.68 人、1.96 人，东、中、西部地区每千人口执业（助理）医师数分别为 1.05 人、0.86 人、0.85 人，东、中、西部地区每千人口注册护士数分别为 0.67 人、0.51 人、0.63 人，可以发现基层卫生技术人员配置东部地区要高于中部和西部地区，特别是中部地区。

同时分析近十年基层卫生技术人员增长发现，2018 年与 2010 年相比较，东、中、西部地区社区卫生服务中心卫生技术人员增长率分别为 52.41%、32.28%、73.16%，乡镇卫生院卫生技术人员增长率分别为 15.51%、9.21%、44.27%，总体来看，西部地区卫生技术人员增长率最快。因此要特别强调我国中部地区基层卫生技术人员配置的不足，特别是注册护士，西部地区与东部地区的差距在缩小，而中部地区和东部地区的差距在扩大。

---

① 王帅：《我国基层卫生人力资源现状研究及政策建议》，硕士学位论文，首都医科大学，2016 年。

3. 基层卫生技术人员诊疗水平有待进一步提升

我国基层卫生机构卫生技术人员的学历主要以大专和中专为主，综合素质水平相对较低。基层医疗卫生机构整体卫生技术人员学历层次低，这将影响基层医疗卫生服务水平，导致人民群众不信任基层医疗机构，基层首诊难以落实，严重影响分级诊疗工作的开展[1]。据数据显示，我国社区卫生服务中心卫生技术人员中执业（助理）医师的本科及以上学历水平占比已由 2016 年的 41.7% 上升到 2018 年的 48.4%，但没有达到 50% 及以上；注册护士、药师（士）、技师（士）本科及以上学历水平占比虽在增长，但总体占比较低。2018 年我国乡镇卫生院卫生技术人员中执业（助理）医师本科及以上学历水平占比仅为 20.9%，与城市卫生服务中心（站）的占比相差较大，且注册护士、药师（士）、技师（士）本科以下的学历水平占比均在 80%—90%，基层卫生技术人员学历水平有待进一步提高。在专业技术职称结构方面，社区卫生服务中心中高级职称的执业（助理）医师仅占 44.0%，注册护士中高级职称的仅占 25.4%，药师（士）和技师（士）中高级职称的也较少，大部分社区卫生服务中心卫生技术人员为初级职称。在乡镇卫生院中高级职称的卫生技术人员占比更小。不合理的职称结构会影响基层医疗卫生机构诊疗服务水平的提升，而同时晋升激励作用的弱化也会影响人员的工作积极性，导致人才引进困难和人才流失严重。

2017 年国务院办公厅发布《深化医教协同进一步推进医学教育改革与发展的意见》指出要健全继续医学教育体制，将继续医学教育合格作为医疗卫生人员岗位聘用和定期考核的重要依据。继续医疗教育有利于提高基层卫生技术人员的专业水平和职业素养，但据调查，我国存在基层医疗卫生机构及医务人员对继续教育的重要性认识不够、培训内容与实际工作需求技术不相符、培训内容重复形式单一、缺乏有效的监管机制等问题。

---

① 刘冠宇：《某省基层医疗机构人力资源现状及离职意愿影响因素分析》，硕士学位论文，吉林大学，2019 年。

三 建议与展望

（一）加强基层卫生人才队伍建设，优化人员结构

卫生人力资源是卫生资源三大基本要素中最重要的资源，是卫生事业改革和发展中最重要的因素，对卫生事业的发展具有决定性作用。[①] 基层医疗卫生机构的可持续发展需要充足的人才做保障。基层卫生人才队伍建设，需要多部门共同努力。教育部门应鼓励高等医学院校开展基层卫生人才技术需要的相关专业建设，培养优质基层卫生人才；人社、卫健等部门应根据本部门的职责，结合基层医疗卫生机构岗位空缺和人才流动情况制订公开招聘计划，并向社会进行公开公平的招聘工作；基层医疗卫生机构应积极参与高校医学专业毕业生的招募活动。从人才培养、人事招聘、积极引进人才等方面调整基层卫生人力资源总量，稳定人才队伍，优化人员结构。

全科医生是居民基础健康的"守门人"，是持续性、综合性、协调性、个体化的医疗保健服务提供的承载者，稳定的全科医生队伍是实现人人享有初级卫生保健的基石。[②] 近几年我国全科医生数量有大幅提升，2018 年每万人口全科医生数达到 2.22 人，但中部和西部地区与指标要求还有一定距离。总体情况上我国全科医生人员相对不足，还需要进一步加大培养力度，使患者可以在基层医疗卫生服务机构得到及时有效的全科医师服务，也便于基层首诊制进一步落实。

（二）调整卫生人力资源区域分布，促进基层医疗区域协调发展

我国基层卫生人力资源区域分布与我国区域经济发展直接相关，但各地区对卫生医疗服务的需求却不尽相同。经济欠发达的偏远地区孤寡老人多、留守儿童成群，部分特殊人群对基层医疗服务需求量

---

① 苏德萍：《基层医疗卫生人力资源管理问题与对策分析》，硕士学位论文，重庆医科大学，2017 年。

② 杨慧敏、尹德卢、辛倩倩等：《我国基层全科医生队伍现状和继续医学教育内容需求分析》，《中华全科医学》2018 年第 10 卷第 16 期。

大，但医疗资源匮乏，医务人员专业水平低，基础设施建设不完善，导致患者难以享受医疗服务，因此促进经济欠发达的地区，特别是偏远地区基层卫生人力资源队伍建设，协调发展区域医疗服务事业，对人人享有基本医疗有重要作用。数据显示我国东部地区的基层卫生人力资源一直优于中西部地区，虽然近几年我国西部地区社区卫生服务中心和乡镇卫生院的卫生技术人员增长速度最快，与东部地区的差距不断缩小，但中部地区的增长速度却最慢，与东部地区的差距还在不断扩大，因此还需要进一步调整卫生人力资源区域分布，促进基层医疗区域协调发展。

一方面，加强对中西部地区基层医疗卫生机构的财政补助，改善基础设施建设、购置先进的医疗设备、提高基层卫生人员的福利待遇等，以留住更多本地优质医学毕业生，同时吸引更多卫生人员前往中西部基层开展医疗服务。另一方面，国家应制定相关优惠制度，引导医学专业大学生前往中、西部地区基层医疗卫生机构，开展社会实践，参加工作实习；采取相应激励机制，对东部优质医务人员下沉到中西部地区进行科研工作进行奖励，如利用经济激励手段，为愿意到经济欠发达地区工作的卫生人员给予薪酬待遇上的提升等。

（三）完善激励机制，提高基层医疗卫生机构岗位吸引力

良好的激励机制将有利于调动员工的积极性，更好地吸引人才、留住人才。基层卫生医疗机构往往面临吸引不了人才及人才流失严重的发展困境，完善激励机制，将有利于维持基层人力资源稳定性，提升基层岗位的吸引力。首先，各级政府需要加大对基层医疗卫生机构的财政投入，一定的财政投入能改善基层医疗卫生机构的基础设施建设和提高人员工资待遇水平。基层医疗卫生机构的卫生人员往往存在工作量大但工资水平相对较低的现象，收入和付出不成正比将影响其工作满意度。其次，各地需建立统一完善合理的基层医疗卫生人员绩效考核体系。将绩效考核与收入挂钩，通过考核对机构人员业绩进行评定，对优秀员工进行奖励，考核内容需做到科学合理，根据各类员工的工作岗位、工作职责、工作内容制定不同考核细化指标。最后，要注重精神激励和物质激励相结合，如晋升职称制度等。基层医疗卫生机构医务人员职称评聘工

作的有效开展将有利于调动医务人员的工作积极性，不断加强自身学习，提高个人综合素质水平，职称评定有利于鼓励优秀人才服务基层，促进基层卫生服务体系有序发展。

激励机制对于提高人员工作积极性、提升人员工作幸福感、保持人员结构稳定性等均有不可磨灭的重要作用。基层医疗卫生机构的激励机制的完善将有助于提高基层医疗卫生机构岗位的吸引力，有利于稳定人才队伍，促进基层医疗卫生机构的可持续发展。

（唐昌敏　段鸿雨）

第八章

我国家庭医生制度发展现状和展望

　　家庭医生的概念是由全科医生演变而来的，两者的内涵、功能和作用完全一致，只是各国的称呼习惯有所不同。英国、澳大利亚等国家仍保留了全科医生的称呼，而美国、加拿大等国家则将其称为家庭医生。一般而言，家庭医生或全科医生指的是在社区中为居民提供基本医疗保健服务、健康咨询、健康管理以及其他健康相关服务的医务人员。[①] 每个国家和地区根据当地社会经济、健康状况、医疗水平等，对家庭医生制度内涵有着不同的定义，但其核心内容是一致的。家庭医生制度通常指的是以家庭医生团队为主体，以社区为服务范围，以家庭为服务单位，以健康管理为目标，采用签约服务的方式，为社区中每户家庭提供具有安全方便、持续有效的综合性医疗卫生服务制度。[②] 推行家庭医生制度对于提升基层服务能力、满足居民多样化的健康需求，创新基层卫生服务方式等有着积极的作用，同时也是减轻疾病经济负担和保障居民健康的重要途径。

　　本章系统梳理了家庭医生制度的起源以及典型国家家庭医生制度的模式和经验，明确了当前我国家庭医生制度发展的必要性，阐述了我国家庭医生制度的发展历程以及所取得的成效，同时也剖析了我国家庭医生制度发展中存在的问题和障碍，并有针对性地提出对我国家庭医生制度的发展建议与展望，从而为我国今后家庭医生制度的推进和完善提供

---

　　① 季慧敏、田侃、喻小勇：《家庭医生式服务的现状及推进对策》，《广西医学》2015 年第 37 卷第 10 期。

　　② 鲍勇、杜学礼、张安等：《基于健康管理的中国家庭医生制度研究（续完）》，《中华全科医学》2011 年第 9 卷第 7 期。

科学参考。

一　家庭医生制度的起源

　　家庭医生制度在我国仍处于初步发展阶段,因此需要借鉴国际优秀经验,为我国家庭医生制度的长效发展提供参考依据。本节介绍各国家庭医生制度的历史起源与发展,对典型国家家庭医生制度的发展经验进行总结梳理。

(一) 英国家庭医生制度历史概述

　　家庭医生的起源可追溯到19世纪的英国。[①] 1911年英国出台的《国民保险法案》中提到,各郡的保险委员会在各自辖区内挑选具有资质的医生,并与其签订工作合同,使其为居民提供免费的医疗卫生服务,英国家庭医生制度此时初具雏形。随着《国民保健服务法案》的颁布与推广,英国于1948年建立起延续至今的国家医疗卫生服务体系 (National Health Service,NHS),而全科医生在NHS中起着至关重要的作用。1952年,英国成立皇家全科医师学会,专门负责全科医生培养与考核工作。1977年,英国对《国家保健服务法案》进行修订,严格规范了全科医生的准入机制。英国的全科医学培养采取"5 + 2 + 3 + x"模式,即一名全科医生必须要经过5年医学院的专业学习、2年临床基础实践以及3年的临床全科培训,并通过皇家全科医师学会的考试才能最终取得全科医生的执业资格,在任职后仍需进行数年的进修学习。[②]

　　英国家庭医生签约形式以采用服务合约为主。英国家庭医生可划分为两大类,一类是由NHS直接雇用,另一类是与政府签订全科医疗服务合约,后者的收入一般会高于前者,因此英国的绝大部分全科医生都是选择签订购买服务合同制。2013年,英国已共有全科医生3.5万人,

---

　　① 马俊:《英国全科医生制度对我国基层医疗建设的启示》,《中国集体经济》2019年第19期。

　　② Whynes,D. K.,Baines,D. L.,"Primary Care Physicians'Attitudes to Health Care Reform in England",*Health Policy*,2020. Vol. 60,No. 2.

承担着全国 85%—90% 的医疗服务。① 由于英国的医疗服务系统是由全科医生、地区医院和专科医院组成的塔式结构。因此，当居民患病时，必须要先去家庭医生处寻求初步的治疗，若家庭医生认为患者的病情严重需要住院，则由家庭医生介绍患者到地区医院，随后再转诊到专科医院。

英国全科医生的收入主要来源于人头费和国家提供的各项补贴，这也保障了全科医生能够为居民提供优质医疗卫生服务的积极性。2004 年，英国开始实施新型家庭医生监督评估机制，即终末质量管理机制。② 该机制为全科医生制定了明确的质量管理目标，衡量指标主要分为临床诊治、组织工作、患者就医体验与附加服务四类，衡量内容共包括 17 种慢性病和 3 种健康问题。通过计算各类指标的得分确定最终的考核分数，并以此为依据发放相应的补助津贴。

（二）美国家庭医生历史概述

美国是现代家庭医生制度的发源地之一，其家庭医生服务以患者健康为首要目标，旨在为居民提供全面、连续的健康服务。1947 年，美国成立了美国全科医学学会，这是美国全科医学发展的起点。1969 年，美国家庭医学委员会的成立标志着家庭医学正式成为医学专业学科。同时，美国的全科医生也正式更名为家庭医生。③ 美国家庭医学委员会制定了极为严格的家庭医生准入标准，家庭医生培养采取"4 + 4 + 3"模式，医学生在经过 4 年本科的医学预科、4 年医学院硕博连读的学习后，毕业后进入住院医师训练基地进行为期 3 年的规范化培训，最终通过美国家庭医师专业委员会的考试后才能获得家庭医生执业证书。20 世纪 80 年代以来，美国政府部门建立以管理式保健为核心的医疗保健体系，由保险公司对家庭医生服务按照市场化原则进行分配与管理，其通过与医疗服务

---

① 孙婷、石欧敏、王洪锐等：《国外家庭医生服务模式对中国的启示》，《黑龙江医学》2015 年第 39 卷第 7 期。

② 乔姣琪、刘晓、安华等：《英美古 3 国家庭医生服务现状及启示》，《长江大学学报》（自然科学版）2018 年第 15 卷第 12 期。

③ 潘思羽、褚昕宇：《美国家庭医生服务模式对我国的启示》，《中国集体经济》2019 年第 5 期。

提供者进行签约，形成家庭医生服务组织网络，为本地区自愿参保的居民提供一系列完备的医疗保健服务。

健康维持组织（Health Maintenance Organizations，HMOs）是美国管理式保健制度的代表。家庭医生若要进行执业必须到保险公司进行注册，保险公司会给每个参保的家庭或个人指定一名固定的医生。美国家庭医生服务采取的是社区诊所模式，一般诊所由 10 名左右的家庭医生团队组成，成员包括临床医生、社区护士、临床药师等，为其所在社区的居民提供一系列医疗保健服务。目前，美国有 12 万多名家庭医生[①]，占医生总数的 25%，居民能够在家庭医生处治疗大部分常见疾病。如果患者需要转诊到专科医院，则必须由家庭医生进行转诊，所产生的费用则按人头支付。

此外，以患者为中心的医疗之家（Patient - Centered - Medium - Home，PCMH）模式近年来越来越受到美国居民的欢迎。PCMH 具有规范化的认证体系[②]，只有达到一定标准的社区诊所才能被称为"以患者为中心的医疗之家"。PCMH 注重团队式的医疗服务，尽可能地满足患者的不同医疗需求，患者在得到充分尊重的同时也保证了医疗服务的质量，从而解决居民的主要健康问题。

（三）其他典型国家家庭医生历史概述

目前，全球已有 50 多个国家和地区开展了家庭医生签约服务，除英美两国外，其他国家如古巴、丹麦、加拿大等也各自形成具有国家特色的家庭医生制度。20 世纪 70—80 年代，古巴初步建立起三级医疗卫生服务体系。但由于基层医疗卫生机构难以解决辖区内居民所有医疗问题，于是在 1984 年，古巴政府决定实行家庭医生签约制度。90 年代，在古巴政府的大力推动下，家庭医生签约制度得以在全国范围内普及和推广。至 90 年代末，古巴已有超过 3 万名家庭医生，有 98.2% 的居民拥有家庭

---

① 高荣伟：《美国的家庭医生制度》，《中国医学人文》2016 年第 2 卷第 6 期。
② 常飞飞、陈先辉、王强：《美国"以患者为中心的医疗之家"模式发展现状及对我国家庭医生服务的启示》，《中国全科医学》2017 年第 20 卷第 28 期。

医生提供医疗保健服务。①

丹麦家庭医生制度的历史也较为悠久，其最初由私人医生发展而来。18世纪，由于医疗费用的上涨，丹麦出现了自治的医疗基金会，通过向社会筹集资金支付私人医生提供的医疗服务。1891年，丹麦出台《丹麦医疗投资法》，但该制度仅仅用以保障少部分人的医疗服务。直到20世纪70年代，现代意义上的家庭医生制度才开始在丹麦初步建立起来。1973年，丹麦政府与医生组织签订居民医疗服务保障合约，全民医疗保险制度正式在全国范围内实行。② 丹麦的全民医疗保险制度以税收作为资金保障，其基本原则至今未发生较大变动。

1954年6月，加拿大首届全科医学会议在温哥华召开，会议提出要强化家庭医学在基层医疗卫生服务中的重要地位。1969年，加拿大首次开展家庭医生执业资格认证考试，自此加拿大家庭医生从业资格总体标准逐步建立。至1974年，加拿大所有的医学院均开展家庭医学临床培养和实习项目。20世纪70年代，加拿大的全科/家庭医生进入新的发展阶段，女性全科医生数量增长，独立诊疗转变为团队治疗。③ 90年代，加拿大家庭医生继续医学教育不断发展，并通过一系列项目引导社会对家庭医生职业地位的认同。90年代中期，加拿大家庭医生学会和加拿大皇家内外科医生学会的认证体系已经成为家庭医生从业资格的公认标准。目前，有约85%的加拿大居民配备了家庭医生。④

二　我国实施家庭医生制度的必要性

随着我国老龄化进一步加剧以及疾病谱的改变，各类健康问题也越

① 王承就：《古巴的家庭医生制度及对中国农村医改的启示》，《社会科学家》2008年第7期。

② 叶中华、李燕华：《丹麦家庭医生制度及其对我国的启示》，《科技促进发展》2019年第15卷第6期。

③ 陈东晖、关春丽、王艳丽：《加拿大家庭医生签约服务模式及对我国全科医学发展的启示》，《中国全科医学》2018年第21卷第14期。

④ 田疆、季煦：《加拿大全科医生制度建设对中国的启示》，《中国全科医学》2013年第16卷第32期。

发突出。另外，医疗费用的日益增长，也对我国医疗卫生体系提出了巨大的挑战。因此，实施家庭医生制度问题便显得越发迫切，这不仅仅是缓解"看病难、看病贵"问题的有效手段，也是深化我国医药卫生体制改革的必然要求。本节将从人口老龄化、疾病谱改变、医疗费用上涨以及现代医学模式转变四个方面对我国实行家庭医生制度的必要性进行阐述。

（一）老龄化问题的加剧

我国 60 岁及以上老年人口达 2.49 亿人，是世界上老年人口数最高的国家。[①] 据预测，2050 年我国老年人口总数将超过 4 亿人，其中 60 岁以上的人口比例将超过 30%，老龄化问题将进一步加剧。老年人口是各类慢性病的高发人群，据统计，我国现有近 1.8 亿的老年人患有慢性疾病。有研究表明，老年群体人均患慢性病 2.55 种，多数慢性病的老年患者患病时间在 10 年以上。[②] 另外，老年人口长期所养成的不良生活习惯会造成持续性健康伤害，而这些习惯难以在短期内改变，需要长期的健康管理进行调节。此外，城市化导致的空巢老人现象越来越普遍，部分老年人由于生理上的残疾难以前往医疗卫生机构寻求医疗服务。可见以往单一的以医疗服务为主的卫生保健服务不能满足现代老年人多样化的卫生保健服务需求。老年人群的健康问题会加重劳动力和疾病经济负担等，从而对社会发展的各方面产生巨大影响。发展家庭医疗不仅能够提升卫生服务的可及性，方便老人患者获得医疗卫生服务，也能够帮助老年改变不良的生活方式，形成正确的健康观念。

（二）疾病谱改变

慢性疾病已成为我国居民的主要死因，其具有病程长，致死、致残率高的特点。疾病谱的改变给我国医疗卫生体系带来了巨大的挑战。[③] 相

---

① 数据来源：《健康中国行动（2019—2030 年）》。

② 滕海英、许丁才、熊林平等：《西安市社区老年人慢性病医疗需求与负担调查分析》，《中国卫生统计》2013 年第 30 卷第 2 期。

③ 申珂、郭娜娜、邓健等：《中国近 40 年慢性病疾病谱变化情况》，《山西医药杂志》2017 年第 46 卷第 8 期。

关数据显示，我国现有高血压患者 2.7 亿人、脑卒中患者 1300 万人、冠心病患者 1100 万人，糖尿病患者超过 9700 万人。[①] 不良生活方式和生活习惯是许多慢性疾病的重要风险因素，在疾病的发生发展中起着主要作用。以高血压、糖尿病为代表的生活方式所致疾病，严重损害着居民的生命健康和生活质量，并且造成了巨大的社会经济损失。

慢性病三级防治策略核心便是在高危人群中积极开展健康教育和健康干预措施。家庭医生在开展此类干预措施时具有天然优势。由于家庭医生为辖区居民提供长期关怀以及互动式的基本医疗和公共卫生服务，更容易获得辖区居民的信任感，这极大地促进了健康干预活动的顺利开展。另外，通过建立家庭医生制度，能够更加精准地定位到需要进行健康教育的重点人群，并且能够保障居民具有较好的活动参与度和积极性，极大地提高了慢性病防控工作的效率。此外，健康行为的改变是一个长期过程，居民需要得到医生的持续性关照，而家庭医生制度能够有效实现对居民长期、全面的管理。

（三）医疗费用上涨

相关数据显示，2018 年我国的医院次均门诊费用为 274.1 元，相较 2017 年增长了 6.7%；人均住院费用为 9291.9 元，相较 2017 年上涨了 4.5%。[②] 医疗费用的快速上涨造成我国居民极大的经济负担。医疗资源配置失衡、服务结构不合理、基层医疗卫生机构运转效率低下都是造成医疗费用快速增长的重要原因。另外，医保支付方式的不合理，患者寻求医疗服务时的盲目性与无节制性也造成了医疗资源的不必要浪费。

因此，我国亟须改变当前不合理的医疗服务结构，引导居民有序就医，同时实现支付方式的改变。首先，家庭医生制度能够有效改善当前居民无序的就医状态，通过引导居民合理寻求医疗服务，从而提高整体的卫生服务利用效率和公平性。其次，家庭医生制度也有利于合理调配卫生资源，根据患者不同的疾病严重程度进行转诊，从而减少不必要的卫生资源浪费。最后，家庭医生制度的建立也是当前我国医保支付改革

---

① 数据来源：《健康中国行动（2019—2030 年）》。
② 数据来源：《2018 年我国卫生健康事业发展统计公报》。

的必然途径。目前，以家庭医生责任制为核心的按人头付费方式在国际上逐渐得到普遍认可和推广，各国实践证明这一支付方式能够较好地控制医疗费用。

（四）现代医学模式转变

传统的生物医学模式已经难以满足居民的健康服务需求。现代社会更倾向于生物—心理—社会医学这一现代化的医学模式。[1] 这意味着医疗卫生机构的服务内容由患者治疗扩展到全人群的健康管理。然而，我国当前卫生服务模式忽视了预防在健康管理中的作用，未能充分发挥基层医疗卫生机构在整体医疗体系中的作用。首先，家庭医生制度的完善是建立分级诊疗制度的关键。分级诊疗制度中的社区首诊、上下转诊等环节均需要以家庭医生为核心开展，必须培养满足需求的高质量、高水平的家庭医生，才能使分级诊疗制度真正成为可能。其次，在精准医学的当下，患者的医疗需求不仅仅是生理上的，也会有精神上的，家庭医生制度的建立，能够较为精准地识别个体的健康问题，满足其心理、生理等的健康需求。此外，家庭医生制度是我国新医改的一个基本目标，是构建以社区服务为基础的新型城市医疗服务体系的重要载体，为最终解决医疗服务供需失衡问题提供了可行的路径。

三　我国家庭医生制度发展历程

20 世纪 80 年代后期，我国从国外引入全科医学概念，从此家庭医生制度便逐步在我国发展起来。本节从我国家庭医生制度的萌芽阶段、前期探索阶段、全国试点阶段以及全面发展阶段出发，对我国家庭医生制度的发展历程进行描述。

（一）我国家庭医生制度的萌芽阶段

20 世纪 80 年代后期，我国首次引进了全科医学概念。[2] 1986 年至

---

[1]　白志诚：《从医学模式的转变探讨医院职能的变化》，《海军医学》1989 年第 1 期。

[2]　魏威、张尚武、熊巨洋：《我国构建家庭医疗签约服务制度的机制探讨》，《中国全科医学》2016 年第 19 卷第 10 期。

1988 年，世界家庭医生学会以及国际上的全科医生和专家来到我国访问，介绍有关全科医学这一新兴学科的相关内容。1989 年，首届国际全科医学学术会议在北京举办，并且在首都医科大学成立了我国第一家全科医师培训中心。次年，我国加入了世界家庭医生学会，成为该组织的准会员。[①] 20 世纪 90 年代，全科医学开始进入各大高等院校，首都医科大学等高等院校开始培养首批不同层次的全科医生，包括中专、大专以及本科。1993 年，中华医学会全科医学分会成立，标志着全科医学专业在我国正式诞生。[②]

1995 年，中华医学会全科医学分会正式加入世界家庭医师学会。1997 年，《中共中央、国务院关于卫生改革与发展的决定》提出，"加快发展全科医学，培养全科医生"，随后各项配套政策相继出台，以保障全科医学的顺利推进。1999 年，原卫生部召开"全国全科医学教育工作会议"，全科医学教育工作在我国启动。随着《关于发展全科医学教育的意见》《全科医生岗位培训大纲》《全科医师规范化培训实行办法》等一系列政策文件的出台，我国全科医学教育的发展目标和框架逐步确立。我国全科医学发展初期的一系列探索推动着家庭医生制度在我国落地，但是仅局限于在少数地区开展，并且这些尝试聚焦相关概念和理论层面的探索。

（二）我国家庭医生制度的前期探索阶段

在全科医生培养初具规模以及相关政策陆续出台的基础上，我国在有条件的地区尝试开展家庭医生制度的工作模式和工作方法的探索。上海是我国经济发达、医疗条件优越的城市。因此，上海市作为试点地区率先开始了家庭医生制度的探索，为我国家庭医生制度的稳步推进提供了宝贵的实践经验。

2000 年，上海市出台的《关于实施"户籍制预防保健服务"的通

---

① 葛运运、徐静、周亚夫等：《我国全科医学发展历史与现状分析》，《中国全科医学》2013 年第 16 卷第 25 期。

② 张春民、程志英：《从家庭医生的历史沿革辨析家庭医生概念——以上海为例》，《中国社区医师》2019 年第 35 卷第 10 期。

知》提出，基层医疗卫生机构的医务人员，要以团队形式主动为当地居民提供上门式服务，服务内容涵盖建立健康档案、开展预防保健服务等。自 2003 年起，上海市率先在静安、黄浦等五个区开展改革社区卫生服务模式的尝试。2004 年，随着《上海市市民社区健康促进行动计划（2004—2007 年）》的出台，首次界定了全科医生团队的基本定义，并且强调了实施社区全科团队服务在社区卫生服务工作中的重要性。2005 年，长宁区率先开展了全科团队服务形式的居民签约服务工作。2006 年，全科团队服务模式逐步扩展到上海市所有的社区卫生服务中心。2008 年，上海市在现有模式的基础上，探索了新的社区卫生服务模式，例如长宁区的以居委会为责任范围的健康服务模式。①

　　除上海外，北京、苏州等地也开展了家庭医生制度的前期探索，例如北京在 2004 年提出家庭医生责任制团队。这一时期的家庭医生制度更应该被认为是全科医生制度，虽然同样是以家庭为单位进行服务，但无论是在签约模式还是在服务内容上，仍与真正的家庭医生制度存在一定差距。通过这些前期的探索与积累，家庭医生的概念在我国得到了一定程度的普及，同时，家庭医生制度的社会环境以及政策支持环境也初步形成，为我国进行更大范围的试点工作奠定了扎实的基础。

（三）我国家庭医生制度全国试点阶段

　　2009 年，国务院发布的《关于深化医药卫生体制改革的意见》中提出，将家庭医生制度作为社区卫生服务工作的目标。随着"新医改"深入推进，继上海、北京之后，深圳、苏州等城市也开始了家庭医生制度的尝试。2011 年，《关于建立全科医生制度的指导意见》明确了建立分级诊疗模式、实行全科医生签约服务是当前我国医药卫生服务的发展方向，这成为我国家庭医生制度发展的关键节点。2012 年，我国以北京、上海、武汉、贵阳等 10 个城市为试点，开展以"全科医生执业方式和服务模式"为主要内容的卫生服务模式改革。2015 年，《关于进一步加强乡村医生队伍建设的实施意见》中指出，各地要结合实际，探索开展乡村医生和农村居民的签约服务。该政策旨在发展农村地区的家庭医生制度。随

---

① 杜学礼：《上海市实施家庭医生制度研究》，博士学位论文，上海交通大学，2012 年。

着我国各试点城市的积极探索，我国家庭医生制度进入快速发展阶段。

各试点城市在实际的探索过程中，分别形成了独具地方特点的家庭医生服务模式。例如，上海市和成都市以医疗机构组合签约的模式为主。居民通过与所在地的社区卫生服务中心的家庭医生、大型综合性医院或条款内的其他医疗机构进行签约，由家庭医生提供基本的医疗卫生服务，在签约的大型综合性医院就诊时能够享有一定的优惠。该模式以医联体为依托，实现了优质医疗资源的上下贯通，提升了家庭医生签约制度对于居民的吸引力。另外，以北京、深圳为代表的地区则实行的是社区团队服务模式，居民与社区中的家庭医生团队建立契约关系。社区家庭医生团队中包括全科医生、社区护士、公卫医生、健康管理师等，他们以团队的形式为社区签约的居民提供综合性的医疗保健服务。除上述较为常见的模式外，还有以郑州、武汉为代表的片区负责制，以大丰、定远等地为代表的乡村医生签约制度等。① 各试点城市多样化的签约模式，能够为我国经济状况以及社会发展程度不同的地区开展家庭医生签约服务提供指导，有助于进一步扩大家庭医生签约服务的实施范围。

（四）我国家庭医生制度的全面发展阶段

2016 年，我国出台《关于推进家庭医生签约服务的指导意见》，首次从国家顶层设计的层面明确了家庭医生制度的建立将成为我国深化医药卫生体制改革的重要任务，并提出"2017 年家庭医生签约服务覆盖率达到 30% 以上，到 2020 年基本实现家庭医生签约服务制度的全覆盖"的政策目标。2017 年，《关于做实做好 2017 年家庭医生签约服务工作的通知》指出，"加强家庭医生团队服务能力，明确团队各成员职责分工，加强团队内成员合作"。2018 年，《关于规范家庭医生签约服务管理的指导意见》中提到，要鼓励社会办基层医疗卫生机构结合实际开展适宜的家庭医生签约服务。这一政策拓宽了家庭医生服务的供给主体，从而借助社会力量进一步推动家庭医生制度的发展。我国家庭医生制度现进入全面发展时期。

---

① 龚静：《我国家庭医生签约服务模式研究》，硕士学位论文，安徽医科大学，2018 年。

四　我国家庭医生制度发展成效

我国早期家庭医生制度的实施主要从上海、北京等发达地区起步，主要围绕基本医疗和基本公共卫生服务项目开展工作。实行家庭医生签约制度在建设全科医生队伍、提高基层服务能力、满足居民就医需求、推动分级诊疗制度等方面发挥了积极作用。近年来，随着相关政策的完善和落实以及社会各界的协同推动，家庭医生制度已经逐渐成效。

（一）全科医学人才队伍充实化

按照 2011 年发布的《国务院关于建立全科医生制度的指导意见》的要求，每万居民应配备 2—3 名合格的全科医生。根据《中国卫生健康统计年鉴 2019》，2018 年我国经培训合格的全科医生人数为 30.9 万人，每万人口拥有全科医生增至 2.2 人，已提前达成所预期的全科医生人才需求目标。

各地区也因地制宜地对人才队伍配置做了有益的尝试和探索，有效地优化全科医生人才队伍的建设。目前，家庭医生签约服务团队的基本人员配置主要包括家庭医生、护士以及公共卫生医生。现有具体的人员配置可以分为 4 类：（1）家庭医生＋护士＋护士助理＋药师；（2）家庭医生＋护士＋辅助团队（公共卫生医生和妇幼保健医生等）＋支持团队（药房和医技等）；（3）医生（家庭医生和中医医生）＋护士＋助理员＋社区志愿者；（4）医生（家庭医生和中医医生）＋护士＋社区志愿者。[①]

（二）家庭医生签约服务模式多元化

目前全国范围内已开展家庭医生签约服务，探索出各具区域特色的签约模式。2016 年，国务院医改办发布的《关于推进家庭医生签约服务的指导意见》提出，到 2020 年实现家庭医生制度覆盖重点人群，初步构建合理完善的相关制度。截至 2019 年，全国各地针对重点人群主要形成了六种家

---

① 殷东、张家睿、王真等：《中国家庭医生签约服务开展现状及研究进展》，《中国全科医学》2018 年第 21 卷第 7 期。

庭医生服务模式，分别是北京"智慧家庭医生优化协同"模式，上海"1+1+1"模式，江苏"基础包+个性包"模式，福建"三师共管"模式，浙江"医养护一体化"模式以及安徽"按人头总额预付"模式。各模式都在不同程度上促进了全国各地家庭医生签约服务的开展。

（三）家庭医生服务内容创新化

优化与完善家庭医生签约服务内容有利于提高基层医疗卫生服务能力，提高和改善居民签约意愿和就医体验，因此家庭医生签约服务内容和模式的创新尤为重要。各地涌现出一批家庭医生签约服务内涵的变革和创新性实践，涉及的主要举措包括扩大基本药物目录、一对一健康管理服务、双向转诊绿色通道。另外，各地在签约服务的特色和个性方面进行探索和创新，以提高服务质量和效率。诸如，北京市海淀区为充分满足老年人、慢病患者等特殊人群的健康需要，家庭医生会提供上门诊疗服务和健康咨询，打通由专业康复服务、临床护理服务向社区以及居家康复护理延伸的"最后一公里"，保证家庭医生能够在30分钟内到达居民家中。

（四）家庭医生签约服务个性化

以居民健康需求为中心，进行个性化的签约服务，成为目前提高居民签约率和信任度的有效实践。一方面，对服务对象进行分类评估，推出个性化的服务包。针对婴幼儿、孕产妇、老年人以及慢病患者等，为其提供个体化、多层次、综合性的"菜单式"家庭医生服务。另一方面，采用多元化的服务方式，扩大服务人群范围。例如，为提高居民的认知度和就诊积极性，进一步扩大签约对象的覆盖面，有的地区将签约服务包以特定人群或病种进行命名，在签约服务开展时先采用免费或试用的模式，再逐步转向付费。例如，四川成都龙泉社区卫生服务中心从2013年开始增加免费口腔和中医服务，大大提升了居民的签约率和满意度；武侯区自2014年开始实施以人为中心的主动健康管理服务模式下的家庭医生签约服务并取得初步成效。①

---

① 罗晓露、黄艳丽：《成都市武侯区家庭医生签约服务开展现状研究》，《中国全科医学》2019年第22卷第13期。

（五）全科与专科连续化

目前，全国各地家庭医生的实践表明，基层医疗卫生机构通过将全科与专科服务进行深入融合，不仅可以提升家庭医生的服务水平，也能调动居民到基层就诊的积极性。在家庭医生全科服务的特色方面，上海市设立老年护理家庭病床，将家庭病床纳入签约服务包，优先满足签约人群的护理需求。另外，杭州市推行"医养护一体化"签约服务，体现了医养结合形式的全科和专科防治连续化。

各地区基层家庭医生服务的开展不仅以全科服务为基础，还通过帮助呼吸科、消化科等常见病的专科医生走进社区，打造社区特色的"小专科"。[1] 例如，上海徐汇区枫林街道社区卫生服务中心目前已成立五官科、口腔科、妇科等专科门诊。通过"请进来"等专科和全科的一体化模式，使上级医院与社区卫生服务机构开展合作交流，引导优质医疗资源和卫生人才下沉到基层，提升家庭医生的服务能力，让更多居民愿意到基层首诊，这在一定程度上也推进了分级诊疗的实施。

五　我国家庭医生制度发展瓶颈

随着我国新一轮医疗卫生体制改革的稳步推进，实施基层家庭医生制度是实现人人享有卫生保健的关键。但是随着家庭医生签约服务的不断发展，我国当前家庭医生制度的签约模式和内容建设仍不完善，尤其是在家庭医生服务团队的队伍建设、运行模式、人员激励方面，暴露出许多亟须解决的问题。

（一）队伍建设滞后，服务能力不足

由于我国人口基数庞大，且居民对于基本医疗卫生服务的需求逐年加大，目前全科医生的数量和水平远不能达到世界卫生组织提出的标准。按照 2030 年每万名城乡居民配备 5 名全科医生的长期目标，我国在 2019

---

① 李兴春、李华：《我国家庭医生签约服务现状及存在问题研究进展》，《中国社区医师》2018 年第 34 卷第 22 期。

年仍有近40万的人才缺口，凸显出我国家庭医生存在人才队伍建设滞后、服务能力不足的问题。首先，我国基层医疗卫生机构家庭医生主要以学历偏低的高龄医生以及缺乏临床实践经验的专科医生为主。专业素养高、知识储备丰富的年轻医生下沉到基层为居民提供医疗服务的意愿不强。其次，优秀的家庭医生不仅要有能力提供临床医学诊疗，还要熟练掌握有关社会医学、预防医学、社区医学等方面的知识，但目前我国全科医生培训培养制度不完善，家庭医生队伍普遍存在专业素养低、知识结构老化、经验欠缺、积极性不高等问题，制约了基层医疗卫生机构的发展以及家庭医生签约服务的进一步推进。

（二）信息化建设水平参差不齐，存在信息共享壁垒

家庭医生的主要任务是向居民提供连续的基本医疗、公共卫生和健康管理服务，这就意味着需要采取动态跟进、双向沟通的服务模式，因此依赖于快捷且有效的信息化工具，以提供实时实地的服务和咨询。另外，畅通的信息网络平台也有利于维系和谐的医患沟通关系。但目前由于医疗卫生信息化发展的瓶颈，家庭医生不能及时快速地掌握患者医疗就诊和健康管理信息，极大地阻碍了家庭医生健康"守门人"作用的发挥。当前在信息化建设方面存在的问题有：第一，横向信息化系统相互独立。医疗和预防保健服务相分离，管理分隔，不能连续供给。第二，纵向信息系统连续性差，存在信息壁垒。各地信息化程度不一，未建立全国的统一使用的信息标准和网络系统，这导致居民健康和就诊信息在不同层级医疗卫生机构间无法共享和使用，电子病历和居民健康档案也仅仅在个别医疗机构之间能够共享。

（三）有效激励措施不足，居民认知与信任较低

我国家庭医生普遍存在工资待遇水平较低、缺乏系统有效的绩效考核机制问题。一方面，大部分家庭医生的收入依旧是薪酬制[①]，使其平均月收入比普通医生低并且需要承担更多的责任。较低的薪酬难以形成职

---

① 黄蛟灵、梁鸿、张宜民等：《家庭医生制度本土化困境与策略：以上海市虹口区为例》，《中国卫生政策研究》2016年第9卷第8期。

业吸引力，进而导致全科医生人才"下不去、留不住"。另一方面，目前基层首诊无法律法规约束，未建立与服务数量和质量关联的绩效考评与激励机制。加之签约医生的收入与签约对象的健康管理效果、基层首诊率没有进行有效衔接，这势必也会影响到签约供方的积极性。而且现阶段对家庭医生工作的考核过度重视签约数量却忽视了服务质量，导致家庭医生签约工作中存在签约率虚高、形式主义严重等问题。

同时，由于绩效考核激励机制的不完善，难以衡量家庭医生的服务水平和质量，居民对家庭医生服务的认知和信任度也较低。目前，社区居民对社区卫生服务和家庭医生签约制度认识存在不同程度的偏差问题，对家庭医生签约制度的内涵和家庭医生所能提供的服务内容缺乏了解，不能充分利用家庭医生服务来解决常见病和多发病。另外，我国居民很容易受到传统就医观念的影响，不愿意前往基层医疗卫生机构，因此居民进行家庭医生签约的积极性不高。

（四）基本药物配备不足，先进医疗设施缺乏

家庭医生签约服务的重点人群为老年人、孕产妇、0—6 岁儿童等弱势群体以及高血压、糖尿病等慢病患者。这类人群比普通人群对于基本医疗卫生服务需求更大，对于基本药物的需要也很大。但是目前社区卫生服务机构存在基本药物目录不全、配备不齐的问题，特别是针对慢性病的药物。签约居民到社区卫生服务中心就诊，却要去上级医院或者是药房购药；而从上级医院转回来的病人也因缺少适宜药物，难以在基层医疗机构得到延续性的治疗。[1] 这在一定程度上打击了居民的签约积极性，降低了基层医疗卫生机构的就诊率。此外，对于孕产妇等人群，尚未提供先进科学的诊疗检查设备。大部分已经签约的患者出于安全和质量的考虑需要去大型医院进行检查，而家庭医生服务未能提供相应的康复保健、病后咨询等实际的服务，使家庭医生签约服务无法得到有效利用。

---

① 谭文泽、林盛强、王金明等：《开展家庭医生签约服务的实践与思考》，《中国实用乡村医生杂志》2018 年第 25 卷第 12 期。

（五）医保支付机制导向性不强，难以实现患者分流

患者的分流就医与医保支付方式紧密关联，去大型医院和基层医疗机构看病，若支付的费用不同，经济杠杆所发挥的作用也不同。现行的医疗保险采取第三方付费方式，主要是从医疗费用支付方来规范被保险人的就诊寻医行为和控制医疗费用。目前家庭医生制度虽然鼓励居民到基层医疗机构就诊，但是居民依旧可以自由选择医院，没有政策或法律约束。同时医保对于不同医疗机构之间医药费用可报销比例的差异不显著，不能将病人吸引到基层医疗机构进行首诊，无法真正实现患者分流、有序就医。因此，在同等医疗费用的情况下，即便是与家庭医生签约的居民也倾向于到医疗设施更健全、服务流程更便捷、服务更完善的综合医院就诊。

六　我国家庭医生制度发展展望

2018 年，国家卫生健康委员会发布的《关于规范家庭医生签约服务管理的指导意见》指出，要提升家庭医生签约服务规范化的管理水平，推动家庭医生签约服务提质增效。因此，本部分针对我国家庭医生制度的发展现状以及存在的问题，对我国家庭医生制度今后的发展提出建议与展望。

（一）加强人才队伍建设，提高岗位吸引力

加强人才队伍建设，全科医生队伍数量和质量建设均至关重要。第一，继续实行"订单定向式"全科医生培养模式，填补农村卫生人才缺口。基层应与高校联合进行定向招生和就业，确定全科医生培养数量和比例，规划其毕业后从事家庭医生服务的最低年限，以解决全科人才缺乏问题。[1] 第二，提高在岗家庭医生的服务能力。目前通过定向培养与人才引进等手段，可以部分缓解人才短缺现状，但无法从根本上弥补居民

---

[1]　王妮妮、顾亚明、柳利红等：《浙江省家庭医生签约服务现状及对策》，《卫生经济研究》2015 年第 3 期。

多元健康需求与薄弱服务能力之间的差距。[①] 因此，除需要增加家庭医生数量外，也应提升在岗家庭医生的职业素养和诊疗水平，建立家庭医生有序竞争机制。一方面，组织专家进社区。通过专家到社区出诊及远程会诊等形式，全面提升家庭医生的服务能力。为家庭医生个人提供职业发展和进修的渠道，基层卫生服务中心定期派送家庭医生、护理人员以及公共卫生医师至上级医院的高血压、糖尿病等常见病多发病门诊进行进修培训，以提升家庭医生的专业素养。另一方面，优化薪酬激励机制，保证基层家庭医生的待遇，提高其岗位吸引力。

（二）加强信息化建设，下沉优质医疗资源

加快基层医疗机构与上级医院间的网络信息平台互联互通、高效对接。第一，建立全市乃至更大范围的家庭医生服务信息平台，促进居民健康信息在不同地域和层级医疗卫生机构之间的共享。通过信息化工作平台深化家庭医生的服务内涵，提高家庭医生服务质量和效率。同时依托信息化平台，建立起高效的绩效考核评价体系。第二，推进区域医疗卫生资源共享中心和远程医疗服务网络的建设，实现优质医疗资源共享。[②] 鼓励基层医疗机构与上级医院联合发展，鼓励县级医院医生到乡镇医院、乡镇医生到村（站）卫生室开展家庭医生服务，保障签约服务对象就近得到优质便捷的医疗卫生服务，实现横纵向医疗机构间信息共享，缓解家庭医生服务能力不足的现状，为签约居民提供高质量的医疗卫生服务。

（三）建立激励评价机制，强化政策支持力度

1. 对需方的激励

调动居民对家庭医生服务的需求和就医积极性至关重要。第一，加大家庭医生服务内容和服务成效的宣传力度。提高社会知晓率和参与度，

---

① 华力英：《家庭医生式服务运行机制现状及对策研究》，《现代医学与健康研究》2018 年第 18 期。

② 何孟芹：《新医改之家庭医生签约服务的政策思考——以沙湾区为例》，《劳动保障世界》2017 年第 17 期。

改善全社会对家庭医生服务的认同和信任，帮助其树立"小病找社区，大病进医院，慢病回社区"的就医意识，积极引导居民增加健康投资，整体提高健康水平。第二，对签约并就诊的居民给予一定的优惠福利。除增加基本药物的使用种类外，发挥中医药防治作用，探索中医视角下家庭医生服务提供的方式，以提高居民的就诊意愿和满意度。第三，完善医保支付政策，不断强化工作支持力度。一方面，适当扩大不同层级医疗机构之间的收费差距，调整门诊、住院以及重大疾病的报销比例，促使和引导患者主动向基层分流就医。另一方面，要将家庭医生的服务纳入医疗保险报销范畴，将一些具有社区特色且为居民必需的社区卫生服务项目，如家庭病床、慢病管理、居家康复等纳入基本医保目录，减轻个人费用负担。

2. 对供方的激励

通过不断完善相关家庭医生激励政策，以保障家庭医生工作的顺利开展。第一，吸引高质量、高素质的全科医生人才。鼓励高等院校医学毕业生到基层卫生机构工作，构建较完整的家庭医生培养和继续教育机制[1]。第二，调动家庭医生服务积极性。在收入分配、绩效考核、职称评定等多方面实施改进措施，重点优惠政策向家庭医生倾斜，实施家庭医生双向转诊、预约就诊优先制度。[2] 第三，应进一步强化综合医院对基层的"传帮带"制度，促进家庭医生队伍的职业发展。一方面，加大对家庭医生服务能力的培训和培养力度，提升其专业服务能力。另一方面，加强对家庭医生职业的监督考核。将家庭医生签约对象构成、健康管理效果、居民就医满意度、医药费用控制情况、签约居民首诊比例等纳入考核指标。在此基础上，根据家庭医生的工作效率和质量，完善家庭医生绩效工资、签约服务考核体系，强化对家庭医生工作薪酬和福利方面的激励机制。

（四）强化区域服务协同，优化签约服务内涵

优化家庭医生服务的提供，不仅需要做好对家庭医生内部的人员优化配

---

[1] 王凝宁：《北京市朝阳区家庭医生式服务的现状研究》，硕士学位论文，北京中医药大学，2014年。

[2] 朱有为、柏涌海、孙金海等：《我国家庭医生进展与对策分析》，《中华全科医学》2012年第10卷第10期。

置，还需要加强家庭医生团队之间的相互协同合作，优化服务内容和模式，提供全面多元的诊疗服务。第一，推进分级诊疗，合理配置卫生资源。家庭医生服务团队应依托医共体建设，实现资源共享和协同，进一步推进分级诊疗制度的开展。第二，根据各地人力资源状况，优化区域间团队配置。如全科与专科医生相融合，鼓励跨专业协作，加强优势互补，突出家庭医生团队服务特色，提高服务质量和效率。[①] 第三，优化签约服务内容，推出个性化服务包。针对不同签约对象，可定制多样化、个性化的签约服务内容，提供多种签约方式以供选择。第四，以居民健康为中心，保障签约对象利益。在提高居民签约率、扩大人群覆盖面的同时，丰富和优化签约服务的内涵，以签约对象的健康需要为导向，聚焦疾病诊治过程的实效性，关注患者和家属的就诊体验，满足其多样化的健康需求。

---

① 李兴春、李华:《我国家庭医生签约服务现状及存在问题研究进展》,《中国社区医师》2018年第 34 卷第 22 期。

第九章

我国基层医疗卫生机构
医疗保险支付评价

随着我国全民医保制度的建立和不断健全，医疗保险支付制度对医疗资源的调节作用显著增强。对基层医疗卫生服务机构的医疗保险支付，将对服务供方产生经济激励，引导和约束供方服务行为，从而影响基层医疗卫生机构服务的质量和效率。

本章梳理了近年来我国基层医疗机构医疗保险支付制度改革的政策要求和进展，分析和评价了按人头付费、特定病种按人头付费、医联体打包支付等基层医保支付改革探索的典型案例，在此基础上分析基层医疗机构医疗保险支付制度存在的问题与挑战，并提出完善基层医疗卫生机构医疗保险支付的策略建议。

一　基层医疗卫生机构医疗保险支付制度现状

（一）基层医疗保险支付改革的政策要求

医疗保险支付制度改革是我国医药卫生体制改革的重要内容，国务院办公厅 2011—2019 年度深化医药卫生体制改革重点工作任务中均将支付制度改革列为重点工作任务。随着基层医疗卫生机构改革的不断深化，对基层医疗保险支付的改革也在不断探索和创新，主要改革政策如表 9 - 1 所示。2011 年人社部《关于进一步推进医疗保险付费方式改革的意见》中要求适应基层医疗机构或全科医生首诊制的建立，探索实行以按人头付费为主的付费方式。随着分级诊疗制度的推进，2015 年《国务院办公厅关于推进分级诊疗制度建设的指导意见》中提出探索基层医疗卫生机构慢性病患者按人头打包付费。家庭医生签约服务改革试点开展后，2017 年，国务院办公厅《关于进一步深化基本医疗保险支付方式改革的指导意见》中提出，支持分级诊疗模式和家庭医生签约服务制度建设，依托基层医疗卫生机构逐步推行普通门诊统筹按人头付费，有条件的地区可探索将签约居民的门诊基金按人头支付给基层医疗卫生机构或家庭医生团队。

表 9 - 1　　　　　2011—2019 年国家政府部门对基层医保支付方式
改革的主要政策

时间	文件名	相关内容
2011 年 5 月	《关于进一步推进医疗保险付费方式改革的意见》（人社部发〔2011〕63 号）	结合居民医保门诊统筹的普遍开展，适应基层医疗机构或全科医生首诊制的建立，探索实行以按人头付费为主的付费方式
2011 年 7 月	《国务院办公厅关于进一步加强乡村医生队伍建设的指导意见》（国办发〔2011〕31 号）	鼓励地方结合推进新农合门诊统筹，同步开展新农合支付方式改革，探索按人头支付、总额预付等多种支付方式
2012 年 4 月	《关于推进新农合支付方式改革工作的指导意见》（卫农卫发〔2012〕28 号）	在乡（镇）、村两级医疗卫生机构要积极推行以门诊费用总额预付为主的支付方式改革。在实施门诊费用支付方式改革中，也可探索实行按人头付费向乡村（全科）医生购买服务的方式。对于特殊病种大额门诊费用，可探索实行定额包干的支付方式。在开展县、乡、村纵向技术合作或一体化管理的地方，可探索在协作体系内对门诊服务按人头付费
2012 年 11 月	《关于开展基本医疗保险付费总额控制的意见》（人社部发〔2012〕70 号）	结合基金收支预算管理加强总额控制，并以此为基础，结合门诊统筹的开展探索按人头付费

续表

时间	文件名	相关内容
2015 年 9 月	《国务院办公厅关于推进分级诊疗制度建设的指导意见》（国办发〔2015〕70 号）	探索基层医疗卫生机构慢性病患者按人头打包付费
2017 年 6 月	《关于进一步深化基本医疗保险支付方式改革的指导意见》（国办发〔2017〕55 号）	对基层医疗服务，可按人头付费，积极探索将按人头付费与慢性病管理相结合
2018 年 1 月	《国务院办公厅关于改革完善全科医生培养与使用激励机制的意见》（国办发〔2018〕3 号）	依托基层医疗卫生机构推行门诊统筹按人头付费，有条件的地区可以探索将签约居民的门诊基金按人头支付给基层医疗卫生机构或家庭医生团队。对纵向合作的医疗联合体等分工协作模式可实行医保总额付费
2019 年 10 月	《国家医保局　财政部　国家卫生健康委　国家药监局关于完善城乡居民高血压糖尿病门诊用药保障机制的指导意见》（医保发〔2019〕54 号）	以二级及以下定点基层医疗机构为依托，根据"两病"参保患者就医和用药分布，鼓励开展按人头、按病种付费

资料来源：中央人民政府网、国家医保局、人社部、国家卫健委等官方网站。

（二）基层医疗保险支付改革现状及评价

1. 全国改革进展

自 2017 年 6 月国务院办公厅发布《关于进一步深化基本医疗保险支付方式改革的指导意见》之后，全国各省、自治区、直辖市结合各地情况，先后发布了深化医疗保险支付方式改革的实施意见，有 24 个省份提出结合门诊统筹实施按人头付费改革，5 个省份提出探索慢病按人头付费；结合医疗联合体建设的推进，22 个省份提出探索紧密型医联体/医共体的打包支付。各省份探索的基层医保支付方式改革方向见表 9 - 2。

表 9 - 2   2017—2019 年各省份探索的基层医疗保险支付方式改革方向

省、自治区、直辖市	按人头付费	慢病按人头付费	医联/共体打包支付
天津	√		√
上海			√
重庆			√
河北	√		√
辽宁	√	√	√
吉林	√	√	√
黑龙江	√		√
江苏	√		
浙江	√		√
安徽	√		√
福建	√		√
江西	√		
山东	√		
河南	√		
湖北			√
湖南	√		
广东	√	√	
广西	√		√
海南	√		√
四川	√		√
贵州	√		√
云南	√		√
陕西	√		√
甘肃	√		√
青海	√		√
内蒙古		√	√
宁夏	√		√
新疆	√	√	

注：作者根据各省、自治区、直辖市相关政府部门网站公布的政策整理。

2. 基层医疗保险支付的典型案例分析与评价

当前，全国各省市正在积极开展基层医疗卫生机构医疗保险支付的改革，因地制宜地探索适合各地具体情况的医疗保险支付方式，尚没有统一的模式。以下选取我国基层医疗卫生机构医疗保险支付探索开展较早、具有一定特色、积累一定经验的典型地区，对其基层医疗保险支付实施方案及效果进行案例分析与评价。

（1）珠海：基于年龄调整的按人头付费

珠海市于 2009 年 7 月 1 日开始实施《珠海市社会基本医疗保险普通门诊统筹暂行办法》，建立起覆盖所有基本医疗保险参保人的普通门诊统筹制度。为保障参保人员获得所需的门诊服务同时确保门诊服务费用合理可控，珠海市借鉴国际管理式医疗的经验，实行普通门诊费用总额预算下的按人头付费方式，并在人头费的标准上探索按年龄别进行调整。

①主要举措。

支付标准：珠海市普通门诊统筹启动之初，人头费标准定为按每人每年 100 元，参保人在选定的门诊统筹定点机构发生的医疗费用个人月定额结算额度统一为每人每月 8 元（4 元调剂使用）。然而，由于不同年龄段的人群卫生服务利用情况存在差异，对一些疾病高发年龄段人员如"一老一小"人员签约较多的定点机构来说，分配的医保费用额度明显不足，有失公平。为此，2012 年珠海市医保部门根据门诊统筹制度运行 3 年来不同年龄签约人的医疗消费数据差异，采用聚类法将医疗消费水平相近的参保人群归为一类，按年龄共分为五组，重新分配年人头费结算额度，并根据基金运行情况进行调整。2016 年度为推进"两病"分级诊疗工作的开展，珠海市两次提高门诊统筹按人头付费标准。目前实施的按人头付费各年龄组结算额度见表 9-3。

结余留用，超支分担：珠海市门诊统筹对医疗机构的费用实行"总额预算，定额结算"的原则按月结算，年度清算，并建立"结余留用，超支分担"的激励约束机制。医保部门根据每个参保人的月定额结算额度及门诊统筹定点机构签约服务的参保人数，计算出该定点医疗机构的月结算额度，在月结算额度内每月与门诊统筹定点机构结算。

表 9-3   珠海市按人头付费各年龄组结算额度

服务人群	年龄区间（岁）	人均年结算额度（元/人/年）
第一组	0，14—25	62
第二组	1，10—13，26—32，90—	117
第三组	2，7—9，33—52，88，89	234
第四组	6，53—64，81，83—87	301
第五组	3—5，65—80，82	376

在每一个医保年度结束后，门诊统筹定点机构的年门诊医疗服务费使用在年结算额度相应比例的，按以下办法清算：92%以内的，据实结算；92%—96%的，据实结算外，92%—96%的结余费用的50%及96%—100%的费用给门诊统筹定点机构；96%—100%的，100%给门诊统筹定点机构，即费用使用在92%—100%的，最高给予6%的激励。

同时，因签约人数、疾病构成差异等原因造成超支的，在当期统筹基金结余情况下，给予适度补偿，补偿原则为：超支少于1%的部分，不补偿；超支1%—5%的部分，按少于70%的比例补偿；超支5%—10%的部分，按少于50%的比例补偿；超支多于10%的部分不予补偿。

患者定点就医管理：珠海市门诊统筹采取"首诊定点到社区"的就医管理模式，即参保人根据个人意愿，在本市门诊统筹定点的社区卫生服务机构或镇卫生院中选择一家作为门诊就医机构，每年度选择一次，下一年度参保人可重新选择定点医疗机构。目前，门诊统筹定点服务机构91家共200多个服务网点，为参保人提供方便快捷的医疗服务。

②实施成效。

珠海市实施门诊统筹后，在基层医疗机构签约人数稳步增加，每年约增长3万名签约者。2013—2015年，珠海市门诊统筹次均费用控制得较好，在基层医疗机构就诊单次费用不超过70元，年均增幅在10%以下；签约者年人均门诊费用也控制较好，2015年签约者在基层医疗机构就诊单次费用为110.6元。2016年度为推进两病分级诊疗改革，两次提高了按人头付费的结算标准，费用出现明显增长。2015—2017年珠海市门诊统筹签约者年人均就诊次数较为稳定，为2.5次左右，2017年略有下降。

（2）天津：糖尿病按人头付费

2011 年，天津市糖尿病患者门诊特病鉴定人数共 24.5 万人①，截至 2017 年 5 月，该鉴定人数上升至 39.3 万人，增长速度较快。为减轻天津市糖尿病患者门诊负担，天津市先后于 2001 年和 2007 年将城镇职工和城镇居民糖尿病门诊费用纳入门诊特定病种保障，规定糖尿病门诊医疗费用纳入住院统筹基金支付范围，自 2012 年 1 月 1 日起，规定基本医疗保险糖尿病患者实行门诊特定病种就医准入管理。一方面，由于糖尿病门特保障水平高、支付限额高，许多患者通过登记虚假糖尿病门特信息、倒卖糖尿病药品等方式弄虚作假、从中牟利，套取医保资金的现象屡禁不止；另一方面，随着医疗水平的提高、天津市民健康意识增强、人口老龄化等，天津市门特费用逐年增加，给天津市医保基金造成了巨大负担。为应对门特费用快速不合理增长以及老龄化、医疗水平提高引起的费用增加，天津市自 2014 年 1 月 1 日起，在南开区三潭医院正式启动"糖尿病门特按人头付费"试点工作，是全国范围内在县级及以下医疗机构门诊慢病领域的率先试点。糖尿病门特按人头付费定义：指天津市医疗保险参保人员中，办理糖尿病门特后，糖尿病门特发生的由医疗保险基金承担报销的部分，按照人头付费的支付方式，由定点医疗机构与医疗保险经办机构进行结算。

① 主要举措。

支付方式与支付标准：经鉴定的糖尿病患者可自愿选择一家一级或二级试点医院进行签约作为本年度就诊医院，医保对该机构签约患者因糖尿病就诊的门诊费用进行按人头支付，结余留用，超支不补，经试点医院同意转诊到其他医疗机构的糖尿病门特费用由试点医院支付，未进行签约的患者医保仍按项目支付。天津市按人头付费支付标准是按照全市近三年平均支付水平，参考职工医保和居民医保支付比例，分别测算职工、退休人员、学生儿童、成年居民和老年居民等各类群体的糖尿病门特人头费用标准，并根据医疗保险定点医疗机构签约患者人数，确定医疗保险定点医院诊治糖尿病门特年度预算医疗费用的总额。

---

① 刘明瑶：《糖尿病按人头付费支付方式改革对医保费用影响效果分析》，硕士学位论文，天津大学，2014 年。

其他规定：试点医院向签约糖尿病门特患者提供医疗服务，不受医保"三目"（指医保药品目录、医保诊疗项目目录、医保医疗服务设施标准目录）限定，向参保人员提供"三目"规定以外服务项目，应当事先向医疗保险经办机构备案。医保经办机构以年度预算医疗费总额为基础，按季度或按月向试点医院拨付糖尿病门特按人头医保费用。年底参考实际工作量、参保人员个人负担水平和参保人员满意度等指标完成情况，结余留用，超支不补，参保人员所需支付费用仍按项目支付。糖尿病门特参保人员与试点医院签订的定点就医协议有效期一般为一年。每年度9—12 月为下一年度定点就医协议签约期，协议期为下一年度的 1 月 1 日至 12 月 31 日；年中签订协议的，协议期为签约下月起至当年 12 月 31 日止。

患者享有福利：糖尿病门特鉴定绿色通道；患者入组后合理用药情况下，降糖药物超过 10000 元部分不需自行垫付超过部分费用；用药和检查范围扩大；开通与其他三级医院的双向绿色转诊通道；享受院内 8 项免费检查；成立患者服务中心，开通电话、互联网等多种途径跟踪随访服务；辖区内患者的入户随访和行动不便患者的送药入户；一站式服务，建立医保定点药店等。

② 实施成效。

降低了医疗卫生费用。部分研究表明，实施糖尿病按人头付费后，患者的月人均费用呈下降趋势①②③；相比于对照组，按人头付费组患者的自付费用较低，按人头付费在减轻患者费用负担方面具有一定的效果，同时能够降低医保基金支出。

在控制患者血糖方面具有非劣性。研究显示④，在控制了年龄、性别、糖尿病病程及并发症等混杂因素后，按人头付费组的空腹血糖、餐

---

① 张再生、徐爱好：《糖尿病"按人头付费"支付模式效果分析》，《中国农村卫生事业管理》2014 年第 9 期。

② 刘明瑶：《糖尿病按人头付费支付方式改革对医保费用影响效果分析》，硕士学位论文，天津大学，2014 年。

③ 邢念莉、陈文、刘稳等：《天津市糖尿病门诊特定病种患者按人头付费的效果评价》，《中国卫生资源》2018 年第 5 期。

④ 陈辉：《糖尿病门特按人头付费项目临床效果评价》，硕士学位论文，天津医科大学，2018 年。

后 2h 血糖和糖化血红蛋白均不差于对照组。

（3）深圳罗湖：医联体打包支付

深圳市罗湖区于 2015 年 8 月建立罗湖医院集团，在全国率先探索医疗联合体改革，改革的关注点由疾病治疗转变为健康管理。改革的目标是推动医疗卫生服务向"以基层为重点、以健康为中心"转变，努力构建让居民"少生病、少住院、少负担、看好病"的区域医疗卫生服务共同体。2015 年 10 月，成立质量管理中心并增加全科医师数量，提升基层服务能力。2016 年 5 月，推进实施"总额预付，结余留用"的打包支付制度，通过对医联体的支付改革，加强对基层的资源投入和经济激励。

①主要举措

医联体构建①②：第一，以独立法人形式成立医院集团。在管理模式上，罗湖区成立了由区领导、有关部门、社会知名人士组成的医院管理理事会，理事会拥有包括聘用医院集团总院长等重大事项的决定权。在法人治理上，集团院长公开招聘，赋予其充分的人、财、物管理权；建立院长权力约束机制，实行聘任制。第二，在社康中心组建家庭医生团队。为加强全科医生团队建设，集团从世界各地招聘全科医生，邀请国际著名的全科医生专家为集团全科医生进行线上培训。每个全科医生团队包括一个全科医生、护士、健康促进人员和公卫医生，另外也可能包括专家，药剂师、营养师、心理专家等。家庭医生团队的作用是努力改变社区居民的行为，将以医院为中心的诊疗护理转变为以社区为中心的预防为主的护理。

"总额预付，结余留用"的打包付费方式。医保部门按照罗湖医院集团家庭医生签约管理的人数，以其上一年家庭医生签约居民实际发生的医保费用为基数，结合深圳市年度人均医保上涨率，总额"打包"预付给罗湖医院集团，年终结算。签约居民可以自由选择在集团内或者集团外医疗机构就诊，相关医疗费用的支付均打包在集团医保总额中。年末

---

① 王虎峰：《我国医联体的功能定位与发展趋势——以罗湖医疗集团为例》，《卫生经济研究》2018 年第 8 期。

② Wang, X., Sun, X., Gong, F., et al., "The Luohu Model: A Template for Integrated Urban Healthcare Systems in China", *International Journal of Integrated Care*, 2018.

医保打包总额如有结余，由集团留用，可用于医院和社康中心的发展建设及员工的奖金发放。

②实施成效

对医疗集团打包支付产生的激励机制，一方面，促使医院集团注重引导签约患者下沉至社区，为签约者提供疾病预防和个性化诊疗，减少不必要医疗费用支出，从而有效控制成本；另一方面，医院集团也致力于提高医疗服务质量，以赢得患者的信任，从而避免或减少患者前往集团以外的医疗机构就医，并维持签约状态。

改革后，签约患者对基层卫生服务利用增加，双向转诊得到改善，进一步推进分级诊疗的实施。截至 2017 年 6 月，有 58 万居民与集团的家庭医生签约，患者社区机构就诊占比从 29.49% 上升至 42.60%。从医院下转至社区卫生机构随访或康复的患者人数，在 2015 年几乎为零，而 2016 年该数量超过 10000 名。在 2016 年和 2017 年两年间，罗湖集团对 4596 个糖尿病患者、4995 个高血压患者及 822 个严重精神疾病患者实施了个性化管理。2018 年，罗湖区 2 型糖尿病住院例数较 2017 年下降 7.3%，高血压住院例数较 2017 年下降 5.4%。[1] 改革后基层医疗机构提升了医疗服务水平，得到患者的一致好评[2]，2015 年和 2016 年罗湖区居民对社区卫生机构满意度位居深圳市十区首位。[3]

罗湖医院集团以医疗机构集团化改革为纽带，以健康效果为导向的医保支付方式改革为核心，以做实做优家庭医生签约服务为抓手，努力构建区域紧密型医疗联合体。罗湖模式的改革关键在于医联体的打包支付，有利于建立起正向激励机制，居民越健康，医生薪酬越高，医院、医生、患者和政府的利益是一致的。更重要的是倒逼医院必须积极主动地做好预防保健工作，不断提高医院的内涵建设，切实做好服务，用更便捷、更优质、更让居民喜爱的健康医疗服务把患者留在社康中心，留

---

① 宫芳芳、孙喜琢：《医保支付方式改革"罗湖模式"显成效》，《中国医院院长》2019 年第 13 期。

② 梅琳、黄葭燕、杨肖光等：《给予患者调查的深圳市罗湖医院集团化改革的成效初探》，《中国卫生政策研究》2018 年第 6 期。

③ Wang, X., Sun, X., Gong, F., et al., "The Luohu Model: A Template for Integrated Urban Healthcare Systems in China", *International Journal of Integrated Care*, 2018.

在医院集团，从而真正提升签约居民的健康水平。

（4）安徽天长：医共同体内按人头付费

2015 年，安徽省医改办等部门印发了《关于开展县域医疗服务共同体试点工作的指导意见》①，天长市作为第一批试点单位，积极开展县域医共体及基层医疗机构支付方式改革的探索。

①主要做法

主要政策：2015 年 3 月，天长市医管会印发了《天长市县域医疗服务共同体试点工作实施方案》②，提出建立县级医疗机构与基层卫生服务机构医疗联合的长效工作机制，以市二级综合医院等为牵头单位，分别与中心卫生院和镇卫生院（含分院、门诊部）组成县域医疗服务共同体，并探索医保基金对县域医共体实行按参保人头总额预算支付。在此基础上，天长市医管会印发了《天长市县域医疗服务共同体新农合按人头付费预算管理实施方案》③，开展新农合医保支付方式改革。随着居民医保城乡统筹的推进，2018 年 8 月，天长市医改委印发了《天长市 2018 年城乡居民医保资金按人头付费预算方案》④，扩大了医保基金预算范围，将新型农村合作医疗和城镇居民医保全部纳入按人头付费预算管理范围，打包给医共体。

支付方式：以总额控制、分块结算、结余留用、超支不补等为基本原则，将新农合基金全额纳入预算，按提取 10% 的风险金后的 95% 作为总预算，并按综合测算出的人头预算基金（2015 年度为 410 元/人），将总预算转换成参合人头费用交由医共体包干，负责承担辖区群众当年门诊、住院、大病保险服务的直接提供、必要的转诊以及新农合补偿方案规定的费用报销。

在基金拨付上，将医共体预算基金分为"预留部分"和"按季预拨

---

①　安徽省医改办等：《关于开展县域医疗服务共同体试点工作的指导意见》（皖医改办〔2015〕6 号）。

②　天长市医管会：《天长市县域医疗服务共同体试点工作实施方案》（天医管会〔2015〕1号）。

③　天长市医管会：《关于印发〈天长市县域医疗服务共同体新农合按人头付费预算管理实施方案〉的通知》。

④　天长市医改委：《关于印发〈天长市 2018 年城乡居民医保资金按人头付费预算方案〉的通知》（天医改委〔2018〕7 号）。

部分"两部分,实行"按季预拨,半年考核,年终决算"。除预留部分外,全额预拨给医共体牵头单位,按有关规定分配和使用。医共体成员单位内的基层医疗机构垫付资金由牵头单位根据往年资金需求量按季预拨。

考核机制和结余分配:重点考核指标包括医共体门诊人次、住院人次、市外就医人次、医疗费用以及群众满意度、医疗纠纷发生情况等。考核方法分为季度考核和年度考核,考核结果和资金拨付挂钩。每季度预拨医共体预算基金前对上季度进行考核,根据考核得分确定下季度预算拨付额度;年终决算前对全年工作进行考核评价,以确定年度医共体最终资金拨付量。年终考核得分在 85 分以上,年度结余部分全部归医共体,在牵头医院、乡镇卫生院和村卫生室之间按 6:3:1 的比例分配[1];年终考核低于 85 分时,每降低 1 分,扣减 5% 的年终考核基金,将扣减部分用于优秀医共体成员单位的奖励。

② 改革效果

医共体及支付方式改革促进了分级诊疗的开展,促使医共体通过分工协作将更多的患者留在当地和基层。天长市县域内患者就诊率从 2011 年的 88.76%[2]提升至 2017 年的 92.34%[3];同时,基层医疗机构就诊人次数也逐年提升,2017 年乡镇卫生院住院门急诊人次为 84.26 万人次,较 2016 年增长 47.54%,县域出院人数中基层医疗卫生机构占比也由 2015 年的 11.77% 提升至 2017 年的 12.43%[4]。

医共体及支付方式改革减轻了患者的医疗费用负担。2017 年上半年天长市患者门诊次均费用和住院次均费用分别为 144.95 元和 4984.75 元,比 2016 年同期分别下降了 2.49% 和 0.96%[5],县级医院患者人均住院费

① 姜天一、何祖彬:《天长:医共体撑起县域医疗》,《中国卫生》2016 年第 8 期。
② 于亚敏、代涛、杨越涵等:《天长市县域医共体内医保预付制对医疗费用控制研究》,《中国医院管理》2018 年第 38 卷第 4 期。
③ 张磊:《安徽天长:从打造紧密型医共体切入》,《中国卫生》2018 年第 10 期。
④ 赵慧童:《天长市县域医共体新农合按人头总额预付制对分级诊疗影响研究》,硕士学位论文,北京协和医学院,2018 年。
⑤ 申丽君、黄成凤、李乐乐等:《县域医共体模式的探索与实践——以安徽省天长市为例》,《卫生经济研究》2018 年第 12 期。

用也均呈下降趋势，自付比例也逐年下降①。新农合基金县域内实际补偿比不断提升，2017 年达 70.48%，2018 年 6 月达 71.12%。

医共体及支付方式改革增强了基层医疗机构的服务能力。在医共体整体的控费约束下，牵头医院加大了对基层医疗机构的帮扶力度，开展了对乡村医生的业务培训等支持工作。乡镇卫生院也协助村卫生室开展家庭医生签约服务，使村卫生室的服务能力得到较大改善，提高了家庭医生签约率和对慢性病患者的健康管理水平。2019 年，天长市高血压、糖尿病等重点人群签约 13.1 万人，重点签约率达 93.1%，大健康管理效果初显。②

（5）上海长宁：医保支付家庭医生签约服务费

早在 2008 年上海市长宁区就启动了家庭医生制度的探索，在全国范围内先行试点，并逐步实现区域的全覆盖③。随着家庭医生签约工作的不断深入，长宁区以医保支付方式改革为切入点，于 2013 年印发了《长宁区关于开展家庭医生签约服务与医保支付方式改革试点工作方案（试行）》④，通过由医保按签约人头支付家庭医生签约服务费，促进家庭医生签约服务改革的深化。

①主要做法

医保支付方式和支付标准：在医保总额预付管理的基础上，按照有效签约服务人数，结合签约服务质量与效果，由医保支付家庭医生签约服务费，实现对家庭医生签约服务的有效激励，探索医保按人头支付的制度雏形。⑤ 具体做法为：以每一家庭医生签约人数为计算基数，并设计针对家庭医生服务的考核机制，根据考核结果拨付签约服务费。考核指标包括服务数量和服务质量两个方面，服务数量包括签约的健康人群和亚健康人群在其签约家庭医生处的首诊率不低于 50%，签约的疾病人群

① 于亚敏：《县域医共体模式下新农合住院患者医疗费用研究》，硕士学位论文，北京协和医学院，2018 年。

② 张磊：《安徽天长：从打造紧密型医共体切入》，《中国卫生》2018 年第 10 期。

③ 江萍：《上海市长宁区家庭医生签约服务实践》，《中国卫生人才》2019 年第 7 期。

④ 长宁区卫计委：《长宁区关于开展家庭医生签约服务与医保支付方式改革试点工作方案（试行）》的通知（长卫发〔2013〕12 号）。

⑤ 芦炜、张宜民、梁鸿等：《家庭医生制度的发展路径与逻辑阶段分析——基于上海长宁的经验》，《中国卫生政策研究》2016 年第 8 期。

在所属社区卫生服务中心的家庭医生首诊率、定点就诊率、预约门诊率均不低于 50% 等指标；服务质量以《长宁区家庭医生签约服务包》为考核的技术性依据。对考核合格的家庭医生，根据其签约人数，按人均每月 10 元的标准给予签约服务费。其中，职保人群的签约服务费由市医保局支付，居保人群的签约服务费由市、区两级财政支付。在医保经费结算之前，由区社区卫生管理机构预付 60%；半年度考核后，签约服务费拨付 80%；年度综合考核后，按比例结算。[①]

签约服务包：明确向签约对象提供以基本医疗和健康管理为主的"防治结合"服务，包括涵盖 36 项医疗服务的家庭医生签约服务包，居民与家庭医生签约后便可享受免费的健康体检、个人健康档案建档、个性化健康评估与指导、慢性病管理、绿色转诊等服务。[②]

②改革效果

通过家庭医生签约服务及医保支付方式改革的同步推进，长宁区家庭医生签约服务的效果初显。

促进了分级诊疗有效实施。截至 2018 年 9 月，长宁区 161 名家庭医生已签约居民 34.44 万人，签约率达 51.89%，家庭医生有效签约比达 71.46%；签约对象的家庭医生定点就诊率达 47.48%，社区定点就诊率达 78.73%，预约门诊率达 64.00%，预约门诊履约率达 99.94%。[③]

改善了患者的就医行为。与未签约居民相比，签约居民的患病就医率得到提升，且更偏向于选择社区卫生服务中心就诊，同时改革促使家庭医生为签约居民提供连续、优质的医疗服务，对改善签约居民的慢病防治效果具有积极作用，提升了签约居民的慢病自我管理率，其血压控制率也高于未签约居民。[④]

---

① 江萍：《家庭医生服务模式的制度特征及效率评估——基于上海长宁区的实践》，《中国医疗保险》2014 年第 4 期。

② Huang, J., Lu, W., Wang, L. et al., "A Preliminary Effect Analysis of Family Doctor and Medical Insurance Payment Coordination Reform in Changning District of Shanghai, China", *BMC Family Practice*, Vol. 20, No. 1, 2019, p. 60.

③ 江萍：《上海市长宁区家庭医生签约服务实践》，《中国卫生人才》2019 年第 7 期。

④ Huang, J., Lu, W., Wang, L. et al., "A Preliminary Effect Analysis of Family Doctor and Medical Insurance Payment Coordination Reform in Changning District of Shanghai, China", *BMC Family Practice*, Vol. 20, No. 1, 2019, p. 60.

对医疗费用的快速增长起到初步控制作用。研究显示签约居民在签约半年后医疗机构就诊次均费用为 188 元，平均就诊次数为 9.4 次，而非签约对象就诊次均费用为 223 元，平均就诊次数为 12 次[1]，签约居民的门诊医疗费用得到有效控制。

二　基层医疗卫生机构医疗保险支付存在的问题与挑战

（一）未能与基层医疗卫生机构改革相协同

由于医药卫生体制改革与卫生体系发展的复杂性和系统性，仅靠支付方式改革无法撬动卫生体系的整体转变，难以凸显支付方式改革的政策效应。从改革层面看，目前我国大部分地区基层医疗机构医保支付方式改革与家庭医生签约服务、医联体建设等改革措施尚未形成统一的政策推进路径，在改革时间上存在一定的错位与滞后，不同改革政策之间缺乏联动，这使患者仍主要聚集在上级医疗机构，不利于分级诊疗模式的建立，也弱化了医保支付方式改革的效应。[2]

同时，实现基层首诊、患者有序流动也是医保支付方式发挥控费约束作用的基础，但我国基层首诊机制尚未完善，给基层医疗机构医保支付方式改革的实施带来一定阻碍。从需方的角度看，不同级别医疗机构间的实际报销比例差异不大，医保偿付未能对患者的就医流向起到调控作用，且各级医疗机构间尚未形成科学合理的医疗服务比价关系，价格水平差异化不明显，难以引导患者合理选择医疗机构进行就诊。另外，医保支付方式改革未能对基层医疗机构的发展给予有效支撑，基层医疗卫生机构的发展速度未能与高层级医疗机构相协同[3]，优质医疗卫生人才的缺乏制约了基层医疗机构服务能力的提升，其服务水平发展不足也直

---

① 芦炜、张宜民、梁鸿等：《基于需方的家庭医生签约服务实施效果评价——以慢性病为重点》，《中国卫生政策研究》2016 年第 8 期。

② 李忠锦：《医疗保险支付方式改革对医疗费用和医疗负担影响的研究——基于双重差分模型》，《中国卫生产业》2019 年第 29 期。

③ 赵慧童：《天长市县域医共体新农合按人头总额预付制对分级诊疗影响研究》，硕士学位论文，北京协和医学院，2018 年。

接导致患者较低的基层首诊意愿。且居民对基层医疗机构与家庭医生的能力缺乏认知和信任，签约居民预约就诊以及利用家庭医生进行转诊的有序就医习惯也尚未形成①，大部分患者特别是住院患者仍主要分布在高层级医疗机构，二、三级医院"虹吸"现象仍未根本改变。②

（二）医保支付尚未建立起对基层的有效激励

目前，医保支付尚未建立起对基层医疗卫生机构的有效激励，结余基金未能留用或额度不够的现象严重制约了基层医疗卫生机构开展工作的积极性。特别是在"收支两条线"等财政补偿机制建立的基础上，基层医疗卫生机构谋求发展的动机被弱化③，若医保支付不能给予其有效的激励，便会加剧基层医疗机构动力不足现象的发生。在医联体内部，医保对医联体内各级医疗机构间的双向转诊也缺乏激励机制，导致基层医疗机构积极性不高、基层医疗资源利用效率低下等一系列突出问题，难以建立有效的分工协作机制。④

同时，医疗机构内部尚未形成有效的利益分配机制，未能将医保激励传导给医务人员。医务人员的行为对控制医疗费用有重要作用，但医务人员内部的考核激励制度不完善，可能会使其缺乏参与到改革中的动力。从长宁等地区的经验看，签约服务费的激励作用尚未完全显现，研究显示由医保支付的签约服务费仅占大多数家庭医生收入的 20% 以下，对家庭医生的收入分配影响不大，无法充分发挥医保支付方式改革的激励作用。⑤ 同时，在绩效工资制度下，支付总额中用于绩效分配的比例过低，不能充分发挥奖惩和引导作用⑥，使医务人员缺乏足够动力主动为患

---

① 刘姗姗、葛敏、江萍等：《签约居民对家庭医生签约服务的认知与利用研究》，《中国全科医学》2018 年第 4 期。

② 李明、舒之群、黄煊等：《按人头支付政策干预对患者门诊服务利用的影响分析》，《中国卫生经济》2017 年第 7 期。

③ 胡琳琳、曹英南、王班等：《我国基层医疗机构卫生服务支付制度改革探讨》，《中华医院管理杂志》2015 年第 2 期。

④ 刘磊：《重庆市医联体及医联体内医保支付研究》，硕士学位论文，重庆医科大学，2019 年。

⑤ 芦炜、张宜民、梁鸿等：《医保签约管理模式下的家庭医生制度绩效评价指标研制与结构过程评价》，《中国卫生政策研究》2016 年第 8 期。

⑥ 同上。

者提供优质医疗服务，不利于基层医疗卫生机构服务能力的提升。

（三）基层医疗服务利用不足，基层费用增长未得到有效控制

目前，我国基层医疗服务利用尚不充足。从全国层面看，2014 年至 2018 年间全国总诊疗人次数保持不断上涨，由 2014 年的约 76 亿人次增长至 2018 年的约 83 亿人次，年均增长率为 2.25%；但基层医疗卫生机构诊疗人次数变化不大，且在 2015 年和 2018 年出现下降，2014 年至 2018 年间的平均增长率仅为 0.24%；从占比上来看，基层医疗卫生机构诊疗人次数占比也呈逐年下降趋势，从 2014 年的 57.41% 不断下降至 2018 年的 53.04%（见表 9 - 1、图 9 - 4）。

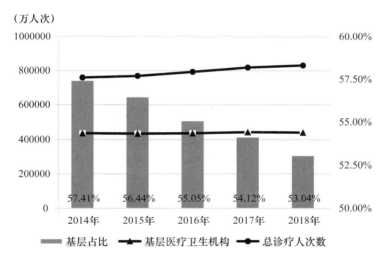

图 9—1 2014—2018 年全国诊疗人次数变化情况

表 9—4　　　　　　　　2014—2018 年全国诊疗人次数变化情况

	2014 年	2015 年	2016 年	2017 年	2018 年
基层诊疗人次数（万人次）	436394.9	434192.7	436663.3	442891.6	440632.0
总诊疗人次数（万人次）	760186.6	769342.5	793170.0	818311.0	830801.7
基层占比	57.41%	56.44%	55.05%	54.12%	53.04%

资料来源：《中国卫生健康统计年鉴 2019》。

从入院情况看，2014 年至 2018 年间全国总入院人次数也保持不断上涨，由 2014 年的 2.04 亿人次增长至 2018 年的约 2.55 亿人次，年均增长率为 5.64%；而基层医疗卫生机构入院人次数增长较为缓慢，且在 2015 年和 2018 年出现下降，2014 年至 2018 年的年均增长率仅为 1.68%；从占比上来看，基层医疗卫生机构入院人次数占比也呈逐年下降趋势，从 2014 年的 20.03% 不断下降至 2018 年的 17.19%，居民对基层医疗服务的利用尚不够充足（见表 9－2、图 9－5）。

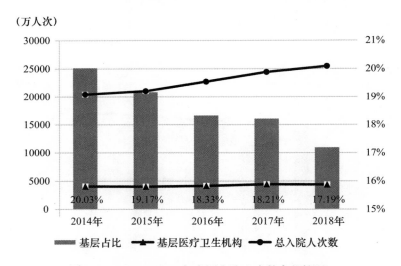

图 9－2 2014—2018 年全国入院人次数变化情况

表 9－5 2014—2018 年全国入院人次数变化情况

	2014 年	2015 年	2016 年	2017 年	2018 年
基层入院人数（万人次）	4094	4036	4165	4450	4376
总入院人数（万人次）	20441	21053	22728	24436	25453
基层占比	20.03%	19.17%	18.33%	18.21%	17.19%

资料来源：《中国卫生健康统计年鉴 2019》。

同时，医保支付方式改革未对基层医疗费用起到明显的控制作用。从全国层面看，2014 年至 2018 年全国一级医院次均门诊医药费用持续上涨，且年均增长率为 5.77%，高于三级医院次均门诊医药费用的年均增长率（4.53%），但 2016 年后一级医院次均门诊医药费用增速有所放缓；在住院费用上，2014 年至 2018 年全国一级医院人均住院医药费用持续上涨，年均增长率达 7.21%，而三级医院人均住院医药费用的年均增长率仅有 2.42%，表明医保对基层医疗机构的控费约束需进一步加强（见表9-3、图 9-6）。

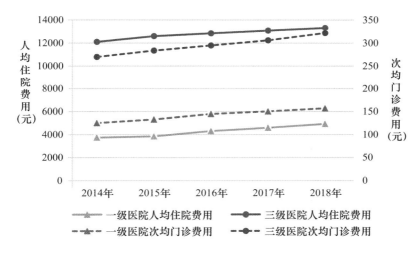

图 9-3　2014—2018 年全国门诊和住院医药费用变化情况

表 9-6　　　　　　2014—2018 年全国门诊和住院医药费用变化情况

		2014 年	2015 年	2016 年	2017 年	2018 年
次均门诊	一级医院	125.3	132.9	144.5	150.1	156.8
医药费（元）	三级医院	269.8	283.7	294.9	306.1	322.1
人均住院	一级医院	3737.1	3844.5	4312.2	4602.8	4937.0
医药费（元）	三级医院	12100.2	12599.3	12847.8	13086.7	13313.3

资料来源：《中国卫生健康统计年鉴 2019》。

（四）支付方式缺乏对服务绩效和质量的关注

目前基层医疗机构医保支付尚未强化对服务绩效与质量的考察，医保引导控费的方式需要进一步完善，按人头付费和打包支付等总额预付模式下的服务质量问题值得关注。在基层医疗卫生机构开展按人头付费等支付方式改革后，由于医保总额的控费约束，基层医务人员在注重费用控制、对患者采用积极的预防措施以及提高服务效率的同时，可能会产生不合理的路径选择，如带来一定的风险选择问题，基层医疗机构更愿意接受相对健康的患者，推诿病情较重的患者，同时增加不必要的转诊，将更多患者转诊到上级医院，从而减少基层医疗卫生机构的费用负担。[①] 同时，出于压缩医疗服务成本、追求利润最大化的目的，基层医疗机构及基层医务人员可能会忽视对医疗服务质量的要求，限制其所提供的医疗服务数量，对高质量、高成本的治疗方案予以放弃，对新检查技术和治疗药物进行规避，从而降低整体的医疗水平和服务质量，不利于患者的健康和卫生系统的发展。[②]

三 基层医疗卫生机构医疗保险支付改革建议

（一）强化其与基层医疗机构改革之间的协同与支撑

各地应进一步拓展改革探索的深度和广度，扩大政策实施的范围，同时强化政策制度间的协同与衔接，将分级诊疗、家庭医生签约服务等制度建设与医保支付方式改革紧密结合起来，多种改革措施之间相互协同、相互支撑，共同促进分级诊疗模式的建立，提高基层卫生资源的配置效率，促进支付方式改革政策效应的显现。

可借鉴罗湖、天长等典型地区经验，加快推进紧密型区域医疗联合体的建设，同时实施医保对医联体打包支付等与分级诊疗制度相衔接的医联体内部医保支付制度，将医联体成员单位的预算总和作为医联体医保预算总额，在医联体内部调剂使用[③]，建立起对医联体整体的正向激励机制，使得各级医疗机构间形成利益共同体，建立起有效的分工协作机制，并积极主动地实施预防干预措施，将病人留在基层医疗卫生机构，

---

① 杜雪平、黄凯：《按人头付费在社区医疗卫生机构门诊的应用探讨》，《中国全科医学》2013年第 3 期。

② 周允：《贵州城镇家庭医疗与医保支付制度的衔接问题探讨》，《中国集体经济》2019 年第14 期。

③ 刘磊：《重庆市医联体及医联体内医保支付研究》，硕士学位论文，重庆医科大学，2019年。

从而有助于分级诊疗模式的建立与费用控制，提升医联体辖区内患者的健康水平。

同时，各地应加快建立与家庭医生签约等服务相适应的医保支付方式，可借鉴天津、上海长宁区等典型地区经验，鼓励基层医疗机构通过签约将慢病患者纳入管理，并在推进家庭医生签约的同时实施签约服务按人头付费，通过支付方式改革调动基层医疗卫生机构对签约居民实施慢病管理的积极性。通过家庭医生签约与支付方式改革的联动和协同，进一步落实家庭医生制度在重构诊疗秩序、整合医疗资源、提升健康管理中的枢纽功能。①

（二）推进基层首诊制度的建立与完善

应当继续推进基层首诊制的建立与完善。在需方层面，应进一步拉开不同级别医疗机构间的医保报销政策与医疗服务价格水平，形成合理的价格导向，促使患者理性选择医疗机构就诊，并探索和构建按照就医路径差别化报销比例，提高基层首诊患者的医保偿付水平，实现医保支付的精细化管理和对患者的激励作用②，从而提升医疗资源的利用效率，促进分级诊疗格局的实现。

同时，应当进一步加强对基层医疗机构的建设投入与人才支撑，促进优质医疗资源的下沉，提高基层医疗卫生机构的医疗服务水平。可探索基于辖区内的居民健康需求，发展基层专科特色，激发基层医疗机构的活力与吸引力③，同时加强对基层医务人员的业务培训，探索建立适用于基层的人才培养模式，以及优秀医务人员下基层等人才流动机制，强化基层医疗卫生人才队伍，使患者放心在基层首诊。此外，应当将预防保健、健康管理项目以及部分常用非基本药物纳入签约服务包和医保支付范围，提高家庭医生签约服务的含金量④，并加强相关的政策宣传，使

---

①　雷鹏、王克利、吴龙等：《家庭医生制度与医保支付制度联动机制研究——以上海为例》，《中国医疗保险》2015年第4期。

②　王虎峰：《适应分级诊疗新格局创新医保支付方式》，《中国医疗保险》2015年第6期。

③　赵慧童：《天长市县域医共体新农合按人头总额预付制对分级诊疗影响研究》，硕士学位论文，北京协和医学院，2018年。

④　同上。

居民对家庭医生及基层医疗卫生机构的功能定位有更加清晰的了解和认识，从而提升居民的信任度和签约意愿，提高对基层医疗服务的利用水平。

（三）强化医保对基层医疗卫生机构的激励机制

应强化医保支付对基层医疗卫生机构的激励水平，如建立总额预付下"结余自留"的激励机制，促使基层医疗卫生机构主动控费，并在医保预算分配等方面适当向基层倾斜，合理测算预算总额与支付标准，根据基层医疗机构服务量、居民签约情况、GDP 及医疗费用的增长等因素适时调整，建立起动态调整机制。

同时，应当将医保对基层医疗卫生机构的激励传导至医务人员，合理优化医疗机构内部的利益分配机制，充分调动基层医务人员的工作积极性。可探索改革医务人员的收入分配机制，将医保支付方式改革与医务人员收入分配相结合，将医保基金结余分配进一步下放和细化至医务人员个人，并完善绩效考核制度和薪酬管理体系，从而激励和约束医务人员的诊疗行为，强化医务人员的主动控费意识。

（四）引入按绩效支付，建立医疗服务质量标准

医保支付应当更加关注基层医疗卫生机构的服务绩效与服务质量。可借鉴英国、美国等国家医保按绩效付费（Pay for Performance）经验，将医保支付与医疗质量评价相结合，改变单纯以服务量等为结算依据的支付方式[1]，制定科学合理的绩效指标和考核方法，将疾病治疗效果、患者满意度等结果层面的指标纳入绩效考核范畴，根据基层医疗服务绩效与质量确定支付标准，从而促进基层医疗质量的提升，并逐步提高按绩效分配所占的工资比例，充分实现按绩效支付的激励效果和引导作用。[2]

同时，应该建立起严格的医疗服务质量标准，如按病种采用临床路

---

[1]　杨巧、陈登菊、张伟等：《美、英医保按绩效支付方式对我国的启示》，《中国卫生质量管理》2018 年第 2 期。

[2]　胡琳琳、曹英南、王班等：《我国基层医疗机构卫生服务支付制度改革探讨》，《中华医院管理杂志》2015 年第 2 期。

径管理，明确治疗流程，从而防止基层医疗机构过度控制成本，并进一步完善双向转诊机制，对转诊标准进行明确界定，避免基层医疗机构推诿患者、无序转诊，在保障医疗服务质量的前提下充分提升基层医务人员的主观能动性，为患者提供优质高效的医疗卫生服务。

第十章

我国基层医疗卫生机构药事服务
提供现状与展望

一 引言

药事管理工作关系到医疗机构的医疗质量和患者用药安全，药剂科是医院的重要技术部门之一，是医院的重要组成部分，在医院的业务和经济活动中占有举足轻重的地位，药事管理负责医院药品的供应、调剂、配制制剂、指导临床合理用药、监督检查药品质量，药事服务要指导正确服药方法，使患者获得最佳的疗效以提高生存质量，对患者的药物治疗负责。目前，我国大部分基层医院药剂科的工作主要仍以药品供应为中心。2011年我国卫生部门制定并实施了《医疗机构药事管理规定》，明确规定了医院药剂管理、药物临床应用的管理等内容，随着医疗卫生体制改革的不断深入，以及《处方管理办法》《医疗机构药事管理规定》《抗菌药物临床应用管理办法》等相关法律法规的颁布，药事服务的职能和管理模式也发生了巨大的变化。

在基层乡镇医院各科室中，药剂科是一个极其重要的科室。药剂科开展规范化管理，对医院的发展有着重要意义。作为国家"三级预防保健网络"的枢纽，基层乡镇医院连接县级卫生机构和农村卫生室，承担农村医疗卫生体制改革的重要任务。目前，我国市级以上的医院在医药管理方面较为完善，但是基层医疗卫生机构的药剂科还存在许多问题。我国基层医疗卫生机构药剂科日常管理中存在对药物管理不重视、制度不完善、特殊药物管理不到位、管理人员专业素质不高等问题，需要基层医疗卫生机构根据实际情况积极转变观念，制定药物管理的相关制度，提升药物管理人员专业知识、管理技能和经验，充分发挥药剂科的作用，进而实现安全、合理的临床用药。

对于基层医疗机构而言，要积极转变药事管理的观念，需要充分认识药事管理的重要性，并采取科学有效的措施提高药剂科的日常管理效率和质量，确保患者临床用药的质量和安全。改革开放以来，随着社会经济的发展，人民群众对医疗卫生保健服务需求的提高，医疗工作对医疗机构药学技术也在不断提出新的要求，医疗机构药学工作面临着——从以药品为中心转向以病人为中心的新趋势。随着近年来临床药学工作向纵深开展，新药、新制剂的研究，计算机软硬件的开发及应用等现代药学技术发展，基层医疗机构药学人员的继续教育问题成为刻不容缓、亟待解决的重要问题。

本章对我国基层医疗卫生机构药事服务提供现状进行回顾研究，以期摸清现状，并提出基层医疗卫生机构药事服务进一步发展的展望。

二　我国基层医疗卫生机构药事服务提供现状

在当今社会经济快速发展以及民众生活水平、个人保健意识提高的背景下，用药安全性以及合理性开始广为社会关注，药师在此情况下也面临更为严格的专业要求。然而现阶段不少基层医疗卫生机构在其药剂科日常管理中出现很多问题。对于医疗卫生机构而言，药剂科是其中一个极为重要的医疗科室，其任务主要是负责采购医院药品、保管药品以及药品调配制剂等各项工作。而在医院药剂科日常工作中开展规范化、科学化管理具有积极的现实意义，对医院长期顺利运转和发展也具有积极意义，更是医院改善自身医疗服务质量的一个重要保障。①

医院药事管理主要包括两个部分，医疗机构进行诊断和药物治疗的全过程以及药物的使用与管理，和医疗机构药学部门参与临床用药实践

---

①　莫永生：《基层医院药剂科日常管理存在的问题及对策》，《医学理论与实践》2015 年第 15 卷第 28 期。

与药学技术服务，其目的是坚持正确的临床药物治疗和安全、有效、经济用药，提高药物治疗水平和医疗质量，保护患者的用药利益，提升病人的生活质量。医院药学的发展历史，大体经历了三个时期，一是以调配为主的传统时期，二是以药学服务为主的临床药学时期，三是以改善患者生活质量为目标的药学监护时期。目前基层医院药事管理的现状主要表现为以下几个方面。

（1）药学服务仍停留在传统药学阶段。药学专业仍然以药品调剂为主导，药师的工作模式主要还是以药品为中心，而忽略了患者与药品相关的其他方面的需求；药学服务的目的是保障药品质量与供应，即保障供应型为主。

（2）药学业务范围比较窄，分工明确性不够强，一人多岗、一岗多职的现象普遍存在。

（3）临床药学工作普遍开展不起来。一方面，医院的规模和发展制约着药学人员的发展，使药房专业技术人员感到无用武之地，且安于现状，不思进取，对临床药学敢想而不敢干；即使开展了一些临床药学工作，也一般是处于三天打鱼两天晒网的状况，由药房人员兼职完成一些必须做的工作而已，甚至是为了应付上级检查，时间一长仍有可能因为人员紧张或缺乏经济效益而处于自生自灭的无人过问状态。

（4）药学工作开展得不彻底、不深入。基层医疗机构的许多临床药学工作开展均处于初步阶段，工作做得比较粗浅，许多是由药房人员兼职做的，许多工作缺乏系统性，因为药学人员把主要精力放在药品调配上，对临床药学工作只是凭兴趣或以完成任务为动机。

三 我国基层医疗卫生机构药事服务提供目前存在的问题

（一）思想认识不够重视

基层医疗机构中普遍存在"重医轻药"的思想。因为现在基层乡镇医院已普遍实行国家基本药物制度和药品零差率销售，药剂科不再是直接为医院创造经济效益的科室。① 在市场经济大背景下，医院领导通常重视能够盈收的科室，而忽视药剂科管理工作，这就给药事服务工作的开展增大了难度。

（二）管理制度不健全，管理功能单一

一些基层医院尚未设置独立的药剂科，甚至未配备药剂师；而有的虽设置了独立的药剂科，但也因为药剂管理相关规章制度不完善甚至滞后，缺乏实际性和可操作性，进而致使医院药剂科日常管理工作呈现无序化。就医院药剂管理制度而言，其具有不健全的特点，导致制度不健全的因素主要包括以下两方面：一是基层医院多注重医师的诊治而忽视了药品的疗效，且多数基层医院在药剂师配备和药剂师职责方面尚未制定明确的规章制度；二是基层医院药剂学科的发展正面临一定问题，表现在多数药剂师虽然清楚临床药物却不了解临床诊疗效果，继而导致临床药物管理工作无法有效开展。② 以药学专业人才为例，在药事管理中医院将药学专业人才工作内容设定为简单的药品配发，偏离了药学服务的本质和关键，无法实现药学人才的能力多元化发展，在药学部门的设置上也存在一定的不合理性，没有添加临床药学，造成信息交流上的滞后。另外，虽然建立了一些相应的管理制度，但没有药品购进验收制度、药品储存管理制度、药品报废制度等，使管理工作存在较多漏洞。

（三）专业药剂师缺乏，药剂师素质偏低

在我国基层医院的药物管理中，因基层医院工作条件差、待遇低，高学历专业技术人员很少愿意到乡镇医院工作，其药学专业的药剂师配置较少，约有60%的非药学专业技术人员在药剂科工作③，且药剂科的工作人员一般学历较低，对临床药物的认识不深专业技术人员较少；而同

---

① 王开娥：《医院药事管理与药学服务在临床合理用药中的作用探讨》，《中国冶金工业医学杂志》2016年第5卷第33期。

② 刘冬雪：《浅谈基层医院药剂管理中常见问题及对策分析》，《深圳中西医结合杂志》2019年第17卷第29期。

③ 胡正刚、张瑞、王雅云：《基于药事管理和药学服务的智能药事管理信息平台设计》，《中国医院》2016年第4卷第20期。

时，部分药剂科工作人员存在素质偏低、专业技术性不强的问题。药剂科人员工作几年甚至十几年，医院不派出进修，相关的专业培训和再教育开展得也相对较少，导致工作人员业务水平及专业知识老化，跟不上药剂日常管理的新技术、新知识，跟不上现代医疗形势的需要，严重影响到医院药剂科日常管理工作的水平。

（四）药品储存管理工作缺乏规范性

基层医院药品储存硬件设施相对薄弱，其药房及药库的面积无法满足实际工作的需要，且基层医院药房和药库条件较差（如无冷库或者阴凉库），进而导致需要特殊存储条件的药物无法被保存在合适的区域。同时在医院药品管理中，对于特殊药品的管理应做到专人专管，然而基层医院现阶段部分药剂科工作人员尚未形成特殊药品这一概念，对特殊药品概念和作用的理解不够清晰，如抗精神病药与精神药品、麻醉药与麻醉药品之间概念混淆等，故针对特殊药品的管理工作缺乏规范性，例如在普通药品柜中存放特殊药品、未按照相关规定销毁空安瓿、不当处理过期药品或者回收患者多余药品等，严重影响了特殊药品使用的安全性，同时也可能导致特殊药品管理中的流失情况。

（五）药品管理信息流通量不足

在药剂管理过程中会涉及药品信息的流通以及发布，因此信息的流通和发布渠道是否通畅至关重要。而在基层医院药剂管理中存在药品信息只与同级别医院进行沟通，而并未同上级医院展开必要的沟通的问题，进而导致药品信息流通的困难和闭塞。[①] 另外，由于基层医院的信息化建设较为缓慢，现有的系统无法实现药品信息的及时更新共享，也造成药事服务的脱节。

---

① 余奇平：《基层医院药剂管理中常见问题及对策探讨》，《中国民族民间医药》2014 年第 20 卷第 23 期。

四　我国基本药物政策分析

基本药物是指能够满足基本医疗卫生需求，剂型适宜、保证供应、基层能够配备、国民能够公平获得的药品。基本药物制度是指对基本药物目录制定、生产供应、采购配送、合理使用、价格管理、支付报销、质量监管、监测评价等多个环节实施有效管理的制度。国家发改委、卫生部等九部委于 2009 年 8 月发布了《关于建立国家基本药物制度的实施意见》，这标志着我国建立国家基本药物制度工作正式开始实施。

（一）国家基本药物制度实施过程及现状

宁艳阳将我国基本药物制度实施过程划分为四个阶段：（1）1997—2006 年为制度孵化期，此阶段为试水起步阶段，国家不断更新完善基本药物目录，为基本药物制度的实施进行了前期准备，但尚未有相应的制度安排；（2）2007—2012 年为破冰与发展期，此阶段基本药物制度迅速发展并完善，但在局部地区执行困难；（3）2013—2017 年为和平和消沉期，此阶段基本药物制度与其他卫生政策协同发展，但与分级诊疗制度、基本医疗保险制度等衔接与相互协同不足，导致医改相关制度间出现割裂甚至互相掣肘的现象；（4）2018 年至今，是基本药物制度发展新时期，此阶段相关政策将继续完善，政府积极推动基本药物制度的进一步落实。[①]

2009 年新医改方案明确提出：到 2020 年全面实施规范的、覆盖城乡的国家基本药物制度。[②] 基本药物制度是我国深化医药卫生体制改革的核心政策之一，其根本目标是保证全体城乡居民对于基本药物的可获得性、价格的可承受性、药品水平的高质量性和使用的合理性。国家基本药物制度的框架体系主要包括：以促进药品可及性、合理用药、改善药品质量为主的目标体系；以基本药物生产供应、集中招标采购、零差率销售

---

① 宁艳阳：《我国基本药物制度实践之路》，《中国卫生》2018 年第 11 期。

② 冯娟娟、贾金妍、张竞超：《国家基本药物制度发展回顾及探讨：基于 2012 版〈国家基本药物目录〉》，《中国药房》2014 年第 12 卷第 25 期。

为主的核心政策体系；以补偿机制、人事机制、分配机制等为辅助内容的配套政策体系。

目前我国基本药物制度已初步形成，在保障公民基本用药需求、规范药品生产流通、改革医疗卫生机构"以药养医"机制、缓解公民医药费用负担等方面取得了一定成效。各省份定期更新基本药物增补目录，基本药物采购价格大幅下降，各地已将基本药物目录内药品纳入基本医疗保险报销范围，基本药物可负担性总体较好。宋健等对黑龙江乡镇卫生院及卫生所进行研究发现：国家基本药物制度对促进基层合理用药具有一定成效，但这种改善成效也可能与基层医疗卫生机构为获得较高的绩效评分而采取的某些不恰当行为有关。① 潘庆霞等对重庆市 6 个区县医疗机构进行研究发现：实施基本药物制度后，6 个地区抗生素使用比率范围为 6.61%—18.79%，抗生素使用情况得到了有效的控制。②

（二）国家基本药物制度目前存在的问题与建议

2009 年我国正式实施国家基本药物制度。实施近 10 年来，国家基本药物制度在提高人民群众健康水平、满足公众基本医疗用药需求等方面已取得了一定的成效，但与设定的目标仍然有一定差距。

1. 国家基本药物制度改革发展中存在的问题

（1）基本药物供应和质量方面

曹欣等研究认为，我国基本药物制度目前仍存在各地药品目录的品种和数量差异大，基本药物供应不足，配备使用率普遍较低，以及目录内药品不能满足居民用药需求并限制了基层医疗机构用药，导致基层医疗机构及其医务人员、患者对基本药物制度政策产生抵触情绪的问题，且同时各省招标方案更倾向于唯价低模式，药品质量堪忧；③ 李俊等研究

---

① 宋健、吴群红、高力军等：《国家基本药物制度对基层医疗机构合理用药影响分析》，《中国医院管理》2015 年第 3 卷第 35 期。

② 潘庆霞、吴群红、梁立波、高力军、焦明丽、宁宁、康正、郝模：《基于因子分析的基本药物制度实施效果研究》，《中国医院管理》2016 年第 2 卷第 36 期。

③ 曹欣、李梦华、安学娟等：《我国基本药物制度实施现状分析》，《医学与社会》2015 年第 2 卷第 28 期。

发现基本药物在贮藏和配送过程中存在一定的安全隐患；[1] 黄东红等指出我国从 2009 年开始正式实施基本药物政策到目前已取得一定成效，但仍存在基本药物目录遴选证据不足、范围较窄、供应保障各环节缺乏指导标准的问题，导致药品质量难保证、供应不及时，不能满足群众的用药需求和机构的功能需求；[2] 刘丹等系统梳理了我国基本药物制度的提出与发展过程，总结认为现今的基本药物供给无法满足基层医疗机构的用药需求；[3] 蒋琳等认为基本药物目录的制定标准过于笼统，缺乏科学的循证评价，致使基本药物品种过多、价格偏高，以及基层医疗卫生机构存在基本药物配备不到位的问题，严重影响了公众就医选择和基层医疗卫生机构的运行；[4] 徐厚丽等研究发现纳入基本药物制度的中药品种相对较少，而纳入目录的中成药在实际应用中也受到一定条件的限制。[5]

（2）基本药物制度的流通和配送方面

李俊等从行政监管和市场化两个方面指出了基本药物制度下我国药品流通环节仍存在地方政策与国家法律法规冲突，政府监管缺乏制度依据，药品交易中心或药品集中招标采购中心责任弱化和药品流通企业内部管理不规范、流通配送能力不到位的问题；陈宛媛从国内医药物流的生存现状入手，认为现今的医药流通企业布局不合理，医药批发行业集中度低，批发企业数量虽多但普遍规模小，缺少具有核心竞争力的物流中心；[6] 王素珍等通过对河北、江苏、江西等地的实地调研，发现基本药物流通的现行法律法规不健全，边远地区基层医疗机构的基本药物不能

---

① 李俊、陈绍成：《国家基本药物制度下我国药品流通环节存在的问题及应对策略》，《中国药房》2016 年第 3 卷第 27 期。

② 黄东红、任晓华、胡婧璇等：《我国基层医疗机构实施基本药物制度的效果》，《中南大学学报》（医学版）2015 年第 2 卷第 40 期。

③ 刘丹、于忠辉：《国家基本药物制度试点中的问题及对策分析》，《中国药物经济学》2017 年第 8 卷第 12 期。

④ 蒋琳、张维斌、蒲川：《对深化国家基本药物制度改革的思考》，《中国药房》2016 年第 12 卷第 27 期。

⑤ 徐厚丽、刘玉欣、窦蕾等：《中药纳入基本药物制度建设中的策略研究——以山东省为例》，《中国卫生事业管理》2012 年第 7 卷第 29 期。

⑥ 陈宛媛：《新医改下医药流通企业配送基本药物的探讨》，《经济研究导刊》2016 年第 12 期。

及时配送到位;① 刘丹等研究发现在临床用药中存在基本药物配送不及时的现象。

（3）基本药物制度的认知和配套措施方面

崔兆涵等通过收集 2009 年至 2019 年 4 月我国药物领域的政策文件，按照世界卫生组织国家药物政策的行动要素对政策文本进行归类，根据政策文本数量与政策力度分析国家药物政策框架构建的情况，认为我国现今的基本药物制度在人力资源和药物资金筹措等方面的政策数量与政策力度均略显不足;② 曹欣等、黄东红等、刘丹等、罗庆等、李琛等均认为基本药物制度的监督管理存在缺陷，财政补偿等配套措施存在制定不统一、机制不完善、落实不到位的问题;③④ 王鑫等认为基本药物制度与基本医疗保险制度的衔接效果不理想，医疗保险对基本药物制度建设参与不足;⑤ 此外，吴晶等通过对甘鄂浙三省的乡村居民进行调查发现农村居民对基本药物制度缺少认知;⑥ 黄东红等认为基本药物制度的宣传、教育与培训力度不够，政策执行力不强。

综上所述，我国基层医院已全部实行了国家基本药物制度，且取得了一定的成效，但仍存在基本药物目录难以满足群众需求、群众知晓率低、药品配送不及时、配套财政补偿和监管机制不到位、筹资基础缺乏等问题。

2. 对国家基本药物制度的完善建议

（1）基本药物供应和质量方面

王丹平通过研究印度"德里模式"，建议可以分别制定门诊、住

① 王素珍、陈和利、周玮等:《基本药物流通中存在的问题及对策研究》,《中国药房》2012 年第 28 卷第 23 期。

② 崔兆涵、吕兰婷:《国家药物政策框架构建下的我国药物政策改革逻辑分析与研究——基于 2009—2019 年的药物政策文本分析》,《中国药房》2019 年第 14 卷第 30 期。

③ 罗庆、刘欢、刘军安等:《我国基层医疗机构基本药物制度实施情况及问题分析》,《医学与哲学（A）》2016 年第 11 卷第 37 期。

④ 李琛、王文杰、肖琳琪等:《我国国家基本药物制度实施现状评述》,《中国医院管理》2018 年第 6 卷第 38 期。

⑤ 王鑫、王艳翚:《基本药物制度与基本医疗保险制度的衔接研究》,《卫生经济研究》2017 年第 10 期。

⑥ 吴晶、常瑞、刘军安等:《农村居民对村卫生室基本药物制度评价研究——基于甘肃、湖北、浙江三省调查数据》,《中国卫生政策研究》2016 年第 4 卷第 9 期。

院主目录以及特殊发病区域的个别药品目录，并将昂贵药品与廉价药品区分开来，同时建立国家层面的药品信息中心，既可加大基本药物信息发布和传播力度，普及基本药物知识，也可及时了解基本药物使用现状，对医院加强监管，满足公众基本医疗用药需求；① 蒋琳等、罗庆等均建议要适度及时扩大基层医疗机构的基本药物目录，优化基本药物遴选，科学合理地确定基本药物品种数，同时放宽基层用药限制；刘丹等建议要完善基本药物制度管理机制和基本药物管理体系，及时增补非基本药物；徐厚丽等建议优化已纳入制度中的中成药品种，并加强对中药饮片的质量控制和标准化建设，开展中药饮片纳入基本药物制度的试点研究，筛选部分符合要求的中药饮片纳入省增补基本药物目录。

（2）基本药物制度的流通和配送方面

罗迪等建议要制定基本药物配送企业的遴选标准，加强对进货、验收、储存、出库、运输等环节的监管，并引入药品电子监管码，同时加强对医疗机构的基本药物监管，通过行政检查、信息披露等监管方式，保障基本药物安全。② 李俊等提议应分别建立健全国家基本药物制度的总体和区域的实施方案，同时通过整合药品流通市场和进一步完善招标采购机制，建立现代化医药的内外部物流体系，降低流通成本，加大药品流通监督管理力度；李琛等建议探索和建立基本药物筹资政策，完善药品的流通治理；陈宛媛认为对于药品流通企业而言，要重视发展现代物流业，整合多种资源，可将药品配送链条的合作作为公私合作的突破口，构建公共管理和私人管理相结合的配送体系，而对于政府而言，要落实补贴政策，保证配送企业合理的利润。

（3）基本药物制度的认知和配套措施方面

裴婕等对瑞典基本药物目录的现状、发展变化以及推行经验进行研究，提出了逐步建立一套符合我国国情的基本药物目录实施效果评估机

---

① 王丹平：《印度"德里模式"对实现我国基本药物制度总体目标的启示》，《中国新药杂志》2015 年第 10 卷第 24 期。

② 罗迪、宋华琳：《国家基本药物质量监管中存在的问题及对策》，《中国卫生政策研究》2013 年第 3 卷第 6 期。

制和可考虑在政府采购时与药商签订"风险分担协议"机制的建议，以达到提高基本药物目录动态更新的科学性和合理性以及防范药品疗效的不确定性或其他不可预见的风险的目的；① 曹欣等建议要推进基本药物制度的立法保障，包括医务人员诊疗规范、基本药物招标采购环节和其报销的法规，同时重视基药制度与其他如医保、新农合等制度的衔接，以及与基层医疗机构综合改革的各项措施紧密配合；罗庆等建议政府完善补偿机制和强化政策宣传，以促进基层卫生机构基本药物制度的可持续发展；李琛等建议要加强对短缺基本药物的监管；王鑫等建议加强医保机构对基本药物采购的参与，加快医保支付方式改革，落实药物报销政策，形成两种制度的最佳耦合状态，以推动医药卫生体制改革目标的实现；吴晶等认为应进一步发挥村卫生室在基本药物制度宣传中的作用，提高农村居民对基本药物的认知度。

（三）基本药物制度对全国基层医疗卫生服务机构的服务量及患者费用的影响

世界卫生组织于 1977 年界定了基本药物的概念是能够满足大多数人卫生保健需要的药物。而在 2009 年 8 月，为打破"以药养医"的格局，我国由卫生部等九部委联合发布了《关于建立国家基本药物制度的实施意见》，真正开始实行国家基本药物制度（NEMS），同时规定了"所有政府办的基层医疗卫生机构必须全部配备基本药物"，也经遴选颁布了《国家基本药物目录·基层医疗卫生机构配备使用部分》（2009 版）。

基层医疗卫生机构承担着城乡居民常见病、多发病的诊治任务，为保护城乡居民健康、提高生活质量发挥着不可替代的重要作用，实施基本药物制度之后，是否能够吸引更多的患者留在基层，是否减轻了患者的医疗负担，这一问题尚未得到一致的结论。我们通过对全国以村卫生室、乡镇卫生院和城市社区卫生服务中心（站）为单位的基层医疗卫生机构 2010—2017 年共 8 年间机构服务量及患者就诊费用的变化情况进行

---

① 裴婕、路云、周萍等：《瑞典基本药物目录的发展及启示》，《卫生经济研究》2018 年第8 期。

分析，计算基本药物制度带来的服务量及患者就诊费用的净变化，验证政策效果。

1. 资料来源

本书数据源于2010—2018年的《中国卫生健康统计年鉴》和各年卫生事业统计公报。主要选取包括村卫生室、乡镇卫生院和社区卫生服务中心（站）在内的基层医疗卫生机构的工作情况、收入结构以及患者就医费用情况三方面数据，研究2010—2017年全国基层医疗卫生机构的平均服务量和患者就诊费用（特别是次均药费）的情况。

2. 结果

（1）基层医疗卫生机构工作情况

数据显示，利用自身前后对比分析，全国基层医疗卫生机构工作情况在基本药物制度实施后都有所增长，其中床位数、人员数的增长率均高于15%，床位数增长率接近30%。而就服务工作量而言，2010—2017年全国基层医疗卫生机构的诊疗人次数由361155.6万人次增长为442892.0万人次，增长了22.63%；入院人数由3949.9万人增长为4450.0万人，增长了12.66%，详见表10-1。

表10-1　2010—2017年基本药物制度实施后机构卫生工作情况对比

年份	机构数（个）	床位数（张）	人员数（人）	诊疗人次数（万人次）	入院人数（万人）
2010	901709	1192242	3282091	361155.6	3949.9
2011	918003	1233721	3374993	390559.8	3774.7
2012	912620	1324270	3437172	410920.6	4253.9
2013	915368	1349908	3514193	432431.0	4300.7
2014	917335	1381197	3536753	436395.0	4094.0
2015	920770	1413842	3603162	434193.0	4037.0
2016	926518	1441940	3682561	436663.0	4165.0
2017	933024	1528528	3826234	442892.0	4450.0
增长情况	31315	336286	544143	81736.4	500.1
年增长率（%）	0.49	3.61	2.22	2.96	1.72

注：表中所指机构数为全国31个省、自治区、直辖市的村卫生室、乡镇卫生院和社区卫生服务中心（站）的医疗卫生机构数总和。

（2）基层医疗卫生机构收入情况

数据显示，利用自身前后对比分析，全国基层医疗卫生机构中社区卫生服务和乡镇卫生院的总收入在基本药物制度实施后均大幅度地增长，且增长率均高于 100%（乡镇为 154.40%，社区为 104.5%）；且在基本药物制度实施后，基层医疗卫生机构的财政收入占总收入的比重均呈现明显上升，上升幅度均大于 14%，但医疗收入占比则呈现下降趋势。

数据显示，基本药物制度实施后的全国基层医疗卫生机构的药品收入占医疗收入的比重均呈现下降的趋势，具体来说乡镇卫生院药品收入占比下降幅度大于社区卫生服务中心，8 年来共下降 8.35 个百分点，两者的年均下降幅度在 0.5%—3%，详见表 10-2。

表 10-2　　　基本药物制度实施后基层医疗卫生机构收入对比　　（单位：万元）

年份	社区卫生服务中心						
	总收入	医疗收入				财政补助	
		收入	占比（%）	药品收入	占比（%）	收入	占比（%）
2010	805.4	574.8	71.37	388.1	67.52	185.2	22.99
2011	893.2	572.5	64.10	367.5	64.19	269.9	30.22
2012	999.4	615.1	61.55	404.7	65.79	340.2	34.04
2013	1101.0	677.9	61.57	443.3	65.39	374.7	34.03
2014	1195.2	739.6	61.88	483.6	65.39	409.2	34.24
2015	1337.1	794.0	59.38	519.8	65.47	487.8	36.48
2016	1457.7	854.2	58.60	564.0	66.03	548.5	37.63
2017	1647.2	972.0	59.01	631.4	64.96	616.0	37.40
增长情况	841.8	397.2	-12.36	243.3	-2.56	430.8	14.40
年增长率（%）	10.76	7.79	-2.68	7.20	-0.55	18.73	7.19

年份	乡镇卫生院						
	总收入	医疗收入				财政补助	
		收入	占比（%）	药品收入	占比（%）	收入	占比（%）
2010	301.3	208.7	69.27	118.7	56.88	76.0	25.22
2011	359.3	210.1	58.47	105.5	50.21	131.4	36.57
2012	444.5	252.2	56.74	130.2	51.63	174.0	39.15
2013	504.1	282.1	55.96	143.1	50.73	202.7	40.21
2014	540.0	302.5	56.02	152.3	50.35	217.9	40.35
2015	619.3	325.5	52.56	164.2	50.45	272.3	43.97
2016	686.6	357.6	52.08	177.9	49.75	304.9	44.41
2017	766.5	398.1	51.94	193.2	48.53	342.1	44.63
增长情况	465.2	189.4	−17.33	74.5	−8.35	266.1	19.41
年增长率（%）	14.27	9.66	−4.03	7.21	−2.24	23.98	8.49

注：因无村卫生室的相关统计数据，故不将其纳入研究。

（3）基层医疗卫生机构患者次均费用情况

基本药物制度实施后的全国基层医疗卫生机构患者门诊和住院的次均费用和次均药费均有较大幅度的增长，其中社区卫生服务中心2017年门诊次均费用较2010年增长了34.2元，次均药费增长了21.7元，住院次均费用和次均药费分别增长701.5元和46.0元；乡镇卫生院2017年门诊次均费用较2010年增长了19元，次均药费增长了7.5元，住院次均费用和次均药费分别增长712.5元和194.1元。两者相比较下，乡镇卫生院住院次均费用和次均药费的涨幅最大，分别为70.92%和36.55%，详见表10-3。

表 10 - 3   基本药物制度实施后基层医疗卫生机构患者
次均费用情况对比　　　　　　（单位：元）

| 年 份 | 社区卫生服务中心 | | | |
| | 门 诊 | | 住 院 | |
	次均费用	次均药费	次均费用	次均药费
2010	82.8	58.7	2357.6	1162.4
2011	81.5	54.9	2315.1	1061.4
2012	84.6	58.5	2417.9	1125.0
2013	86.5	59.4	2482.7	1130.6
2014	92.3	63.5	2635.2	1161.5
2015	97.7	67.3	2760.6	1189.7
2016	107.2	74.6	2872.4	1201.4
2017	117.0	80.4	3059.1	1208.4
增长情况	34.2	21.7	701.5	46.0
年增长率（%）	5.06	4.60	3.79	0.56

| 年 份 | 乡镇卫生院 | | | |
| | 门 诊 | | 住 院 | |
	次均费用	次均药费	次均费用	次均药费
2010	47.5	28.7	1004.6	531.1
2011	47.5	25.3	1051.3	492.3
2012	49.2	27	1140.7	550.0
2013	52.7	28.7	1267.0	592.9
2014	56.9	30.9	1382.9	632.7
2015	60.1	32.6	1487.4	675.4
2016	63.0	34.5	1616.8	711.3
2017	66.5	36.2	1717.1	725.2
增长情况	19.0	7.5	712.5	194.1
年增长率（%）	4.92	3.37	7.96	4.55

注：因无村卫生室的相关统计数据，故不将其纳入研究。

（4）基层医疗卫生机构各类药占比情况

如图 10 - 1、图 10 - 2 所示，基层医疗卫生机构各类药占比均为门诊次均最高、住院次均最低，2010—2017 年社区卫生服务中心门诊次均费用药占比均高于乡镇卫生院。

　　其中，社区卫生服务中心三类药占比在 2010—2011 年在有明显的下降，而从 2012 年开始总药占比和门诊药占比的变化趋势一致，均为较平稳无明显变化，而住院药占比则呈现出现缓慢下降的趋势；而乡镇卫生院三类药占比的变化趋势较一致，在 2010—2011 年均有明显的下降，自 2012 年开始缓慢下降，其中住院药占比下降幅度较大。详见图 10 - 1 和图 10 - 2。

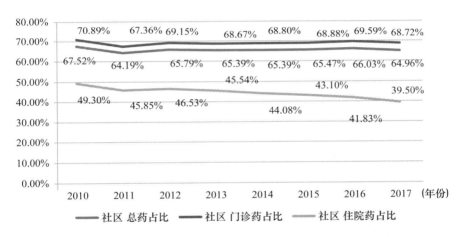

图 10 - 1　社区卫生服务中心 2010—2017 年各类药占比情况

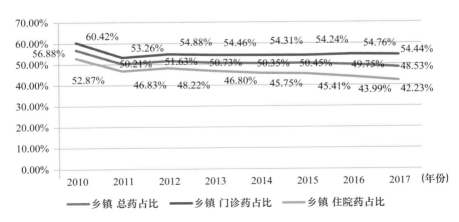

图 10 - 2　乡镇卫生院 2010—2017 年各类药占比情况

3. 讨论

（1）基本药物制度实施后，基层医疗卫生机构工作量增长幅度下降。

采用自身前后对比分析发现基本药物制度实施后，基层医疗卫生机构的门诊人次数与住院人数都出现了增长，但两者的同比增长速度均呈现下降趋势，其中门诊人次的增长率由2011年的8.14%降到了2017年的1.43%，说明基本药物制度实施对吸引更多的患者选择到基层医疗卫生机构就诊的作用不太明显，甚至还可能造成了其服务量的下降。

（2）基本药物制度实施后，基层医疗卫生机构收入结构有所变化。

基层医疗卫生机构的总收入主要包括医疗收入、财政补助收入和上级补助收入。而政府办基层医疗卫生机构实施基本药物制度后，其运行成本大多通过服务收费和政府补助等方式予以补偿，本书发现2010—2017年全国基层医疗卫生机构的财政收入占比明显上升，说明我国政府在基药制度实施后对基层医疗卫生机构的投入加大，可以在一定程度上提高基层医疗卫生机构的公益性，同时也说明了政府财政补贴是影响国家基本药物制度实施效果的关键因素，但现如今国家财政压力不容小视，所以学者也建议政府和医疗机构可以从医疗服务收费、补偿方式、人事分配制度、配套补偿政策等角度着手，进一步完善基层医疗卫生机构补偿机制。

（3）基本药物制度实施后，患者就医负担减轻效果不明显。

20世纪50年代以来医疗卫生机构对药品加成收入的依赖和由此引发的不正当的处方行为，导致群众看病贵问题，增大了患者就医负担，而基本药物制度的实施是和以取消药品加成政策为切入点并列的我国医疗体制供给侧改革的政策措施，是改善全民就医用药条件、实现人人享有卫生保健的一项重要保证。但本书发现，基本药物制度的实施并不能明显地减轻患者的费用负担，使患者获得实际性好处。基本药物制度的实施致使多数疾病的治疗药品需要在基本药物的范围内选用，医师的处方行为直接关系着患者的实际就医体验。所以学者认为要提高患者的实际获得感，除了需要进一步减轻患者的药费负担，还需要规范基层医师的处方行为，合理用药。

（4）基本药物制度实施后，基层医疗卫生机构各项药占比有所下降

为研究基本药物制度实施后基层医疗卫生机构的药品收入情况，本书使用总药占比、门诊次均费用药占比和住院次均费用药占比三类指标进行对比分析，可以发现，2010—2017 年全国基层医疗卫生机构的经济收入结构实际上一直发生着改变，其各项药占比呈现逐年较缓下降的趋势，特别在 2011 年基本药物制度实施后一年有了一个较明显的下降，但药占比下降的同时，次均药费的绝对值仍呈现上涨的态势；同时可以发现 2010—2017 年基层医疗卫生机构次均药费的年均增加幅度要低于次均费用的年均增速，故学者推测药占比下降背后的原因之一可能是分母变大，即除药品费用之外其他费用上涨所致，且同时有地方政府为强化激励基本药物制度的实施①，出台相关政策明确不将国家基药纳入公立医院药占比计算范畴，这启示我们深化医疗体制改革，控制医疗费用，解决患者"看病贵"问题，需要医保制度的进一步精细和优化，与基本药物制度结合发力，主动掌握医疗控费权，才能更有效地引导基层医疗卫生机构转变医疗行为，推动其经营和管理的转型升级。

五 我国基层医疗卫生机构药事服务的建议、预测与展望

（一）加强对药事服务的重视，转变观念

药事服务工作是非常重要的，不仅关系到医疗质量，还关系到病人的切身利益。领导应该转变思想，认识到药事服务工作的重要性，并对药事服务工作提供必要的支持。就基层医院药剂管理工作中的问题而言，其根源主要包括两方面：一是对药剂管理重要性认知不足；二是对药剂管理工作重视程度不足。为有效解决基层医院药剂管理工作中的日常管理问题，首先需要转变工作理念，在每位管理人员心中树立起药事服务的理念，将该理念有机地与临床用药及药剂管理工作相结合，从而在达到满足基层医院药剂管理要求的同时，促进基层医疗机构药事服务工作

---

① 辽卫办：《关于做好国家基本药物目录 2018 年版执行工作的通知》（辽卫办发〔2018〕399 号），2019 年 8 月 15 日，http：//www. lnypcg. com. cn/HomePage/Info. aspx？InfoID = 1000。

有序开展的目标。

（二）健全管理制度，逐步实现信息化管理

完善医疗机构内的药事管理法规性文件。根据药剂科管理特点及有关要求，结合机构具体的规模大小、经营状况和药品发放情况等制定适合自身的相关规章制度，规章制度要符合《药品管理法》的规定，达到规范化、标准化的要求并将这些制度真正落实到药事管理工作之中。在建立制度以后，还需提高制度的贯彻执行能力和完善相应的监管体系，使各项规章制度落实到位，保证患者使用药物的安全有效性；建立和完善基层药师岗位职责，并实施相应的奖惩制度。要使药剂科工作人员能够充分了解自己的工作职责，认识到自身工作的重要性，提升工作中的自觉性、主动性，从而提高药事服务工作的质量；提高医疗机构的信息化程度。加强对一些重要环节的控制，并定期召开药事管理会议，对某一阶段药事管理工作存在的缺陷进行原因分析和情况总结，形成纸质文件对后一阶段的工作加以指导；完善药事管理工作的监督制度。应健全制度、加强监管，进一步规范基层医疗机构药事管理工作，及时纠正和处理不合理现象；另外，建立药品不良反应监测平台、预警信息平台、基层医生综合工作平台、居民健康档案信息平台以及区域医疗卫生信息数据中心平台的信息有效对接共享，实现个人基本公共卫生服务和基本医疗信息的共享。

（三）增加药剂师数量，加强药剂师培训

药剂科工作人员知识结构老化、专业知识掌握不足等是目前基层乡镇医院药剂科管理工作中普遍存在的问题，这也制约了药剂科工作质量的提升。在今后的工作中，首先要加强对医院药剂科药学专业建设的重视。政府应重视本地高校药科发展，以此为本地基层医疗机构进行"主动"输血，而基层医疗机构应科学合理地设置药剂科岗位及其相关职责，进一步提高药剂科室管理人员的药物管理经验和实践认知及药事服务工作人员的临床经验和专业技能，进而达到基层药剂科实践性与理论性的统一，促使基层药学与临床的结合。其次要重视和加强对高素质药学专业人才的录用。基层医疗机构应严格把控药剂科

工作人员的录用标准，着重考核其学历、专业素质及实操能力等方面，进而为药事服务的专业性提供保障。再次要转变对基层在职药剂师培训工作的态度。政府和基层医疗机构应进一步搭建与上级医疗机构和应用型高校的培训合作平台，制定相应的培训制度，定期或不定期地组织基层药师参加药学知识和技能的再学习培训，使其能及时接触和掌握最新的药学知识和技术规范。[①] 最后政府要加强政策倾斜而基层医疗机构也应制定相应的奖惩制度。以此提高基层医疗机构药剂科工作人员的薪资待遇，畅通其晋升渠道，为基层医疗机构留住人才的同时，引导药剂科工作人员形成主动学习、积极向上的职业观，主动学习药学专业知识及法律法规，掌握与病人沟通的技巧，提高自身职业素质，认真指导病人安全用药。

（四）优化基层医院药剂管理工作流程

基层药剂科日常管理工作的内容繁多，主要包括药物的分类采购和分类管理、强化药物服务意识以及加强特殊药物监管等四方面内容，但与省、市级医疗单位相较而言，基层医院的工作人员较为缺乏，这就在一定程度上导致了基层医院药剂管理工作中容易出现混乱的情况，所以基层医疗机构需要进一步优化自身的工作流程，梳理完善药事服务事项清单，为药事服务管理和实操相对人提供清晰的指引。在药物的分类采购方面，必须建立药物采购管理制度和采购渠道，设立专人负责制，严格把控药物的采购，从源头上杜绝假药、劣药的进入，确保临床用药的安全有效；在药物的分类管理方面，要着重实行特殊药物和普通药物的分类和分库管理，并建立科学有效的药物进出流程和监管制度，确保药物使用量的准确，避免药物过期导致浪费；在强化药物服务意识方面，基层药剂科工作人员应该积极做好临床用药咨询工作，积极指导患者安全合理用药，让患者了解药物的疗效和使用方法；在加强特殊药物的监督管理方面，要强化风险预警机制和强化重点品种整治，特别是加强对麻醉药品和精神药品的监管，同时针对特殊药物在急诊用药中的极为重

---

① 吴俊辉：《基层医院药剂科开展药事服务的应对措施》，《中国药物经济学》2015年第8卷第10期。

要的作用，需要确保其供应的及时性和药品的高质量性，以保障患者的生命健康。

（五） 加强药品信息流通和药品流通领域监管

药品作为高风险的特殊商品，其信息（特别是安全信息）的传递交流直接关系到民生健康，所以加强药品信息流通对于基层药剂工作科学有效管理具有重要意义。而基层医院在药剂管理的过程中，其信息不仅应注重与同级别医院间的沟通交流，更应注重与上级医院的交流互换，以便获得更新、更权威的药品资讯，提高药品使用的合理性和安全性。因此，基层医院药房和药品仓库都应积极引入计算机和互联网技术，建立各种类药品的信息登记库，方便相关人员对用药情况进行统一管理，及时对药房储存的药品种类和数量进行及时监测和补充①，利用计算机辅助技术进行药品信息的统计可以在很大程度上避免人工筛选、盘点和人为核算等出现的误差和失误，使大数据信息量下的工作风险降低，对药品信息数据的处理达到最优化，继而提高医院药品的管理效率。同时要注重净化药品流通市场秩序，改善药品流通的市场环境，规范药品经营行为，加强药品流通监管。政府应加大对顶层设计的落实力度，增强药品流通监管法律法规的适应性，完善药品流通领域的信用体系，健全药品流通的追溯体系，形成互联互通药品追溯数据链，实现药品生产、流通和使用全过程来源可查、去向可追，以提升药品流通监管效力和药品流通的社会共治。

（庞震苗　陈珩　黄茜茜　杨洁）

---

① 兰庆同：《医院药事管理中存在的问题及优化策略综述》，《世界最新医学信息文摘》2019 年第 35 卷第 19 期。

第十一章

我国基层医疗卫生机构绩效
与薪酬模式分析

基层医疗机构的绩效与薪酬模式是医改的重要组成部分，与分级诊疗制度、现代医院管理制度、全民医保制度、综合监督制度共同构成五项基本医疗卫生制度，是习近平总书记针对健康中国建设重点强调的基本医疗卫生制度建设之一，其建设关系到全面小康社会的实现。

本章从基层医疗机构绩效体系发展、绩效体系及薪酬模式三个方面描述我国基层医疗卫生机构绩效与薪酬模式的现状，分析了基层医疗卫生机构绩效与薪酬模式各方面存在的问题，并结合目前医改政策的实施效果，对基层医疗机构绩效与薪酬模式的未来发展进行了展望。

一　我国基层医疗卫生机构
绩效与薪酬模式现状

（一）基层医疗机构整体情况

基层医疗机构主要面向本机构服务辐射区域的居民提供基本公共卫生服务和基本医疗服务，包括社区卫生服务中心和站点、乡镇卫生院和村卫生室。它为城乡居民提供安全、可及、均等化的基本医疗，并在公共卫生服务中发挥着不可替代的作用。

根据国家统计局的数据，2014—2018 年基层机构数量变化情况可见表 11 - 1，基层医院占医疗机构比重较大，总体呈现出逐年增加的态势。截至 2018 年 5 月底，全国医疗卫生机构数达 99.6 万个，与 2017 年 5 月底比较，基层医疗卫生机构增加 10040 个。基层医疗机构虽然数量庞大，但与之相对的是，基层医疗机构的诊疗人次数占比较低（见图 11 - 1），无法改善大医院虹吸现象。优质高效的医疗卫生服务体系，不能只依靠单一公立医院或公立医疗机构，数量庞大的基层医疗卫生服务体系应该起到主力军作用。

表 11 - 1 **2014—2018 年基层医疗机构数量变化情况**

年份	医疗机构（个）	基层医疗机构（个）	占比（%）
2014	981432	917335	93.10
2015	983528	920770	93.61
2016	983394	926518	94.21
2017	986649	933024	94.56
2018	997433	943639	94.60

资料来源：国家统计局 2015—2019 年数据库。

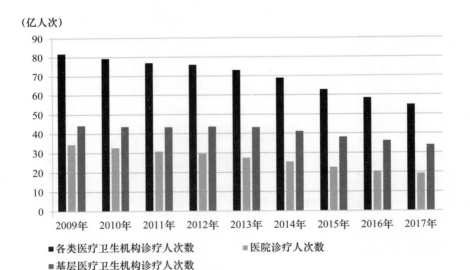

图 11 - 1　2009—2017 年医疗机构诊疗人次数变化情况

资料来源：国家统计局 2015—2019 年数据库。

　　2009—2018 年，各级基层医疗机构中村卫生室始终占据主体地位，各级医疗机构呈现出比较平稳的增长趋势（见图 11 – 2）。

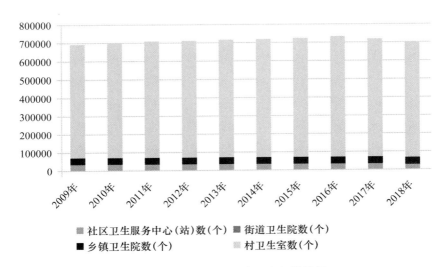

图 11 – 2　各级基层医疗卫生机构数量

　　资料来源：国家统计局 2015—2019 年数据库。

　　为了改变基层医疗机构现状、提高基层医疗机构绩效，在"新医改"中国家将基层医疗机构作为重点对象，多次提出绩效改革的方案。[①] 在这次绩效改革中基层医疗机构的收入来源主要有两个部分：财政补助收入和医疗收入，此外，还包括上级补助收入和其他收入；支出主要包括医疗卫生支出、财政补助支出、其他支出和待摊费用。如图 11 – 3 所示，人员作为绩效管理中十分重要的环节，在医疗卫生支出中所占比例不断上升。但是有研究显示基层医疗机构的总要素生产率并没有随着投入的提升而显著提升，而是出现了技术效率明显下降的趋势。

　　无论是由于分级诊疗中基层医疗机构所承担的任务，还是"新医改"中基层医疗机构所处的重要地位，基层医疗机构绩效与薪酬模式都值得关注。

---

　　① 钟要红、王妮妮、沈堂彪等：《进一步完善基层医疗卫生机构绩效管理制度的思考》，《中国农村卫生事业管理》2015 年第 12 期。

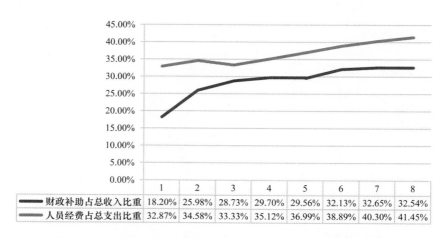

	1	2	3	4	5	6	7	8
财政补助占总收入比重	18.20%	25.98%	28.73%	29.70%	29.56%	32.13%	32.65%	32.54%
人员经费占总支出比重	32.87%	34.58%	33.33%	35.12%	36.99%	38.89%	40.30%	41.45%

图 11-3 2010—2017 年新医改后基层医疗机构支出与收入情况

资料来源：2011—2018 年中国卫生统计年鉴数据。

（二）基层医疗机构绩效与薪酬模式制度发展

自 1949 年起，按照时间先后顺序，我国卫生事业单位绩效薪酬制度改革大体上经过了以下四个阶段：。

1. 等级工资制阶段（1949—1958 年）

等级工资制度就是指将等级（行政级别和技术职称）作为划分工资的依据。这次改革主要是为了打破以前的"平均主义"氛围，较之前的工资制度有了很大进步，也与当时国家的形式相适应。然而随着时间的发展，最初的等级划分难以适应社会，出现了"按资排辈"和权责不相等现象[1]，挫伤了基层医疗机构工作人员的工作积极性。

2. 结构工资制（1958—1993 年）

结构工资制是指根据按劳分配的原则，依据工资的不同职能，将其划分为不同结构（基础性工资、职务性工资、工龄性津贴和奖励性工资）。这次改革试图解决基层医疗机构存在的积极性不高的问题，使医务

---

[1] 赵云、叶靖：《基层医疗机构绩效考核制度的流变》，《中国卫生事业管理》2014 年第 11 期。

人员的劳动价值得到体现，① 然而实际操作中依然存在平均主义，职务性工资在后期还造成了"官本位"的现象。②

3. 职务等级工资制（1993—2009 年）

职务等级工资制是根据职务的不同等级（单位的不同性质和所在岗位的不同性质）实行不同的工资制度，建立起了晋升机制和津贴制度，在薪酬制度上有了很大创新和发展。

4. 绩效工资制度（2009 年至今）

这个阶段以 2009 年人力资源和社会保障部、财政部、卫生部联合印发的《关于公共卫生与基层医疗卫生事业单位实施绩效工资的指导意见》为起点，将基层医疗机构员工工资分为基础性工资和绩效工资两部分；其后又发布了《关于分类推进事业单位改革的指导意见》《关于巩固完善基本药物制度和基层运行新机制的意见》《关于推进分级诊疗制度建设的指导意见》，将基层医疗机构的绩效工资制度进一步完善，绩效工资制度朝着多劳多得、优绩优酬的方向发展。

绩效与薪酬模式的几次改革体现出了国家要不断深化卫生事业单位收入分配制度改革的决心，具有其必然性。③

（三）基层医疗机构绩效管理现状

绩效管理制度本质上是一种工商管理制度和技术，包括绩效计划、绩效实施、绩效考核、绩效评估、绩效反馈、结果利用 6 个部分。20 世纪 80 年代后被引入政府事业单位，成为事业单位改善公共服务的一种方式，④ 通过实施基层医疗机构的绩效管理可以将机构内工作人员的个人目标和组织发展的总目标紧紧联系在一起，以确保医疗机构目标的实现，

---

① 周尚成、李显文：《绩效工资改革下的基层卫生机构薪酬制度构建》，《卫生经济研究》2009 年第 11 期。

② 高梅：《事业单位绩效工资：政策分析与调查研究》，硕士学位论文，中国社会科学院研究生院，2012 年。

③ 同上。

④ 赵云、黄亮、潘小炎：《基层医疗卫生机构绩效管理制度的形成过程及本质、目标和功能》，《卫生经济研究》2015 年第 4 期。

激发基层医疗机构的积极性。① 新医改后多数学者认为基层医疗机构的绩效管理制度包括绩效财政补偿机制和绩效工资分配体系两个部分，也有学者认为还包括绩效治理机制，即"全民医疗保障"体制下医疗保险部门对于基层医疗机构绩效的考核②，比如按人头付费。

1. 绩效财政补偿机制

根据 2009 年"新医改"后国家有关的政策文件，基层医疗机构属于公益一类，由国家全额拨款，2015 年财政部和国家卫生计生委修订《基层医疗卫生机构实施国家基本药物制度补助资金管理办法》，新办法对于基层医疗机构的补助资金的核定提出了参考，认为社区卫生服务中心和乡镇卫生院应该按照"核定任务、核定收支、绩效考核补助"的办法核定补助资金。对村卫生室按乡村医生服务人口数量和人均标准核定补助资金。这也成为基层医疗机构的绩效财政补偿机制。部分省（区）实施绩效财政补偿情况见表 11 – 2，主要通过推进基层医疗卫生机构综合改革，明确多渠道补偿机制，明确责任，加大绩效考核补助，按医生服务人口数据和人均标准核定补助资金。

表 11 – 2　　　　部分省（区）绩效财政补偿机制实施情况

省	时间	文件	内容
湖南省	2010 年 3 月 9 日	《湖南省基层医疗卫生机构补助办法》	统筹考虑基层医疗卫生机构收支情况，科学合理核定经常性收支差额
			落实财政投入政策，实行多渠道补助办法
			实行绩效考核补助，提高资金使用效率
广东省	2011 年 6 月 10 日	《广东省建立健全基层医疗卫生机构补偿机制的实施办法》	建立健全稳定长效的多渠道补偿机制
			大力推进基层医疗卫生机构综合改革
			多渠道加大对各类基层医疗卫生机构的补助力度

① 黄继宏、张校辉、郑名烺等：《浅谈深圳市某区社区卫生服务绩效管理体系建设》，《现代医院》2017 年第 6 期。

② 赵云、许世华、潘小炎：《基层医疗卫生机构绩效管理制度比较研究》，《卫生经济研究》2013 年第 4 期。

续表

省	时间	文件	内容
浙江省	2011 年 9 月 28 日	《浙江省人民政府办公厅关于建立健全基层医疗卫生机构补偿机制的实施意见》	建立健全稳定长效的多渠道补偿机制
			全面推进基层医疗卫生机构综合改革
			完善村卫生室补偿机制
			建立健全基层医疗卫生机构补偿机制工作
	2017 年 11 月 3 日	《浙江省财政厅、浙江省卫生和计划生育委员会关于全面推进基层医疗卫生机构补偿机制改革的实施意见》	明确补偿渠道
			完善补偿方式
			规范收支管理
			完善村卫生室补偿机制
宁夏回族自治区	2011 年 4 月 18 日	《宁夏回族自治区关于建立健全基层医疗卫生机构补偿机制的实施意见》	补偿资金渠道及主要内容
			推进基层医疗卫生机构综合改革
山东省	2010 年 3 月 20 日	《山东省关于基层医疗卫生机构实施基本药物制度补偿机制的试行意见》	基本形式
			财政补助及支付方式
			投入责任
			绩效考核与管理
四川省	2011 年 1 月 24 日	《四川省人民政府办公厅关于建立健全基层医疗卫生机构补偿机制的意见》	建立健全稳定长效的多渠道补偿机制
			大力推进基层医疗卫生机构综合改革
			多渠道加大对乡村医生的补助力度
			建立健全基层医疗卫生机构补偿机制的工作要求

　　财政补偿机制下卫生行政部门成了基层医疗机构外部绩效考核主体。考核方式主要分为以下几种：一是委派业务人员或者下属机构进行考核，多用于农村基层医疗机构，如村卫生室、乡镇卫生院；二是委托专业人士或者第三方机构进行考核，主要用于城市基层医疗机构，如社区卫生服务中心。在考核后，将通过绩效财政补贴机制和绩效工资分配制度对

基层医疗机构进行奖罚，为基层医疗机构增添活力。[1]

机构的绩效评价程序分为绩效评价准备、医疗卫生机构自评、绩效评价实施、绩效评价反馈与改进四个环节。对医疗卫生机构的绩效评价工作原则上按年度进行，可根据评价目的需要进行适当调整。但是在实际中，在机构的绩效评价程序实施方面，难以考虑严谨，从而出现一系列风险。[2]

在评价工具方面，有人工和信息技术两种。[3] 人工考核主要指根据一些评价指标以人工方式对基层医疗机构进行评价和考核。信息技术主要指随着科学技术的发展，利用一些信息技术手段进行的考核。如北京市东城区利用信息技术，实现了收支两条线下的人工考核与自动考核相结合的评价机制。

在绩效评价考核指标方面，目前政府或者官方平台设计过一些考核指标：陈竺部长在"2009年全国社区卫生工作会议"上表示，基层卫生机构绩效考核主要以服务数量、服务质量、服务效果和居民满意度为主要指标；2015年12月国家卫生计生委、人力资源社会保障部、财政部、国家中医药管理局印发的《关于加强公立医疗卫生机构绩效评价的指导意见》，规定，目前基层医疗卫生机构试行的绩效评价指标主要采用三级指标体系，一级指标包括社会效益指标、医疗服务提供指标、综合管理指标、可持续发展指标四类，每个指标下又有二级指标和三级指标。

政府的绩效评价考核指标主要针对基层医疗机构的改革目标，比较贴合实际但缺少科学方法。一些学者在研究中针对绩效体系的科学性和严谨性设计出了一些绩效评价考核指标[4]：有学者从利益相关者理论角度进行分析，认为基层医疗机构应该从综合管理、基本公共卫生服务、

① 赵云、黄亮、潘小炎：《基层医疗卫生机构绩效管理制度的形成过程及本质、目标和功能》，《卫生经济研究》2013年第4期。

② 李秋阳、朱幼群：《公共卫生与基层医疗卫生事业单位绩效管理变革风险分析》，《中国公共卫生管理》2011年第4期。

③ 高星、陈荃、雷行云等：《我国社区卫生服务绩效管理的现状和问题及对策研究》，《中国全科医学》2014年第16期。

④ 赵云、农圣、王政义：《基层医疗卫生机构绩效考核指标设计研究》，《卫生经济研究》2013年第4期。

基本医疗服务和服务人群的满意度等四个方面进行考核。① 还有学者从投入产出比视角对基层医疗机构进行调查，认为应该根据基层医疗机构的综合性绩效进行考核。② 学者对于绩效评价指标的研究中，大多数采用的是美国医疗质量管理之父 Avedis Donabedian 评价理论的结构—过程—结果架构，用层次分析法（AHP）和改进的德尔菲法（Delphi）建立评价指标体系及指标权重，具有科学性，但是缺少对于改革目标的把握。

2. 绩效工资分配体系

绩效工资分配体系主要包括两部分：人员绩效评价体系和绩效工资制度（薪酬制度）。根据《关于加强公立医疗卫生机构绩效评价的指导意见》，人员绩效评价程序主要分为两类：（1）对公立医疗卫生机构负责人的绩效评价：年度和任期目标责任考核。（2）对职工的绩效评价：评价程序及评价周期由公立医疗卫生机构自行确定，采取多种方式进行综合评价，经职工代表大会确认后实施。

对于员工的绩效考核以岗位绩效为主，对于岗位职责的划分是岗位绩效考核的依据和制度保障，对于岗位工作量的划分和职责的界定，有利于基层医疗机构绩效管理的实施。③④ 但是在实际操作中，由于对于岗位职责的划分不清晰，绩效考核难以实施。以西南地区某直辖市为例，有学者在 2014 年经过调查发现大多数基层医疗机构并没有规范的岗位职责划分，存在人员数少、一人多岗、混岗的情况，岗位绩效较少实施，工作人员的积极性因此受到很大影响。⑤

同时，由于社区卫生服务中心和乡镇卫生院、村卫生室所处区域经

---

① 李斌、吴绍燕：《利益相关者理论视角下基层医疗机构绩效评价指标研究》，《检验医学与临床》2019 年第 2 期。

② 胡红岩：《基于投入产出的基层医疗机构绩效管理评价研究》，硕士学位论文，南京医科大学，2016 年。

③ 颜星、杨玲、林幻等：《标准服务量在基层医疗机构内部绩效评价中的应用》，《中国卫生事业管理》2014 年第 2 期。

④ 杨玲：《重庆市基层医疗卫生机构岗位职责与服务规范研究》，硕士学位论文，重庆医科大学，2014 年。

⑤ 杨玲、颜星、林幻等：《重庆基层医疗卫生机构岗位职责问题研究》，《重庆医学》2014 年第 16 期。

济条件、服务人群有所不同，在对职工的绩效评价上存在不少差异。

（1）社区卫生服务中心绩效评价体系

社区卫生服务中心的内部绩效主要是根据服务功能、岗位需求等设定工作内容，以工作人员的服务数量、服务质量、居民满意度为绩效考核的标准，采取日常考核和年终考核相结合的方式，将考核结果作为工作人员薪酬分配、续聘和解聘的依据。[1]

区别于一般诊所和专科医院等医疗卫生机构，社区卫生服务机构提供基本医疗服务和公共卫生服务。公共卫生服务以预防为主，服务内容广泛、服务对象多元，因此公共卫生服务中心的绩效管理更加贴近群众。[2] 相较于乡镇卫生院和村卫生室，社区卫生服务中心的经费更充足，绩效评价指标更健全。

随着时代的发展和信息技术的发展，社区卫生服务中心的绩效管理也面临着新的变化和挑战：一是社区公共卫生服务呈现出区域不均等现象。欠发达地区和发达地区[3]、农村和城市的社区卫生财政投入和服务对象不同，服务发展不均衡。二是社区卫生服务中心是全科医生和"家庭医生"的主要阵地[4]，这也对绩效管理提出了新的要求和发展方向。与大型医院相比，基层医疗机构在房屋、设备等质量竞争方面处于弱势地位。因此，全科医生的技术能力和水平是基层医疗机构应该首先依赖的质量和竞争力的符号，也是一个推进分级诊疗的有力措施。三是信息技术的发展，信息化绩效管理成为新的发展趋势，如武汉市江夏区社区卫生管理中心通过计算机对中心内工作人员进行自动化绩效赋分。这为其他社区的信息化建设提供了技术手段的新发展方向。

（2）乡镇卫生院绩效评价体系

乡镇卫生院是我国最基层的公立医疗卫生机构，在农村卫生工作中

① 张丽芳、党勇、刘玉华等：《我国社区卫生服务机构绩效管理的探索》，《中国卫生经济》2009 年第 12 期。

② 同上。

③ 哈梅芳：《欠发达地区社区公共卫生服务绩效与其影响因素实证研究》，博士学位论文，兰州大学，2015 年。

④ 张丽芳、党勇、徐玉华等：《我国实施社区卫生服务机构绩效管理的必要性及可行性探讨》，《中国卫生经济》2010 年第 5 期。

起着至关重要的作用。根据《农村卫生服务体系建设与发展规划》，乡镇卫生院除了提供基本的医疗卫生服务外，还承担着辖区内突发公共卫生事件和公共卫生管理的报告任务，负责对村级卫生组织的技术指导和村医的培训等任务。

早在新医改之前，就有以冯占春为代表的学者对于乡镇卫生院的绩效管理体系进行研究。学者冯占春认为服务者的内部绩效应该在于评价结构质量（卫生操作中的合规性等）和结果质量中的技术部分。[①] 对于贫困地区，提出应该把公共卫生服务作为乡镇卫生院服务质量改善的重点领域。[②]

新医改后，我国大多数地区主要采用区域（东、中、西）或者经济水平的差异分层来对乡镇卫生院进行规划设置，这种规划设置方法为保证乡镇卫生院功能的发挥起到了很大的促进作用，但是也导致不同区域和经济水平间的乡镇卫生院绩效管理存在很大差异。以重庆市为例，重庆市乡镇卫生院在内部绩效考核上，实行每季度或者每月一次的分层级和分类相结合的考核[③]，对单位主要领导由上级卫生局单独进行考核；内部员工由卫生院根据专业技术、管理、工勤等岗位的不同特点实行分类考核，考核的主要内容包括履职情况、工作数量、工作质量、劳动纪律、医德医风和群众满意度等。但是 2015 年经过调查发现，重庆市各区县不同经济水平的乡镇卫生院绩效管理存在很大差异。

另外，有研究显示，尽管 2005 年底，卫生部贷款办和项目办针对乡镇卫生院和社区卫生服务中心联合开发了《绩效评价及卫生服务质量改进工具》，认为乡镇卫生院和社区卫生服务中心的绩效应该从机构服务效率、人均受益量、人群健康改善的贡献、机构功能体现、服务质量、机构发展潜力六个维度进行评价，"世行贷款/英国赠款中国农村卫生发展项目"也开展了针对农村乡镇卫生院绩效评价指标体系的研究，但是乡镇卫生院还存在缺乏统一供参考的考核指标、空有指标缺乏科学管理程序

---

① 王静、张亮、冯占春等：《农村乡镇卫生院服务质量评价主体研究》，《中国医院管理》2006 年第 5 期。

② 冯占春、熊占路、张亮等：《贫困地区 5 所乡镇卫生院卫生服务质量现状及其改进研究》，《中国医院管理》2006 年第 10 期。

③ 崔颖、杨丽、叶健莉等：《论新医改环境下我国乡镇卫生院科学规划与设置的路径》，《中国妇幼保健》2016 年第 16 期。

的问题,有学者对我国西南某市调查后发现,由于该市缺少一套科学的
可供各区县参考的指标体系,该市一些区县出现考核指标过于繁杂的情
况,甚至主要考核经济指标的情况;一些区县过分追求考核指标的细化,
出现重视业绩统计、忽视实际工作的情况。①

（3）村卫生室绩效评价体系

在我国农村,村卫生室是农村三级卫生服务网络中的最底层,为农
村居民提供了方便且可及性强的初级卫生保健服务,对于农村初级卫生
保健服务有着重要意义。② 但是在行政区划上,村卫生室所服务的地域面
积较广,服务人口居住分散,加上村卫生室人员简单,村卫生室在实行
绩效管理方面具有极大的难度③,如图 11 - 4 所示,村卫生室发展主要依
靠医疗收入,医疗服务公益性受到影响;在总支出中,人员经费支出比
重较小,绩效管理难以开展。

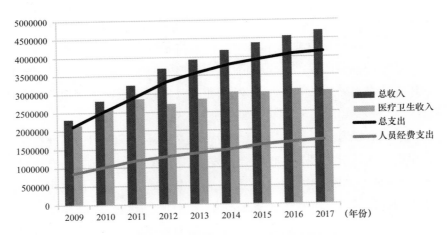

图 11 - 4　新医改后村卫生室收支情况

资料来源:2010—2018 年中国卫生统计年鉴数据。

---

① 邓梦露:《重庆市乡镇卫生院绩效管理实施现状及影响因素分析》,硕士学位论文,重
庆医科大学,2015 年。

② 何含兵:《贫困地区农村卫生室公共购买筹资机制及政策研究》,博士学位论文,第三
军医大学,2013 年。

③ 刘欢、吴晶、刘军安等:《村卫生室基本药物制度绩效评价指标体系构建研究》,《中国
卫生统计》2015 年第 6 期。

无论是在新医改中，还是在"世行贷款/英国赠款中国农村卫生发展项目"中，完善和加强乡村卫生医疗机构的绩效管理都是一个重要组成部分，但是目前针对村卫生室绩效管理的研究较少。有学者在调查中发现，村卫生室的绩效管理制度存在缺乏制度保障，负责人认知参差不齐，考核计量指标难以量化，卫生室之间差异大、考核指标难以统一等情况。[①]

（四）我国基层医疗机构现行的薪酬制度

从 2009 年 10 月 1 日起，我国基层医疗机构开始实行绩效工资制度，以下是关于基层医疗机构实行绩效工资制度和绩效工资制度改革的政策文件支持。

2009 年，《关于公共卫生与基层医疗卫生事业单位实施绩效工资的指导意见》（人社部〔2009〕182 号）中提出，我国基层医疗机构自 2009 年 10 月 1 日起实行绩效工资制度，文件中对于基层医疗机构的工资总量和工资水平、工资分配和工资结构进行了规定，绩效工资所需经费由财政全额发放。

2013 年，《关于巩固完善基本药物制度和基层运行新机制的意见》（国办发〔2013〕14 号）提出了多项完善措施：基层医疗卫生机构在核定的收支结余中可按规定提取职工福利基金、奖励基金。

2015 年，《关于推进分级诊疗制度建设的指导意见》（国办发〔2015〕70 号）再次提出完善基层医疗卫生机构绩效工资分配机制，建立基层签约服务制度，向签约服务的医务人员倾斜。

2018 年，《关于完善基层医疗卫生机构绩效工资政策保障家庭医生签约服务工作的通知》（人社部发〔2018〕17 号）指出，基层医疗卫生事业的发展，特别是家庭医生签约服务的开展，也出现了绩效工资总量与事业发展不相适应、内部分配不够灵活、绩效考核不够规范等问题，所以从以下四个方面进行改革：（1）合理核定绩效工资总量，实行"两个允许"，统筹平衡与当地县级公立医院的绩效工资水平的关系，合理核定

[①]　李安琪、曹永春、林振平等：《甘肃省卫生 XI 项目县村卫生室负责人对绩效考核的认知评价研究》，《中国卫生事业管理》2012 年第 10 期。

基层医疗卫生机构绩效工资总量和水平。（2）扩大内部分配自主权：基层医疗机构可根据实际情况自行确定基础性绩效和奖励性绩效的比例，在基层医疗机构绩效工资内部分配时设立全科医生津贴项目，在绩效工资中单列。提升全科医生工资水平，使其与当地县级公立医院同等医疗条件临床医师工资水平相衔接。（3）完善绩效考核制度：组织定期考核，考核结果与基层医疗机构绩效工资总量和主要负责人薪酬挂钩。（4）保障经费来源：完善基层医疗卫生机构绩效工资制度所需要的经费按原渠道解决，签约服务费可用人员工资分配。

（五）基层医疗机构薪酬制度现状

1. 我国基层医疗机构薪酬制度

我国基层医疗机构现行的薪酬制度是2009年后实行的绩效工资制度，但是在制度实行过程中，发现现行制度存在一些问题，不能对医务人员起到较好的激励作用，所以各地区开始进行薪酬制度的改革，改革围绕绩效工资这一制度进行，以不断完善基层医疗卫生机构绩效工资制度为目的。为此不同地区做出了不同的尝试，例如调整奖励性绩效的比例、增加工资总量、增加补贴等制度，以增加基层医疗机构医务人员的收入，对医务人员起到激励作用，一些地区在2018年人社部发布《关于完善基层医疗卫生机构绩效工资政策保障家庭医生签约服务工作的通知》后，发布政策文件对其基层医疗机构薪酬制度进行改革，具体制度内容如表11-3所示。

表11-3　　2018年后基层医疗机构薪酬制度改革地区及政策

年份	地区	制度	制度内容
2018	甘肃	岗位绩效工资制度	在现行事业单位工资福利政策不变的基础上，绩效工资经绩效考核后发放，坚持多劳多得、优绩优酬，向关键和紧缺岗位、高风险和高强度岗位、高层次人才等倾斜

年份	地区	制度	制度内容
2019	青海	绩效工资制度	制度改革内容与国家 2018 年基层医疗机构改革内容基本一致
2018	山东	绩效工资制度	合理确定绩效工资总量，全科医生与当地县区级综合医院同等条件临床医师工资水平相衔接。允许基层医疗卫生机构在收支结余中提取人员激励资金，激励资金纳入并相应增加绩效工资总量，不作为绩效工资调控基数。允许在绩效工资总量内设立补助项目，并建立绩效工资水平正常增长机制
2018	宁夏	完善绩效工资制度	自行确定基础性绩效工资和奖励性绩效工资比例；基层医疗卫生机构可在绩效工资内部分配时按照基本工资 10% 的标准设立全科医生津贴；突出实绩导向，定期组织考核，考核结果与绩效工资总量挂钩。对考核评价结果优秀的，绩效工资总量在上年度基础上提高 5%—10% 予以奖励；对考核评价结果合格的，不予奖励；对考核评价结果不合格的，绩效工资总量在上年度基础上降低 5%—10%

2. 基层医疗机构薪酬结构

在 2009 年绩效工资制度实施之初，我国基层医疗机构中医务人员的工资由基本工资和绩效工资两部分组成，其中基本工资和基础性绩效占医务人员工资的大部分，基本工资占比可达总工资的七八成[1]，由医务人员的职位、级别和工龄等要素决定，而决定员工工资差距的奖励性工资只占员工工资的小部分。在随后的绩效工资改革中，有些地区以提高奖励性绩效工资的比例来提高工资水平，激励员工，如四川新津县、上海浦东区、吉林磐石市、安徽芜湖市弋江区分别将奖励性绩效工资占比调

---

[1]　张宏、万玫、陈哲娟等：《我国东西部农村基层卫生人员薪酬待遇对比调查》，《中国卫生事业管理》2015 年第 5 期。

整到 100%、80%、70%、70%，四川的一些地区也将奖励性绩效工资占比提高到 60% 左右①，黑龙江省有 65% 以上的县（市、区）将基层医疗卫生机构奖励性绩效工资比例提高到 40% 以上，江苏省已有 31 个县（市、区）制定了提高基层医务人员奖励性绩效工资比例的政策。广西从 2010 年开始实行"托底不限高"政策，工资由工资总量和工资增量组成，工资总量由基础工资、托底性绩效、上年度合理保留收入组成，工资增量由收支结余按比例进行分配。但有研究表明，在乡镇卫生院中，"托底不限高"难以落实到位，使乡镇卫生院医务人员待遇普遍低于县级医疗卫生机构同等资历的人员。②

3. 基层医疗机构薪酬分配

2009 年，我国开始实行绩效工资制度，随着绩效工资制度的实行，政府发现原有的绩效工资制度的一些规定（工资总量问题等）并没有考虑到基层医疗机构医务人员的实际情况，不能对医务人员起到较好的激励作用，进而发文实行绩效工资改革。在我国不断进行绩效工资的改革过程中，有些地区开始实行将收支结余按照一定的比例为员工发放补贴等，不计入绩效工资，以增加基层医疗机构的工资总量，如云南、重庆、江西、山东、江苏等地，这些地区的工资总量较之前有所提升。2018 年《关于完善基层医疗卫生机构绩效工资政策　保障家庭医生签约服务工作的通知》发布后，部分省份纷纷出台了本省份关于增加全科医生收入、完善基层医疗机构绩效工资制度的意见，对本省份的基层医疗卫生机构的工资制度进行改革，如宁夏、甘肃等地开始实行绩效工资制度改革，在工资总量上根据当地实际情况合理核定且适当提高绩效工资总量，工资总量应高于当地事业单位的工资水平。在一些经济发展水平较高的地区，实行改革的时间较早、速度较快。

随着基本公共卫生服务的均等化发展，家庭医生签约制度的不断开展，基层医疗机构所承担的工作量不断加大，基层医疗机构出现编外人

---

① 张宏、万玫、陈哲娟等：《我国东西部农村基层卫生人员薪酬待遇对比调查》，《中国卫生事业管理》2015 年第 5 期。

② 广西财政厅课题组：《广西基层医疗卫生机构综合改革政策研究》，《经济研究参考》2019 年第 6 期。

员（不在编制内的临时聘用员工），无论是在岗在编人员还是编外人员，其工资水平与其所承担的医疗卫生服务数量不相匹配。且编外人员工资不属于财政补贴范围，编外人员与编内人员出现同工不同酬的现象。以黑龙江省为例，在"我的收入与工资成正比"的选项上，选择"比较符合"和"非常符合"的比例之和仅为25.2%。

基层医疗机构医务人员的收入水平相较于其他社会收入水平，相对处于较低水平，以黑龙江为例，基层医疗机构医务人员与社会收入水平相比，只有11%的人认为医务人员的收入高于社会收入水平。

在基层医疗机构绩效工资改革的进程中，各地以不同的形式在不计入工资总量的情况下，以增加津贴、夜班补助、年终奖励的方式增加医务人员的收入，使基层医疗机构医务人员的收入呈现上升趋势。但是东部和西部存在一定的差异，东部地区的薪酬水平略高于西部地区，工资涨幅高于西部地区；且工资薪酬结构的工资比例略有差异[1]，在福利保障方面，东部地区要优于西部地区，主要体现在养老保险上。在整体的基层医疗卫生服务体系中，社区卫生服务中心（站）薪酬水平高于农村乡镇卫生院，且社区卫生服务中心的薪酬水平呈现明显上升趋势，上升水平东部地区最高、西部地区其次、中部地区最低[2]。在医疗卫生服务体系中，医生、护士和卫生技术人员承担着不同的岗位责任、做出了不同的实际贡献，但在基层医疗服务中，这些岗位价值和贡献未能在其所获得薪酬中体现。且有些地区出现大锅饭、平均主义现象。

4. 薪酬支付

我国基层医疗机构对于员工工资的支付方式，实际是按绩效支付的薪金方式，采用绩效工资制度[3]，各地根据实际情况制定针对员工的绩效考核办法。薪酬支付要以绩效考核为基础才能体现医生的业绩水平、岗

---

① 张宏、万玫、陈哲娟等：《我国东西部农村基层卫生人员薪酬待遇对比调查》，《中国卫生事业管理》2015年第5期。
② 刘彩玲、张丽芳、张艳春等：《我国社区卫生服务机构工作人员薪酬水平和增长趋势研究》，《中国全科医学》2014年第22期。
③ 胡琳琳、曹英南、王班等：《我国基层医疗机构卫生服务支付制度改革探讨》，《中华医院管理杂志》2015年第2期。

位工作价值和人力资本价值。① 绩效工资制度的实施实际上是为了保证基层医疗机构医务人员的收入，但是我国目前实行的绩效工资制度在有些地区依然出现总量过低、收入与劳动不相匹配等问题。

5. 基层医疗机构薪酬满意度

薪酬满意度是指个体对于其薪酬（涵盖薪酬的多个方面）所持有的积极或消极的情感态度水平，是一种主观感受。有研究表明，薪酬满意度直接影响医务人员的工作满意度，也是影响医务人员行为的最重要的因素之一。② 我国基层医疗机构整体的薪酬满意度处于中等可接受或者较低的水平，以黑龙江省 2018 年冬季的薪酬满意度调查为例，总体薪酬水平满意度得分为 2.70 ±0.992 分，按照 5 分制评分表，处于中等偏下水平，且在有效数据 306 人次中，有 39.4% 的人选择"一般"，24.4% 的人选择"比较不满意"。

（1）社区卫生服务中心

目前，社区卫生服务中心开始实施收支两条线、药品零差率管理等措施，部分地区全额保障医务人员工资，但从实际实施情况看，职工对收入的满意度低，特别是在分配过程中出现平均主义，成为影响工作积极性最重要的因素。③

（2）乡镇卫生院

有研究认为，薪酬满意度是一个多维的结构，可从薪酬水平满意度、薪酬结构和管理满意度、薪酬提升满意度和福利满意度四个维度进行评价，我国东部地区整体薪酬满意度处于中等可接受范围，但是在四个维度中，薪酬水平满意度最低，福利满意度最高。④ 我国西部地区的整体薪酬满意度低于东部地区，但在西部地区的四个维度中，薪酬结构和管理

① 於馨彦：《符合医疗卫生行业特点的基层医生薪酬制度设计——以江苏省为例》，硕士学位论文，南京中医药大学，2018 年。
② 魏华林、张宏、陈哲娟等：《乡镇卫生院医务人员薪酬满意度影响因素的多层线性模型分析》，《中国卫生政策研究》2015 年第 8 期。
③ 苏曼：《社区卫生技术人员薪酬水平研究》，硕士学位论文，山西医科大学，2017 年。
④ 张宏、陈哲娟、刘金峰：《乡镇卫生院医务人员薪酬满意度及其影响因素：基于北京市和山东临沂市的调查》，《中国卫生事业管理》2014 年第 6 期。

水平满意度最高,薪酬水平满意度最低。[①]

(3) 乡村医生

在已有的对于乡村医生薪酬水平和满意度的调查中,发现我国乡村医生的薪酬满意度水平比较低,有调查结果表明,乡村医生的满意度水平的中位数为2分,处于满意度5分制评分的中下层水平[②],即使在东部发达地区,乡村医生的薪酬满意度依然比较低。发展水平不同的行政村的乡村医生的满意度的情况存在差异,发展较好的乡村的工资水平和工资满意度相对较高。

二 我国基层医疗卫生机构绩效与薪酬模式问题

(一) 我国基层医疗机构绩效问题

随着经济发展和医疗政策改革的推行,我国基层医疗机构在绩效实施、管理等方面出现了一系列的问题。从基层医疗机构现状、外部绩效及内部绩效等方面反映出基层医疗机构绩效问题。

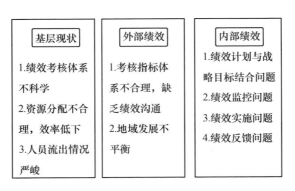

图 11-5 基层医疗机构绩效问题框架

---

① 张宏、陈哲娟、赵虹等:《西部地区乡镇卫生院医务人员薪酬满意度及其影响因素》,《中国卫生资源》2015年第2期。

② 张宏、张俊华、陈哲娟等:《北京和山东省不同分类行政村乡村医生薪酬水平及满意度影响因素》,《中国公共卫生》2015年第1期。

1. 因绩效考核体系不科学，员工积极性受挫，导致基层医疗机构虽比重上升，但诊疗人次较低

目前我国基层医疗机构虽所占比重逐年上升，但是诊疗人次较低，除基本药物集中招标采购制度不健全不能满足患者用药需求等原因之外，另一个原因是基层医疗机构绩效工资考核不科学，员工积极性受挫。国家为加强基层医疗机构建设，实行绩效工资制度，定岗定编，收支差距部分由政府补助，但由于绩效工资制度设计的缺陷和操作简单化，尤其是"收支两条线"管理，基层医疗机构又形成了新的"大锅饭"模式。员工工作积极性不高，基层医疗机构甚至失去了激励医务人员的经济条件，导致大量病人从基层"回流"到大医院。①

2. 基层医疗机构的财政收入与医疗卫生支出比例都不断上升，但是绩效效果不佳

2009 年国家开始新一轮医疗卫生体制改革，强调了政府在多元卫生投入机制中的主导地位，政府在公共卫生筹资领域责任开始回归②，政府医疗卫生支出开始逐年快速增长。虽然医疗卫生支出不断增长，但卫生财政资金资源有限，目前尚未能在有限的资源里，实现最高的效率和社会效益。研究显示，目前我国医疗卫生支出存在资源浪费、公平性差、效率低下等问题，基层财政补助虽然逐年增加，但是相对于三级医院等医疗机构，其所占比重仍是较低，偏离了公共支出的公平目标，导致基层医疗机构效率低下。③

3. 我国中、西部地区基层医疗机构人员流出情况严峻

2011 年，原卫生部发布的《医药卫生中长期人才发展规划（2011—2020 年）》中指出，完善基层医疗卫生人员激励保障政策，鼓励和引导医药卫生人才向基层流动。④ 但研究显示，虽然中、西部地区基层医疗卫生机构卫生人员的流出率逐年下降，但是人员流出情况仍然很严峻。主要原因是基层医疗机构缺乏激励机制和科学的绩效考核，难以吸引和稳定

---

① 宜静：《基层就诊人次为何由升转降》，《中国医疗保险》2013 年第 1 期。
② 顾昕：《公共财政转型与政府卫生筹资责任的回归》，《中国社会科学》2010 年第 2 期。
③ 武剑、方芳：《我国公共医疗卫生支出绩效分析》，《开放导报》2007 年第 2 期。
④ 闫丽娜、贾瑶瑶、李晓燕等：《2011—2014 年我国中西部地区基层医疗卫生机构人员流出情况分析》，《齐鲁医学杂志》2016 年第 2 期。

人才，再加上中、西部及老少边穷地区条件艰苦，导致人才流出。[1][2] 同时，绩效工资的实施使骨干医生薪酬水平下降，基层医疗机构差额拨款，导致卫生人员工资得不到保障，过低的工资收入无法吸引人才，造成人才流失。[3] 另外，大医院的虹吸现象，导致人才从基层流入上级医疗机构。

4. 基层医疗机构的外部绩效考核指标体系不合理，缺乏绩效沟通

基层医疗机构实行三级绩效考核、逐级评价、激励改进等方式进行绩效管理，以重庆市乡镇卫生院为例，其在绩效考核上，实行分层级和分类相结合的考核方式，制定三级绩效考核体系，由市卫计委对区县卫生局的目标考核，区县卫生局对乡镇卫生院的指导考核、乡镇卫生院对职工的具体考核构成，对乡镇卫生院重点考核其公共卫生服务、基本医疗、综合管理和满意度等内容。对领导和内部员工实行分类考核，对单位主要领导由上级卫生局单独进行考核，内部员工由卫生院根据专业技术、管理、工勤岗位的不同特点，实行分类考核。卫生院的考核周期为每年一次或半年一次，考核结果运用主要是将其作为单位目标考核、工作人员年度考核、职务职称晋升、续聘与解聘的重要依据。[4] 研究显示，该案例中外部绩效考核出现的问题主要是考核权重偏向公共卫生导致基本医疗弱化、缺乏适宜的考核指标体系及绩效沟通不畅等。

5. 乡镇卫生院存在地区发展不平衡，与社区卫生服务中心差距显著

有研究者通过调查全国 31 个省（市、自治区）的 1225 家机构，发现农村乡镇卫生院与城市社区卫生服务中心相比，农村乡镇卫生院所提供的基本卫生服务较差，且随着项目等级的降低，项目开展比例的差距也逐渐加大，除传染病控制项目开展比例高于社区卫生服务中心外，其

① 王少辉、马才辉、冯占春：《湖北省乡镇卫生院卫生人力资源流动状况调查》，《中国公共卫生》2014 年第 8 期。

② 刘晓云：《农村地区吸引和稳定卫生人员研究的理论框架》，《中国卫生政策研究》2011 年第 5 期。

③ 李诗杨：《西部地区乡镇卫生院人力发展的影响因素研究》，硕士学位论文，华中科技大学，2008 年。

④ 邓梦露：《重庆市乡镇卫生院绩效管理实施现状及影响因素分析》，硕士学位论文，重庆医科大学，2015 年。

他服务功能项目开展比例均低于社区卫生服务中心。① 同时也有研究者发现，我国乡镇卫生院卫生人力资源总量及分布不均衡，中部地区卫生人力资源较少且配置不合理，空编和编外用人现象普遍存在，且人力资源素质有待提高，部分地区存在人才断层的隐忧。② 地区发展不均衡问题导致基层医疗机构在绩效管理工具上也有不同，发达地区自动化，欠发达地区人工化。目前我国乡镇卫生院存在人员不足、素质不高、效率低下、缺乏核心竞争力等问题，是因为乡镇卫生院运行机制改革未有效实施，因人事权、经营权和分配权未下放到卫生院，人员的工作积极性和单位自主发展能动性不能有效发挥。③

6. 社区卫生服务中心区域发展不平衡，绩效管理不当

社区医疗机构除承担基本医疗之外，还主要承担基本公共卫生项目，在完成基本公共卫生服务项目的过程中，需要专业的公共卫生机构多方协调配合和指导才能有效完成任务。据研究显示④，部分欠发达地区在开展公共卫生服务过程中，疾控中心、卫生监督、妇幼保健等专业机构与社区卫生服务机构之间没有建立起畅通的协作机制，尤其是重大疾病防治等各部门间合作配合不顺畅，社区卫生服务机构缺乏专业的技术指导，虽然近几年政府已经加大财力支持，增加社区卫生服务机构的投入，但有关数据显示，社区公共卫生服务指标实际完成情况较差，且社区公共卫生服务网络设置也存在大部分不合理现象，由此看出，因绩效管理不当，导致职能部门协调不畅、职能分工不明确、管理能力不高、社区卫生服务网络设置不合理，同时这些问题又作用于绩效，效果不好，出现恶性循环。

7. 基层医疗机构内部绩效管理问题

以甘肃省乡镇卫生院绩效管理具体做法为例，由县级卫生行政部门

---

① 钟爽：《我国农村乡镇卫生院基本卫生服务功能开展现状及影响因素研究》，硕士学位论文，山东大学，2010 年。

② 朱坤、张小娟、田淼淼：《我国乡镇卫生院卫生人力资源配置现状分析——基于 6 省 18 县的调查》，《中国卫生政策研究》2015 年第 9 期。

③ 同上。

④ 哈梅芳：《欠发达地区社区公共卫生服务绩效与其影响因素实证研究》，博士学位论文，兰州大学，2015 年。

制定乡镇卫生院及医务人员考核指标体系，年终进行考核和评价，根据考核结果兑现绩效工资，但是在实际过程中由于地方财政匮乏加上乡镇卫生院实施"收支两条线"管理，其没有额外收入，无法支付绩效工资。因此，其采用将医务人员20%—30%的工资先扣除，作为预留绩效工资，年终考核达标者补发这部分工资，不合格者将按比例扣除绩效工资，并将扣除部分作为高绩效人员的奖励。在此过程中，其出现了考核目标与医务人员目标错位、重考核轻过程、绩效体系不完善、缺乏内部动力无法激励员工和绩效结果不能用于指导管理实际等问题。[1]

（1）基层医疗机构绩效计划未与机构战略目标相结合，绩效考核目的定位不明确。

在深化卫生体制改革的阶段，对基层医疗机构提出新的挑战，不仅要满足医疗服务的需求，还要提高医疗质量、医院内部管理及医院发展定位等，因此基层医疗机构管理者、部门负责人及员工在充分交流的前提下制订绩效计划，制订计划的过程中要确保熟悉医院发展战略及要达成的目标，同时要确保部门绩效、个人绩效目标与医院总体目标一致，并且对员工进行详细说明，达成共识，根据绩效要求和发展战略，将各部门及个人绩效有机结合。[2] 据研究显示[3]，大多基层医疗机构在绩效考核指标的制定上缺少绩效沟通，导致基层职工对绩效考核相关事宜模糊不清。绩效考核目的定位不明确，孤立地看待个人绩效考核结果，没有将个人绩效考核与组织的绩效考核有机地结合起来。[4]

（2）基层医疗机构缺乏绩效监控，绩效目标偏离。

绩效监控是在计划实施的过程中，医院管理者与员工通过持续的绩效沟通，采取有效的监控方式对员工的行为及绩效目标的实施情况进行

---

①　罗中华、庆学利、何少恒：《甘肃省乡镇卫生院绩效管理面临的问题及对策研究》，《中国初级卫生保健》2017 年第 7 期。

②　张妍：《社区医院绩效管理体系研究》，硕士学位论文，安徽财经大学，2016 年。

③　吕竹铭：《常州市新北区基层医疗卫生技术人员绩效管理问题研究》，硕士学位论文，南京理工大学，2018 年。

④　刘江龄：《LWQ 社区卫生服务中心绩效体系研究》，硕士学位论文，华南理工大学，2010 年。

监控，并提供必要的工作指导与工作支持的过程。① 绩效辅导是管理者为实现绩效目标，对员工进行全辅导的过程，能够及时发现问题，并给予指导，同时纠正员工出现的与绩效目标不符的情况并及时调整。② 然而，目前我国基层医疗机构的绩效监控出现了缺乏绩效辅导的专业人员，只注重考核过程，忽略了对员工如何提高绩效水平的指导，这也失去了绩效考核的意义，因缺乏指导监控，不能及时地发现问题，并纠正偏差，导致绩效目标偏离。③

（3）基层医疗机构绩效评价体系不科学，考核主体单一，无法反映工作绩效。

绩效评价是根据医院绩效目标协议书所约定的评价周期和评价标准，由医院绩效管理主管部门选定评价主体，采用有效的评价方法，对医院的组织、科室及个人的绩效目标完成情况进行评价的过程。④ 目前基层机构绩效评价存在缺乏科学合理的标准及评价主体单一等问题。没有按照人员职责、服务内容、劳动强度和技术含量不同设计科学合理的绩效考核指标体系，不能真正地反映员工绩效，同时现有的考核办法过于模糊，受主观性影响较大，在没有明确、科学的绩效管理目标和完整的绩效管理体系下，社区卫生服务中心管理中出现不少不良现象⑤，绩效评价多以经济利益为中心，重视基本医疗服务的供给忽视基本公共卫生服务的提供。⑥ 绩效考核的主体过于单一，主要以上级考核为主，带有很强的主观性，无法反映工作人员的实际工作绩效。⑦

---

① 方振邦、黄玉玲、蔡媛青等：《公立医院绩效评价体系创新研究》，《中国卫生人才》2017 年第 2 期。

② 张妍：《社区医院绩效管理体系研究》，硕士学位论文，安徽财经大学，2016 年。

③ 王萱萱、汪彦辉、张思源等：《乡镇卫生院绩效管理研究述评》，《中国初级卫生保健》2014 年第 10 期。

④ 方振邦：《医院绩效管理》，化学工业出版社 2016 年版。

⑤ 刘江龄：《LWQ 社区卫生服务中心绩效体系研究》，硕士学位论文，华南理工大学，2010 年。

⑥ 熊巨洋：《农村地区乡镇卫生院绩效评价研究》，博士学位论文，华中科技大学，2008 年。

⑦ 罗中华、庆学利、何少恒：《甘肃省乡镇卫生院绩效管理面临的问题及对策研究》，《中国初级卫生保健》2017 年第 7 期。

（4）基层医疗机构缺乏绩效反馈，结果得不到实际运用。

绩效反馈是医院绩效管理的关键一环，是指医院上级领导将绩效评价结果反馈给被评估员工，让员工了解自身的工作状况，并帮助其制订个人工作改进计划，以最终达到提高绩效的目的。[1] 基层机构缺少绩效考核结果的分析过程，因没有分析原因、对比绩效计划是否达标等方面，年底总结时发现一些重点工作未完成；又因缺少绩效反馈的过程，职工本人无法发现自身的不足，更不知如何改进，只是接受绩效的奖与罚，出现了负面的抵制情绪等，同时绩效考核的结果也得不到运用。[2]

（二）基层医疗机构薪酬模式问题

1. 基层医疗机构薪资分配差距小，缺乏激励机制

据研究显示，基层医疗机构的医生、护士及医技人员薪酬水平差距较小，虽随学历及职称的上升，薪酬水平也有所增加，但是我国基层医疗机构的医生培养周期一般为 5 年，甚至 8 年，工作技术难度较大，执业风险高，相比较而言，护士的培养周期较短，一般中专、大专学历的人员即可胜任其从事的日常工作，其工作风险和压力也远没有医生的大，但研究分析发现，医生和护士的薪酬水平差距很小，甚至持平。[3] 薪酬包括岗位工资和绩效工资，薪酬水平的差距主要在绩效工资上，但由于基层机构绩效工资占总工资的比例较小，同时绩效管理也存在问题，员工薪酬差距不大，员工薪酬满意度不高，缺乏激励机制，从而影响医疗服务等。

2. 基层医疗机构薪资水平较低，缺乏外部竞争性

目前，我国社区卫生服务机构和乡镇卫生院的医务人员薪酬水平较低[4][5]，且不同地区发展水平也有差距。有研究显示，中部地区乡镇卫生院医务人员的薪酬水平有明显提高，平均薪酬水平从 2008 年到 2012 年增

---

① 方振邦：《医院绩效管理》，化学工业出版社 2016 年版。

② 许彦、梁红：《浅谈基层医院绩效考核中存在的问题及对策》，《中国保健营养旬刊》2013 年第 2 期。

③ 刘彩玲：《我国社区卫生服务机构医务人员薪酬水平与分配研究》，硕士学位论文，石河子大学，2014 年。

④ 同上。

⑤ 张颖、贾瑶瑶、张光鹏等：《我国乡镇卫生院薪酬制度存在问题及思考》，《卫生经济研究》2017 年第 12 期。

加了 4879 元，增长幅度为 29.0%。① 但这一幅度远低于东部 71.9% 的增长②，也低于同期城镇单位就业人员 61.8% 的平均增长幅度。虽然社区医院与乡镇卫生院薪酬水平都较低，但乡镇卫生院在不同地区相较于社区薪酬更低。薪酬水平对导致相对于同行业缺乏竞争力和吸引力，据研究显示，有 66.2% 的医务人员认为其目前的薪酬水平小于付出，从公平性来讲，医务人员感到自己的付出与薪酬不成正比③，薪酬虽较之前有所上升，但是其水平仍然较低，以黑龙江省为例，调查 316 份基层医生的薪酬满意度情况，结果发现对薪酬满意的仅占到了 20.3%，40.8% 感到薪酬水平一般，38.9% 感到不满意甚至非常不满意，职工年收入在 5 万元及以下的约 75%。目前的薪酬水平背离其市场价值，知识、技术等劳动力价值未能合理体现，不但挫伤了医务人员的积极性，也难以吸引优秀人才服务、留在社区卫生服务机构。④

3. 基层医疗机构的薪酬要素分配不尽合理，人员工作满意度低

据研究显示，基层医疗机构的员工薪酬水平主要在不同职称、不同职务、不同年龄段、不同性别间存在差异，与实际的工作绩效、劳动强度等没有必然联系，优秀人员和关键岗位的风险责任、知识技能、服务质量等生产要素没有在薪酬优势中得到体现。⑤ 这种要素分配不均，导致优秀人员及骨干的工作热情和积极性不高，同时降低了员工的工作满意度。

4. 基层医疗机构薪酬管理不科学，人员薪酬满意度低

我国基层医疗机构整体人员工资水平定位不高，且工作环境艰难，卫生人员工资水平背离市场价值，在医务人员前期投入成本较高的情况下，若未能得到相应的报酬，导致医务人员的劳动价值未能得到重视，

---

① 魏华林、张宏、王永挺等：《中部地区乡镇卫生院医务人员薪酬满意度及其影响因素分析》，《中国卫生事业管理》2015 年第 9 期。

② 张宏、陈哲娟、刘金峰：《乡镇卫生院医务人员薪酬满意度及其影响因素：基于北京市和山东临沂市的调查》，《中国卫生事业管理》2014 年第 6 期。

③ 熊昌娥、陈晶、李群芳等：《基于公平理论的社区卫生服务机构薪酬现状分析》，《中国全科医学》2011 年第 1 期。

④ 刘彩玲：《我国社区卫生服务机构医务人员薪酬水平与分配研究》，硕士学位论文，石河子大学，2014 年。

⑤ 闵锐：《我国公立医院医务人员薪酬体系的反思》，《改革与开放》2011 年第 12 期。

必然难以适应基层卫生事业单位的管理需要。薪酬满意度较低主要表现为福利满意度低、薪酬结构满意度低和薪酬管理满意度低。① 福利层面问题表现为培训机会有限、非经济福利重视度不足；薪酬结构层面问题表现在专业差异弱化、内部公平性差；薪酬管理层面问题表现为动态调整不及时、晋升机制不合理、激励效果不显著。

三 我国基层医疗卫生机构绩效与薪酬模式发展趋势展望

（一）完善基层医疗卫生机构绩效与薪酬政策制度

1. 合理增加绩效工资总量，解决基层医疗卫生机构员工工资较低问题

因工作环境、个人发展前景及工资水平等因素的影响，基层医疗卫生机构无法留住高学历或高职称的员工。因此，县（区）级人社、财政部门综合考虑基层医疗卫生机构公益目标任务完成情况、绩效考核情况等因素，统筹平衡与当地公立医院绩效工资水平的关系，根据基层医疗卫生机构经费保障能力及社会经济发展水平，按照核定绩效工资总量的要求，充分考虑当地基层医疗卫生机构运行和发展实际，提高绩效工资总额水平。对基层医疗卫生机构收入结余部分，经当地财政部门审核资金来源合法后提取一定比例，用于每年核定奖励性绩效工资，使基层医疗卫生机构工资水平与当地公立医院工资水平相衔接。基层医疗卫生机构应充分利用政府在政策和资金方面资助的优势，改善执业环境。

2. 各界加大对中、西部及"老少边穷"地区基层医疗卫生机构支持力度

财政部需继续加大对基层医疗卫生机构的支持力度，并向中、西部地区和老少边穷地区倾斜。加强该地区基层卫生人才队伍建设，同时工资分配需向一线基层人员倾斜。允许"老少边穷"地区基层医疗卫生机构根据实际情况自行确定基础性绩效和奖励性绩效工资比例。同时，增

---

① 杨筱倩：《乡镇卫生院员工薪酬满意度研究》，硕士学位论文，中南大学，2013年。

加艰苦边远地区津贴政策，符合条件的基层医疗卫生机构医务人员可享受卫生防疫津贴、医疗卫生津贴等，以提升广大基层医疗卫生机构医务人员待遇水平，吸引人才进入。

3. 上级医疗卫生机构适当放权，保证基层医疗卫生机构自主权利

政府在保证基层医疗卫生机构经费来源的同时，增加在员工绩效与薪酬方面的财政支出。同时，确保基层医疗卫生机构享有可根据实际情况自行确定基础性绩效工资和奖励性绩效工资的比例及数量的权力，根据考核结果发放绩效薪资，体现员工的价值与贡献。优化基层医疗卫生机构收入，逐步提高诊疗费、手术费、护理费等医疗服务收入在基层医疗卫生机构总收入中的比例。加强各地财政核定、预算卫生经费的监督管理，对基层医疗卫生机构的支付与所包括的具体项目进行核定，保证各项支出不重复，各项目间的资金不得相互挪用，做到专款专用和及时发放，使员工的薪酬得到充分的保障。各级人力资源社会保障、财政、卫生部门要高度重视基层医疗卫生机构的绩效与薪酬制度，积极配合推行，参与配合妥善处理过程中出现的新问题。允许基层医疗卫生机构在基础绩效与薪酬政策下，合理、灵活调整，以适应基层医疗卫生机构的发展，使其拥有适当的自主权利。

（二）制定科学可操作的绩效考核及薪酬体系

随着分级诊疗政策的推广，基层医疗卫生机构患者就诊量增多，员工工作量相对增加。据调查，其周工作时间超过国家规定标准，且长于其他行业周平均工作时间。同时，基层医疗卫生机构员工除提供基本医疗服务与基本公共卫生服务外，亦肩负相应的社会责任，对其自身的专业素质及职业道德有着较高的要求。基层医疗卫生机构员工具有工作量大、社会地位较低、社会责任重、综合素质要求较高等职业特点。基层医疗卫生机构需明确岗位职责，制定不同岗位的服务规范，实施分类考核、按岗定责，以提高考核质量。对工作量大的关键岗位、成绩突出的员工，单独设定专项奖励奖金，既能作为激励与管理的重要手段，又能调动整个基层医疗卫生机构员工的工作积极性，确保通过绩效管理制度公平合理地拉开收入差距，使员工明确自身职能与所承担的责任、义务。针对不同部门、不同岗位设置不同的绩效权重系数，减少对职称、学历

及职位的侧重，以实际贡献大小为绩效差别的主要依据，充分调动各级医务人员爱岗敬业，使其积极投身基层医疗卫生事业，提高员工的薪酬满意度，确保薪酬分配的公平公正。对基层医疗卫生机构采取三级考核、逐级评价、激励改进的绩效管理办法。

（三）提高各级政府部门和基层医疗卫生机构对绩效与薪酬认知水平及重视程度，提高领导能力

政府及上级医疗卫生机构应确保基层医疗卫生机构享有可根据实际情况自行确定基础性绩效工资和奖励性绩效工资的比例及数量的权力，根据考核结果发放绩效薪资，体现员工的价值与贡献。结合实际需要，自主进行内部分配，在机构内部绩效工资发放时，可合理设立岗位津贴、生活补贴、加班补助、特殊岗位补助等。同时，基层医疗卫生机构领导者应提高对绩效与薪酬的认知水平。这不单单是给员工发工资的问题，而且是领导与下属达成目标共识，形成工作方案，明确资源配置、时间节点、责任分工等问题。提高领导对绩效与薪酬的认知水平，有助于管理者更好地调动员工工作积极性。领导者在绩效管理的过程中应对目标规划的科学性、资源配置的保障性、目标达成的共识性、分工配合的合理性及具体措施的可行性等起到主导作用，注意研究解决绩效与薪酬制度实施过程中的新问题，确保基层医疗卫生队伍的稳定。各级领导应重视绩效与薪酬制度在基层医疗卫生机构发展中的重要地位，推动机构平稳运行。

（四）加强基层医疗卫生机构绩效与薪酬监管及评价体系，制定动态调整机制，加强沟通与培训

在绩效计划制订、考核指标设置等环节，需加强对民主性的重视，提升职工工会、行政部门等的参与度，听取及采纳各个阶层及利益相关者的意见。上级部门制定本年度考核指标及权重，中层人员将绩效目标、考核指标、考核方式、考核标准等传达到下级部门，使员工掌握其工作重点，并提出相应建议。上层部门根据收集的建议进行相应的修改，再逐级传达，以确保绩效与薪酬考核方案能体现各科室的工作性质，展现各员工的工作职能，消除员工对绩效考核的抵触情绪，将绩效考核与各部门工作重点相结合，既履行基层医疗卫生机构的职责，又满足员工对薪酬的期望。同时对基层医疗卫生机构员工进行培训，使其熟练掌握绩效管理相关知识，鼓励员工认真履行各自职责，转变员工绩效工资观念。另外，强化绩效管理专业人才培训，成立专业的绩效管理部门，在绩效考核过程中起到监督及指导作用。在绩效管理制度实施过程中，指导员工遵守绩效考核规则，及时发现制度实施过程中存在的问题，纠正员工不符合绩效考核的行为并予以调整。将所发现问题及时反馈到上级部门，分析其中存在的问题，以在下一年度中进行调整与改进，防止绩效目标偏离。并且管理监督部门完全独立，确保绩效考核的客观性与科学性，保证基层医疗卫生机构绩效与薪酬分配的公开化、透明化，减少员工对薪酬认知的偏见及误解，提高薪酬满意度。

（五）建立基层医疗卫生机构绩效与薪酬管理电子信息平台，做到信息互通，统一管理

各地医疗卫生管理部门建立统一的基本医疗、基本公共卫生服务综合管理信息平台，利用互联网引进先进的绩效管理信息系统，充分利用现代化、高科技、智能化手段，快速、准确、及时地处理基层医疗卫生机构考核制度、评估数据等信息，提高基层医疗卫生机构绩效评估与薪酬分配管理水平。各基层医疗卫生机构制定绩效考核及管理制度后，应上传到电子信息平台中，由上级医疗卫生管理部门统一管理，并以此为制定考核该基层医疗卫生机构的依据。同时，各基层医疗卫生机构之间亦可相互学习、相互促进，了解其他单位的考核管理制度及绩效与薪酬管理办法，为完善自身的评价体系及制度提供参考，促进各基层医疗卫生机构共同发展。

第十二章

我国基层医疗卫生机构信息化
建设现状与展望

    当前，国家大力支持云计算、大数据等新兴技术的研发和应用，云计算作为一种新兴模式，具有高性价比、资源共享以及超大存储和计算能力的优点，能为卫生信息化建设起巨大推进作用。[1] 2009 年 4 月 6 日，党中央、国务院出台了《关于深化医药卫生体制改革的意见》，明确提出要建立实用共享的医药卫生信息系统，以推进公共卫生、医疗、医保、药品、财务监管信息化建设为着力点，整合资源，加强信息标准化和公共服务信息平台建设，逐步实现统一高效、互联互通。[2] 基层改革是新医改的重点，基层卫生信息化建设是基层医改的重要手段和保障，新医改后各试点省份纷纷启动了基层医疗卫生机构管理信息系统建设项目。[3] 基层医疗卫生机构管理和诊疗过程中形成的各种形式（如文字、图片、声像等）的具有参考价值的数据，能为其开展诊疗和管理工作提供支撑[4]；2013 年，国务院出台了鼓励信息消费的政策，为基层卫生信息化建设带来了千载难逢的重大机遇。基层医疗卫生机构信息化建设下，业务系统中产生的电子居民健康档案（EHR）、电子病历（EMR）资料蕴藏了大量数据信息，对这些数据进

---

    ① 许德泉、郝惠英：《对云计算在卫生信息化建设中应用的若干问题的思考》，《中国卫生信息管理杂志》2011 年第 4 卷第 8 期。

    ② 陆菲：《卫生信息化人才队伍现况调查与启示》，《中国卫生信息管理杂志》2013 年第 2 卷第 10 期。

    ③ 倪宁：《基层医疗卫生信息系统在锦州市的应用》，《中国卫生信息管理杂志》2013 年第 5 卷第 10 期。

    ④ 周娟：《基层医疗机构档案信息化建设初探》，《档案与建设》2015 年第 12 期。

行采集和共享、分析，可以极大地方便医务人员、患者和卫生管理部门，对于缓解"看病贵、看病难"的局面具有重大意义。①

当前，医疗改革已经成为关乎国计民生的大事，作为我国医疗改革要求的一项新任务，国内基层医疗卫生机构信息化建设仍处于起步阶段，还有很多亟待解决的问题，需要在实践中不断摸索。② 2019 年 4 月 28 日，国家卫生健康委、国家中医药管理局联合制定并发布《全国基层医疗卫生机构信息化建设标准与规范（试行）》，明确了基层医疗卫生机构信息化建设的基本内容和要求，针对目前基层医疗卫生机构信息化建设现状，着眼未来 5—10 年全国基层医疗卫生机构信息化建设、应用和发展要求，满足全国社区卫生服务中心（站）、乡镇卫生院（村卫生室）的服务业务、管理业务等工作需求，覆盖基层医疗卫生机构信息化建设的主要业务和应用要求，从便民服务、业务服务、业务管理、软硬件建设、安全保障等方面，规范了基层医疗卫生机构信息化建设的主要应用内容和建设要求。③

加强基层医疗卫生信息化建设是深化医药卫生体制改革的一项重要内容，是实现"保基本、强基层、建机制"的重要技术支撑。④ "十二五"期间，利用中央项目资金，全国 31 个省（自治区、直辖市）开展了包括村卫生室信息化在内的基层医疗卫生机构管理信息系统建设，逐步建成覆盖城乡一体化的基层系统网络。但目前，我国基层医疗卫生机构信息化建设总体水平依然严峻，总体设计不足，信息系统不够完善，数据安全性亟待加强、软件升级与维护成本高，绝大部分医疗信息无法共享，资源浪费现状依然严峻，不仅制约自身发展，也难以满足公众医疗保健需求，与国家现行标准与规范差距较大，基层医疗卫生机构信息化管理系统的建立还需要一个长期的发展过程。因此，本章基于国家基层医疗卫生机构信息化建设发展现状，充分了解各地区基层医疗卫生机构信息化建设水平、存在问题，并总结相关建设经验，提出国家基层医疗

---

① 程颖、戴飞、祁海霞等：《基层医疗卫生机构管理信息系统软件设计与实现》，《信息系统工程》2017 年第 10 期。

② 陈俊：《基层医疗机构信息化建设的难点与对策分析》，《电子世界》2018 年第 19 期。

③ 国家卫生健康委员会发布《全国医院信息化建设标准与规范（试行）》：《明确医院信息化建设内容和建设要求》，《医学信息学杂志》2018 年第 4 卷第 39 期。

④ 《锐捷网络筑牢"健康广东"的网络之基》，《中国数字医学》2017 年第 4 卷第 12 期。

卫生机构信息化建设的建议，从而为我国发展基层医疗卫生机构信息化
建设项目实施提供参考。

一　我国基层医疗卫生机构信息化建设现状

（一）我国基层医疗卫生机构基本情况

1. 基层医疗卫生机构数量分布情况

据国家卫健委统计信息中心发布的 2019 年 1—10 月的全国医疗相关
数据统计情况，截至 2019 年 10 月底，全国医疗卫生机构数达 101.0 万
个，其中医院 3.4 万个，基层医疗卫生机构 95.6 万个，而基层医疗卫生
机构中社区卫生服务中心（站）3.5 万个，乡镇卫生院 3.6 万个，村卫生
室 62.1 万个，诊所（医务室）24.0 万个；与 2018 年 10 月底相比，社区
卫生服务中心（站）和诊所数量有所增加，乡镇卫生院和村卫生室数量
有所减少。详见表 12 - 1。可以看出，村卫生室占据基层医疗卫生机构的
大多数，是基层医疗卫生机构服务能力的总体体现。

表 12 - 1　　　　2019 年 10 月全国医疗卫生机构数量分布一览[1]

机构类型	医院	基层医疗卫生机构	专业公共卫生机构	其他机构	总计
数量（所）	33752	956162	17534	2991	1010439
占比（%）	3.34	94.63	1.74	0.30	100

2. 基层医疗卫生机构资源配置情况

数据显示，我国基层医疗卫生机构在卫生设施上，床位数量由 2014
年的 138.12 万张增至 2018 年的 158.36 万张，但只占全国医疗卫生机构
床位数的 18.84%；万元以上设备由 2014 年的 53.26 万台增至 2017 年的
71.95 万台，但只占全国的 8.25%。卫生技术人员呈较大涨幅趋势，2018
年达 268.3 万人，但也只占全国的 28.16%。[2] 随着国家的高度重视以及

---

① 数据来源：http://mini.eastday.com/mobile/191230212342135.html。
② 中国经济社会大数据研究平台：《中国卫生健康统计年鉴（2015—2018 年）》，http://
data.cnki.net/。

政策的大力支持，我国基层医疗卫生机构医疗服务设施建设不断完善，医疗卫生队伍不断发展壮大，但医疗资源整体配置率仍然很低，基层医疗卫生机构服务能力相对不足。

3. 基层医疗卫生机构医疗服务情况

我国基层医疗卫生机构包括社区卫生服务中心、社区卫生服务站、街道卫生院、乡镇卫生院、门诊部、诊所和村卫生室；主要是为诊断明确、病情稳定的慢性病患者、康复期患者、老年病人等提供治疗、康复及护理等医疗服务，对保障居民健康方面发挥着重要的作用。[1] 2016 年全国卫生与健康大会强调要着力推进基本医疗卫生制度建设，并指出现阶段我国卫生与健康工作方针要以基层为重点。[2] 在分级诊疗模式下，基层医疗卫生机构是"基层首诊"责任的重要承担者，主要负责常见病、慢性病的诊疗服务工作，这也是衡量基层医疗卫生机构的医疗服务能力的主要参考。[3] 以下将从诊疗人次、出院人数和病床使用情况三个方面来描述我国基层医疗卫生机构的医疗服务现状。

（1）诊疗人次

据统计，2019 年 1—10 月，全国医疗卫生机构总诊疗人次达 70.2 亿人次，同比提高 2.8%，其中医院就诊人次 30.9 亿人次（同比提高 5.6%），基层医疗卫生机构 36.6 亿人次（同比提高 0.4%），其中社区卫生服务中心（站）6.6 亿人次（同比提高 4.7%），乡镇卫生院 9.0 亿人次（同比提高 5.9%），村卫生室 13.9 亿人次。[4] 从上述统计数据可以看出，虽然医院数量只占医疗机构总数的 3.4%，但是诊疗人次却约占总诊疗人次的一半，这也表明医院提供了绝大多数的诊疗服务，进一步导致了"看病难、看病贵"现象的出现，而基层医疗卫生机构医疗服务利用明显不足。

---

[1] 国家卫生和计划生育委员会：《中国卫生和计划生育统计年鉴 2018》，中国协和医科大学出版社 2019 年版，第 2 页。

[2] 央广网：《习近平出席全国卫生与健康大会并发表重要讲话》，2019 年 5 月 8 日，http：//china. cnr. cn/news/20160821/t20160821_ 523044689. shtml。

[3] 杨雪琴：《分级诊疗下基层医疗机构存在问题及发展对策分析》，《临床医药文献电子杂志》2016 年第 50 卷第 3 期。

[4] 数据来源：http：//mini. eastday. com/mobile/191230212342135. html。

（2）出院人数

据统计，2019 年 1—10 月，全国医疗卫生机构出院人数达 21074.3 万人，其中基层医疗卫生机构 3435.6 万人，占比为 16.30%，同比下降 1.2%，且增长速度远低于医院水平。[①] 这在一定程度上说明基层医疗卫生机构医疗服务能力仍然低下，与医院差距仍然较大，患者可接受程度依然不乐观。

（3）病床使用情况

据统计，2019 年 1—10 月，就病床使用的情况，医院病床使用率为 84.4%，同比下降 1.5 个百分点；社区卫生服务中心为 52.6%，同比下降 2.1 个百分点；乡镇卫生院为 60.6%，同比下降 1.6 个百分点。[②]。基层医疗卫生机构病床使用率与医院差距较大，工作效率较低，这将不利于基层医疗卫生机构医疗卫生服务的发展。

从上述统计数据可以看出，虽然我国基层医疗卫生机构数量庞大，却只承担了极少的医疗服务，医疗资源闲置现象严重。同时，基层医疗卫生机构在多因素影响下存在医疗服务能力与医院相比仍有不足的同时略有下降的问题。基层医疗卫生机构医疗服务情况的发展决定着我国分级诊疗格局能否形成，因此，充分发挥基层医疗卫生机构的医疗服务能力显得尤为重要，而基层医疗卫生机构的信息化建设是提升基层医疗卫生机构医疗服务能力的重要媒介和有效抓手，是重中之重的任务。

（二）基层医疗卫生机构信息化建设情况

目前，我国卫生系统已经建立了国家级、省级、市级、区级等级别的医疗卫生信息化管理系统。其中，国家级信息化系统包括中国疾病预防控制中心系统（精神病防治管理系统、传染病防治管理系统、死亡登记系统）、基层医疗卫生机构中医药监测系统等；省级信息化系统包括儿童计划免疫系统、基本医疗管理系统（HIS、LIS、PACE 等系统）等；市级信息化系统包括市级医疗卫生信息管理平台、基本公共卫生管理系统、慢性病监测信息平台（包含居民健康档案、慢性病管理、死因监测等）、

---

① 数据来源：http://mini.eastday.com/mobile/191230212342135.html。

② 同上。

妇女保健管理系统、儿童保健管理系统、结核病防治管理系统、医疗机构注册联网管理系统、65 岁以上老年人免费体检系统等；区级信息化系统包括区级医疗卫生信息管理平台、基本医疗管理系统（HIS、LIS、PACE 等系统）、中医药体质辨识管理系统（个别区使用）、家庭医生签约服务管理系统等。① 多层次、多维度信息化系统的设置为医疗卫生机构信息化建设夯实基础和提供根本保证。

虽然我国已在全国范围内进行医疗卫生管理系统的建设，但是仍存在发展不平衡这个明显的问题，不同城市之间医疗信息化投入成本的比例存在较大的差异，这也导致信息化程度的差异；即使在相同区域的地方，不同级别的医疗机构信息化水平也存在差异。② 从国内医疗机构信息化建设过程来看，大部分医疗机构的信息化管理系统依赖于第三方软件公司，医院和医疗机构的自主研发能力较薄弱。在当前国家政策的支持下，需要让相关开发医疗软件的企业看到基层医疗卫生机构信息化建设的巨大市场潜力，基层医疗卫生机构信息化建设主要还是集中在一线城市的社区卫生服务中心，大部分省市的基层医疗卫生机构尚未实现医疗信息化系统，而且基层医疗卫生机构的资金困难这一问题会导致软件系统无法及时更新、服务滞后等问题，影响管理和诊疗。③

综上来看，我国基层医疗卫生机构信息化建设的道路存在诸多方面的阻力，需要投入的人力、物力和财力也将越来越多。④ 但是，从国家和政府的支持力度来看，前景是可观的，同时对比国外医疗的发展进程以及国内的医疗现状，可以说发展基层医疗卫生机构信息化建设是解决医疗困境的方法之一。只有发展好基层的医疗建设，才能更合理、更科学地利用医疗资源，才能更好地服务人民群众，给看病难、看病贵等医疗

---

① 吴佩珊、刘良斌、冯海燕：《基于区域协同的医疗信息共享平台的研究与应用》，《电子世界》2018 年第 12 期。

② 吴滢、李嫚：《"互联网＋医疗"背景下的分级诊疗信息化建设探索》，《广东通信技术》2018 年第 10 卷第 38 期。

③ 余文杰：《面向基层医疗 HIS 系统的设计与实现》，硕士学位论文，北京邮电大学，2019 年。

④ 陈俊：《基层医疗机构信息化建设的难点与对策分析》，《电子世界》2018 年第 19 期。

问题的解决提供一定的指导。

1. 信息化系统设置情况

基层医疗卫生机构的基础信息系统配置是机构信息化建设顺利推进的基础，应用软件的使用情况更为关键。目前，我国基层医疗卫生机构中配置的主要医疗应用系统有：健康档案及公共卫生服务系统、新农合系统、财务系统、城镇居民医疗保险系统、民政救助系统、预防接种系统、LIS 系统及 PACS 系统，等等，这些系统的正常工作与协调开展保证了基层数据源的完整性和准确性，是医疗数据质量把控的第一步，也是保证基层医疗卫生机构医疗服务质量与效率的基础和关键。

2. 基础设备配置情况

基层医疗卫生机构网络硬件配置是实现基层医疗卫生机构信息化建设的又一重要前提。没有网络硬件的配置，再完善的信息化系统对于协助基层医疗卫生机构开展正常工作与协调各方服务都是毫无用处的。从我国基层医疗卫生机构的现状来看，随着有线网络和无线网络的普及，大部分县区级、镇村级医疗机构有互联网络的接入；走访发现，我国部分县级医疗机构还会配备机房，包括机柜、交换机等硬件设备。这都能较好地保证基层医疗卫生机构各类医疗信息系统的正常使用以及系统之间的互联互通，为基层医疗卫生机构医疗服务的开展提供充足的动力。

3. 信息化人员配置

信息化人才是基层医疗卫生机构信息化建设与发展的核心力量，加强和优化基层医疗卫生机构信息化人才配置、提高基层医务人员信息化水平，可以更好地发挥基层医务人员居民健康"守门人"的作用，进而促进基层医疗卫生机构的信息化建设。[1] 根据张爱超等对我国基层医疗卫生机构信息化人员配置现状的调查结果，被调查的 6753 家基层医疗卫生机构中有信息化人员的机构占比为 96.33%，有专职信息化人员的机构占比为 58.6%，有兼职信息化人员的机构占比为 17.96%；[2] 而且东部、中

---

[1]　牟燕、刘岩、孙帝力：《"互联网＋"与基层医疗卫生机构信息化建设》，《中华医学图书情报志》2017 年第 4 卷第 26 期。

[2]　张爱超、陈荃、王岩等：《我国基层医疗卫生机构信息化人员配置及培训现状》，《实用心脑肺血管病杂志》2019 年第 3 卷第 27 期。

部、西部地区基层医疗卫生机构中信息化人员、专职信息化人员、兼职信息化人员所占比例及专职信息化人员数量差距显著，这也间接体现了不同地域之间、不同等级医疗机构之间信息化人员分配的不均衡性。究其原因，一方面，基层医疗卫生机构与大医院相比存在待遇差、平台小等局限，导致基层吸引信息化人才相对困难，而且人才更容易流失；另一方面，西部等经济落后地区受自然条件、经济条件等影响，医疗卫生事业发展相对滞后，对信息化人才的吸引力不够。[①]

4. 对接系统配置

对接系统配置是实现基层医疗卫生机构与上级医疗机构互联互通的基础，保证居民在上级医疗机构的就医过程中能有历史数据可参考，也能为基层医疗数据在上级的有效利用提供平台支撑，可以说对接系统配置是实现分级诊疗上下转诊建设目标的重要依托。[②] 同时，目前我国基层医疗卫生机构一般会配备妇幼直报系统、传染病直报系统、精神病直报系统等，确保相关的医疗数据报备第一时间完成，极大地保证了基层公共卫生事件的监测、预防与处理的及时性与有效性。

（三）医联体信息化建设情况（以武汉市为例）

华中科技大学同济医学院健康政策与管理研究院方鹏骞教授调研组对武汉市所有的 201 家基层医疗卫生机构（包括 71 家乡镇卫生院和 130 家社区卫生服务中心）进行全面调查，对收集到的武汉市近三年（2016—2018 年）基层医疗卫生机构信息化建设基本数据进行统计分析，本部分将其医联体信息化建设相关情况整理归纳为如下几个方面。

1. 武汉市医联体信息化建设情况

（1）武汉市基层医疗卫生机构参与紧密型医联体建设情况

2016—2018 年，被调查的武汉市基层医疗卫生机构参与紧密型医联体

---

① 谢剑峰、周寿祺、祝荣华等：《实施"契约式"分级诊疗的政策障碍与对策》，《中国卫生资源》2015 年第 5 卷第 18 期。

② 牟燕、刘岩、孙帝力：《"互联网＋"与基层医疗卫生机构信息化建设》，《中华医学图书情报志》2017 年第 4 卷第 26 期。

建设的变化趋势可见表 12-2，呈现出逐年递增的趋势，这也表明医联体建设的发展速度及被重视程度。紧密型医联体的建设，通过建立区、街、村三级医疗卫生机构"风险共担、利益共享"的合作关系，通过医保付费、药品配送和经费补助等政策，将医疗共同体打造成利益共同体、责任共同体和发展共同体；同时落实大医院对口帮扶基层医疗卫生机构专科建设和人才培养，推进城乡医疗资源均衡配置；当然，发挥信息系统对医疗联合体的支撑作用，实行统一的 HIS（医疗信息系统）、LIS（实验室信息管理系统）、PACS（影像归档和通信系统）系统，实现医疗联合体内诊疗信息共享和互联互通等，这将大大提高基层医疗卫生机构医疗服务能力，有利于我国优质医疗资源下沉，促进医疗卫生资源的合理配置。①②

表 12-2　　　　武汉市 2016—2018 年基层医疗卫生机构参与
紧密型医联体建设情况

年份	2016	2017	2018
医疗卫生机构数量（所）	84	109	130
占比（%）	41.79	54.23	64.68

（2）武汉市基层医疗卫生机构远程医疗协作网建设情况

2016—2018 年，武汉市基层医疗卫生机构关于远程医疗协作网的建设情况详见表 12-3。远程会诊系统主要具有远程门诊、远程会诊、远程专科诊断、远程教学、视频会议、双向转诊等功能，覆盖到部分乡镇卫生院及村卫生室。目前，我国开展的远程医疗服务实现了国家级、省、市/县、乡、村五级远程医疗上下联动，探索基层医院首诊和分级诊疗、落实双向转诊制度；充分利用省内外大医院资源，为基层患者提供优质医疗服务，使城乡居民得到均等化的医疗服务。除了让患者在家门口即可享受优质医疗资源外，远程会诊系统还有一个重要的作用——为医务

---

① 向媛薇、蒋建华、张建华：《国外医疗联合体的发展及其对我国的启示》，《现代医院管理》2016 年第 4 卷第 14 期。

② 梁涛、杨立倩、廖春丽等：《新医改"强基层"背景下紧密型医联体的管理模式及其应用效果》，《广西医学》2018 年第 5 卷第 40 期。

人员提供接受培训的渠道，通过远程医疗，上级医院可为基层医疗卫生机构定期开展培训，其中包括护理、医疗等培训内容，这必将有利于基层医疗卫生机构卫生技术人员的综合素质的提高。

表 12 - 3　武汉市 2016—2018 年基层医疗卫生机构远程医疗协作网建设情况

年份	2016	2017	2018
医疗卫生机构数量（所）	51	86	122
占比（％）	25.37	42.79	60.70

（3）武汉市基层医疗卫生机构双向转诊信息平台建设情况

2016—2018 年，武汉市基层医疗卫生机构关于双向转诊信息平台建设的情况可见表 12 - 4，双向转诊信息平台的建设，是真正把门诊输液、康复治疗、常见病治疗、慢性病防治等工作留在基层的信息技术基础，同时还要积极推动基层医疗卫生机构检验、影像、心电、脑电、病理等信息与区级及以上医院诊断中心互联互通、技术共享，这些信息化建设都在一定程度上实现了新医改中分级诊疗的目标。[1]

表 12 - 4　武汉市 2016—2018 年基层医疗卫生机构参与双向转诊信息平台建设情况

年份	2016	2017	2018
医疗卫生机构数量（所）	54	74	115
占比（％）	26.87	36.82	57.21

2. 武汉市基层医疗卫生机构医联体信息化人才建设情况

（1）上级医疗机构下派的专业技术人才与管理人才情况

当前，我国基层医疗卫生机构的信息化人才整体呈现一种匮乏的现

---

[1] 湖北省政府办公厅：《省人民政府办公厅关于进一步深化基层医疗卫生机构综合改革的意见》（鄂政办发〔2017〕30 号），http：//www.hubei.gov.cn/govfile/ezbf/201705/t20170510_1034292.shtml。

状，上层医疗机构向基层的人才输出或者定向培养都是很重要的举措，下派的专业技术人才有助于加强基层医疗卫生机构内部人员对信息系统的开发、更新及基本使用的了解，而管理人才的输入则在一定程度上指导基层医疗卫生机构信息化建设的方向与整体方针。根据对武汉市上级医疗机构对基层医疗卫生机构的人才下派情况统计（见表12－5），2018年上级医疗机构对基层医疗卫生机构下派的专业技术人才较2016年增长135.38%，管理人才较2016年增长225%，足以看出卫生部门的重视程度。

表12－5　武汉市2016—2018年上级医疗机构下派到基层人才分布

年份	2016		2017		2018	
人才类别	专业技术人才	管理人才	专业技术人才	管理人才	专业技术人才	管理人才
下派总人次数	5074	32	6841	49	11943	104

（2）信息化建设维护人员数量分布

对于基层医疗卫生机构而言，在信息化建设的道路上投入的主要人力集中于维护而非开发工作上，一般都是从上级或企业引入或购买所需要的信息系统及相关服务，因此信息化建设维护的人力投入也是衡量基层医疗卫生机构信息化建设的一个重要方面。从表12－6可以看出，武汉市的基层医疗卫生机构对信息化建设的维护人员的投入，呈现出逐年大幅上升的趋势，这也是信息化建设取得成效的基础和标志。但值得注意的是，基层医疗卫生机构信息化建设维护人员仍有不足，平均每家基层医疗卫生机构信息化维护人员不足1人。

3. 武汉市基层医疗卫生机构信息化建设年维护费用投入情况

对于基层医疗卫生机构而言，在信息化建设的道路上，除了人力投入外，维护费用的投入是衡量基层医疗卫生机构信息化建设的另一个重要方面。数据显示，2018年武汉市基层医疗卫生机构信息化建设年维护费用较2016年增长314.82%，增幅明显，平均每家基层医疗卫生机构信息化建设年维护费用达3.97万元，详见表12－7。这表明基层医疗卫生机构信息化建设成效明显。

表 12-6　　武汉市 2016—2018 年基层医疗卫生机构信息化建设
维护人员数量分布情况

年份	2016	2017	2018
数量（人）	71	107	178
同比（%）	—	50.70	66.36

表 12-7　　武汉市 2016—2018 年基层医疗卫生机构信息化
建设年维护费用情况

年份	2016	2017	2018
总计（万元）	192.16	374.74	797.11
同比（%）	—	95.01	112.71

二　我国基层医疗卫生机构信息化建设存在问题

（一）基层医疗卫生机构建设条线业务系统多，系统间互联互通弱

基层医疗卫生机构业务系统较多，大致可以归结为如下 12 个：基层医疗信息系统（少数含电子病历）、健康档案及公共卫生服务系统、新农合补偿系统、财务系统、城镇居民医疗保险报销系统、民政救助系统、妇幼直报系统、预防接种系统、传染病直报系统、精神病直报系统、自主建设的 LIS 系统、PACS 系统。各应用系统由不同厂商承建，协调复杂，申请运维难，运维响应慢。由于不同地区的基层医疗卫生机构信息化建设的启动时间不一致，系统之间要求不一、功能及信息源差异较大、缺乏统一规范的标准，且隶属于不同的主管部门，如药品采购、储存分属各大系统，各部门不愿意更新系统。[①] 就基层医疗卫生机构而言，由于内部系统之间未完全统一，资源整合较难，某些医疗卫生系统会存在重复数据收集、信息报送等情况，浪费大量的人力、物力。除了基层医疗卫生机构内部业务系统间无法有效统一，区域医疗平台对接困难也是信息化建设的阻碍。当前国内基层医疗卫生体系内的医疗机构，如县医院、

① 李胡希、牟立恒：《四川省基层医疗机构信息化建设存在的问题及对策》，《中国农村卫生事业管理》2017 年第 10 卷第 37 期。

中医院、妇幼保健院及民营医院等之间合作较少，数据共享难以实现；而基层医疗卫生机构与区域医疗平台的顺利对接，有助于全面推行双向转诊制度，实现机构之间的上下级指导，进一步提升基层医疗卫生机构的服务能力。①

（二）居民健康档案数据无法形成服务于基层的"活档"

基层医疗卫生机构中的居民健康档案大体上包括健康档案管理模块、体检模块、高血压管理模块、糖尿病管理模块、妇幼儿童保健模块等，虽然能将数据录入系统中，但是仍需手工填写到相应的纸质文档上，重复性的操作导致大量人力、物力的浪费。此外，基层医疗卫生机构中的健康档案及相关公共卫生服务系统一般为"烟囱系统"，数据不能共享，区域各级医疗机构的医疗数据无法与健康档案数据互联互通，健康档案容易成为"死档"，无法被合理开发与利用。② 除了支持管理和财务工作，电子健康档案还能支持临床工作，使用健康档案可以提升临床决策质量，但是部分区县的基层医疗卫生机构曾反映有些档案因无法导出供其他系统使用，成为"死档"，造成了很多资源的浪费。

（三）家庭医生签约服务无信息系统支持

各乡镇组织了本级人员及村医建立签约医生团队，目前已实现签约服务包括签约协议、签约对象、签约项目、签约医生等内容，但基本是纸质办理，无信息系统支撑并管理，未实现绩效考核制度。家庭医生签约也是当前国内基层医疗卫生机构开展的主要业务之一，各乡镇组织本级医务人员及村医，建立了签约医生团队，实现的主要签约功能包括签约协议、签约对象、签约项目、签约医生等，一方面，这些签约基本是纸质办理，没有相关信息系统支持和管理，无法与绩效考核挂钩；另一方面，缺乏信息系统保存相关的医疗数据，无法及时完善和更新患者的状态。

---

① 韩喜祥：《浅谈卫生统计与信息化工作在基层医改监测评估中的作用》，《中国卫生信息管理杂志》2011年第6卷第8期。

② 周乐明、吴开明：《当前基层医疗卫生机构信息化建设难点及对策》，《中国卫生信息管理杂志》2014年第4卷第11期。

（四）流程规范与诊疗规范问题

目前我国基层医疗卫生机构的信息系统开发缺乏统一的标准及可遵循的规范，且基层一般存在门诊与住院不分离、医护人员和专业信息技术人员短缺等实际问题，这就要求对规范的诊疗流程按照实际情况进行改变。比如常见的抗生素滥用防治问题，我国对抗生素的使用进行了严格的分级管理，但是基层医务人员整体素养及意识能力的影响，对抗生素使用的管控并不能完全符合国家要求，因此这种类似的诊疗规范在基层医疗卫生机构较难实施。

（五）基层医疗卫生机构网络环境有待改善

我国基层医疗卫生机构存在网络不稳定、网络未接入等情况，而网络是开展信息化建设的基础，也是与其他基层医疗卫生机构和上级医疗机构互联互通的前提。特别是诸如村卫生室这类医疗机构，无网络接入阻碍了其信息化管理的进程。此外，基础薄弱投入不足又导致后续维护、升级改造存在困难，国内有些区县资金解决基层医疗卫生机构信息化建设项目尚存在缺口，导致对后续每年需要的维护经费以及人力维护没有足够重视。①

（六）信息化技术人员匮乏

基层医疗卫生机构的信息化建设离不开专业人才，在我国卫生信息化建设的过程中，既懂 IT 信息技术，又懂医学及医院管理的复合型人才较为匮乏，所以完善现有的卫生信息人才培养模式是必要的，应当探寻符合我国基层医疗卫生机构需求的信息化人才培养机制，为基层医疗卫生机构提供源源不断的"新鲜血液"。从上述对基层医疗卫生机构信息化人员配置的现状分析可知，还存在人才分布地域不均衡的问题，经济相对落后的地区，基层医疗卫生机构对信息化人才的吸引力不足，而且较难留住人才。

---

① 周乐明、吴开明：《当前基层医疗卫生机构信息化建设难点及对策》，《中国卫生信息管理杂志》2014 年第 4 卷第 11 期。

三　建议与展望

经过多年信息化建设，我国基层医疗卫生机构电脑及打印机设备已基本到位，网络已与各乡镇卫生院及社区卫生服务中心互通，基层医疗卫生机构人力资源结构基本满足，为信息系统的部署及应用奠定了坚实的基础。乡镇卫生院信息系统建设主要包括医院信息化管理系统、健康档案及公共卫生服务系统、新农合系统、财务系统、城镇居民（职工）医疗保险系统、民政救助系统、妇幼直报系统、预防接种系统、传染病直报系统、精神病直报系统、LIS 系统、PACS 系统等各类条线应用系统已基本完善，但现有系统存在无法实现乡村一体化管理，各信息系统之间无法互联互通，健康档案无法有效支撑各类业务应用，现有信息系统无法满足新医改分级诊疗、远程会诊、家庭医生签约等新需求。

（一）建议

1. 加快推进基层医疗卫生机构信息化基础建设

推进基层医疗卫生机构信息系统的建设，是信息化建设的基本保障，常见的系统包括公共卫生服务系统、医疗服务系统等，这类系统的应用为基层医疗卫生机构提供了丰富的数据来源，并在一定程度上促进了数据的协同共享。要坚持市级统筹、各区县配合、共建共享，持续加强市、区两级全民健康信息平台建设，建设一套涵盖基本医疗、基本公共卫生、家庭医生签约、居民健康档案等的综合信息管理系统，通过统一规划和全面部署基本医疗信息系统，保证基层医疗数据的有效收集、上报与合理利用，实现数据统一采集、多方共享、动态监测和量化评价管理等管理新机制。特别是随着大数据时代的到来，基层医疗卫生机构中海量的医疗数据需要被及时分析和处理，引入云计算和大数据技术，健全基于互联网、大数据技术的分级诊疗信息系统，不仅可以提高医疗数据的管理效率，还能减少数据管理技术人员的工作量，提高数据的准确度，为实现协同、整合的基层与医疗卫生服务提供技术支持。

2. 引进和留住信息化人才

基层医疗卫生机构信息化建设离不开信息化人才的支持，但是目前国内基层医疗卫生机构中，信息化人员相对匮乏，而其中有医学背景的人员更是少之又少，因此加强信息化人才的建设显得尤为重要。信息化人才是基层医疗卫生机构信息化建设的根本，一方面需要通过诸如政策性人才引进、定向委培的方式来吸引信息化人才，为基层医疗卫生机构注入"新鲜血液"；另一方面要重视对已有的信息化人才队伍的培养和驻留，为这些信息化人才提供良好的发展平台、提高薪酬待遇并完善福利保障制度。此外，还要强化对信息化人员的培训工作，不管是内部信息技术培训还是外出交流学习，都需要及时更新信息化人员的知识储备，保证人才队伍的长期健康发展，同时还要加强信息化主管领导对信息化建设的重视程度，保证财力、物力的分配以及机构之间部门的协作，最终确保基层医疗卫生机构信息化建设工作的顺利进行。

3. 协调多方合力推进信息化建设

基层医疗卫生机构的信息化建设是新医改的一个重要组成部分，也是一项关系国计民生的系统性工程，基层医疗改革的发展离不开多方力量的支持。首先是经济上的支持，这就离不开经济信息委员会等相关部门的政策、资金扶持。其次，争取医疗卫生系统相关部门的重视也是必要的，这能进一步调动区县各卫生部门的协作，加快基层医疗卫生机构医疗系统、综合卫生管理平台的搭建，确保新医改基层医疗卫生机构建设目标的逐步实现。最后，基层医务人员的配合也是至关重要的，比如通过推进职业资格考试与绩效考核的挂钩，使基层业务与医务人员的职称晋升、薪酬体制相衔接，并加快建设完善的培训、考核机制，促进基层医务人员信息化综合能力的提升。

4. 完善医疗数据安全保障机制

基层医疗卫生机构的信息化建设涉及的范围较广，需要政府行政部门、卫生医疗部门、保险相关部门等的紧密合作，实现医疗信息数据的传输与共享。因此，为了确保医疗信息的统筹与协调管理，需要对这些信息资源进行有效、合理的规划，建立标准统一的医疗数据管理机制，从而更好地实现医疗数据的共享。除此之外，医疗数据还存在一定的安全问题，除相关的诊疗信息，医疗数据还包括个人隐私信息，为了有效保障患者信息安全，相关部门需要建立并完善医疗信息安全的保障机制，在对医疗信息进行提取、传输和存储的过程中设立安全验证机制，保证这部分数据被合法使用。

5. 严格按照标准开发系统

基层医疗卫生机构信息化建设离不开信息系统的支撑，目前基层卫生信息系统开发的主要参照有医疗服务流程、医疗卫生数据元数据标准。[①] 为了保证信息系统的权威性与科学性，首先应汇集多方部门共同制定重点业务信息系统技术规范、信息安全及隐私保护规范、医疗卫生信息测评标准指标体系以及标准符合性测试规范等，同时还需要开展系统认证工作。此外，加快卫生信息标准化检测立法，只有当开发的信息系统通过标准化检测才能在基层医疗卫生机构中上线，这就从源头上完善了信息系统的质量，为不同机构之间医疗数据的互联互通共享打下坚实的基础。

（二）展望

1. 实现以居民健康档案为主索引的基本医疗与公共卫生互联互通

健康档案，指居民身心健康过程的规范、科学的记录，居民健康档案则是以居民个人健康为核心、贯穿整个生命过程、涵盖各种健康相关因素、实现信息多渠道动态收集、满足居民自身需要和健康管理的信息资源；居民健康档案内容主要包括个人基本信息、医疗就诊信息、健康体检记录、重点人群健康管理及其他卫生服务记录等。目前，常见的记录形式包括纸质版和电子版，而后者是基层医疗卫生机构开展信息化建设的数据基础。居民健康档案记录了居民从出生到现状的整体、连续过程，对于他的医疗就医过程具有重要的参考价值。因此，后续应当考虑以居民健康档案为主索引，基本医疗与公共卫生互联互通，确保医疗健康数据的互联共享。[②][③][④]

---

① 王帅、毛云鹏、邓韧等：《基层医疗卫生机构信息化建设风险与应对策略初探》，《中国医院管理》2014年第11卷第34期。

② 蒋俊：《基于健康档案的区域医疗信息平台建设方案》，《中国管理信息化》2018年第1卷第21期。

③ 张艳琼、徐洪吕：《我国老年人健康档案建立现状及存在的问题探讨》，《社区医学杂志》2015年第10卷第13期。

④ 帅萍、唐定强：《电子健康档案实施障碍与管理》，《中国科技资源导刊》2010年第5卷第42期。

2. 实现基层医疗卫生机构居民健康卡用卡环境改造

不同于医院的就诊卡（只针对某一家医院），居民健康卡是记录居民个人健康整体、连续的便携介质，由居民个人保管，并且能提供记录存档和查询功能。居民健康卡在基层医疗卫生机构（如社区卫生服务中心、乡镇卫生院、村卫生室等）的临床业务中，主要发挥着如下作用：一是患者主索引，即身份识别功能；二是基层医疗卫生机构临床业务（挂号、检查、检验、处方、结算、信息检索）和区域卫生业务（区域健康档案共享、双向转诊）的功能索引入口。但是随着基层医疗卫生机构信息化的推进以及各医疗业务系统的互联互通，居民健康卡的使用环境可能会有如下改进：一方面，在社区中心和乡镇卫生院中，主要提供一卡通就诊、结算支付、身份识别（含多业务系统对接身份识别主索引）等服务应用领域，持有居民健康卡的用户可以在任何一家社区中心或乡镇卫生院就诊，而且所有数据会同步记录到居民健康档案中，通过居民健康卡可以查询所有的医疗就诊记录；另一方面，在社区服务站或村卫生室中，主要提供一卡通就诊、结算支付、身份识别（含多业务系统对接身份识别主索引）等服务应用领域，居民持医疗一卡通可以在任何一家社区卫生服务站或村卫生室就诊。

3. 实现基层医疗卫生机构分级诊疗需求

分级诊疗目标的逐步实现：随着基层医疗卫生机构信息化的全面推进，分级诊疗政策体系会逐步完善，医疗卫生机构之间的分工协作将会更加明确与清晰，优质医疗资源的下沉保证了医疗资源在地域上、不同级别机构之间的科学合理分配，以全科医生为重点的基层医疗卫生人才队伍建设不断加强和优化，医疗资源利用效率的不断提高，基层医疗卫生机构的诊疗量占总诊疗量比例得到明显提升，居民的就医秩序更加规范化。逐步实现"基层首诊、双向转诊、急慢分治、上下联动"的分级诊疗模式。

4. 实现基层医疗卫生机构家庭医生签约需求

目前国内基层医疗卫生机构的主要服务模式还是以患者到医疗机构定点就医为主，但是随着基层医疗卫生人才队伍的建设以及家庭医生的推广，基层医疗卫生服务模式也会发生本质上的转变。家庭医生签约服务势在必行，整个签约服务的重点包括签约服务的方式、内容、收付费计量、考核以及激励机制等方面，确保家庭医生签约服务模式有效覆盖老年人、孕产妇、儿童、残疾人以及患有高血压、糖尿病、结核病等常见慢性病人群，确保患者/居民能在家中享受到一定的医疗服务。此外，还要强化基层医疗卫生服务的网络功能，家庭医生的就诊、日常看护等可以考虑记录到居民健康档案中，确保服务能力的进一步提升。

第十三章

国际基层卫生工作经验分析与借鉴

引言

基层医疗卫生（Primary Health Care，PHC）的概念在过去的几十年中对全球卫生工作产生了巨大的影响和意义，尤其是对于中低收入国家来说，基层卫生在提升全民健康中发挥的作用不容忽视。基层卫生概念的提出、发展和完善也跟随历史的脚步不断推进。本章从全球基层卫生工作的发展历史入手，分析介绍了国际上现行的几种基层卫生体系的工作模式、人力资源现状和改革经验，希望为我国基层卫生事业的发展提供支持。

一 全球基层卫生工作的历史发展

（一）21 世纪前的基层卫生发展史①

1920 年，为扩大健康经费投入，英国政府进一步对卫生保健系统进行统筹。根据以前的经验，项目组将卫生保健分为三个等级，即初级保健（Primary Care）、二级保健（Secondary Care）和三级保健（Tertiary Care）。这是初级保健首次被认定为卫生保健系统中最基础的层次。此阶段，初级卫生保健主要关注门诊患者的简单、普通的医疗问题。自此以后到 20 世纪中期，南亚地区、印度、美国等地的社区初级保健的逐渐发

①　Marcos，C.，"The Origins of Primary Health Care and Selective Primary Heath Care"，*American Journal of Public Health*，Vol. 11，No. 94，2004，pp. 1864 – 1874.

展体现了早期基层医疗卫生的萌芽。早在 20 世纪 50 年代，"红十字抗击结核病运动"就倡导发动社区工作者，在欠发达国家或地区开展抗击结核病的全球行活动，成为全球基层卫生工作的早期代表。到 60 年代后期，世界卫生组织（World Health Organization，WHO）启动了一系列关于"基本健康服务"（Basic Health Service）的项目，且项目数逐年增加，从 1965 年的 85 个增长到 1971 年的 156 个。这些项目的成功实施为后来基层卫生项目的开展提供了先决条件。值得强调的是，以中国"赤脚医生"为代表的农村医疗服务团队的迅速扩张也成了基层卫生工作全球化发展的一项重要促进因素。"赤脚医生"数量迅速增长，他们将传统的中医与西医加以整合，且服务范围从城镇向偏远乡村地区转移，服务内涵也由治疗疾病逐渐转向风险预防，符合早期基层卫生的理念。在 1970 年的 Contact 杂志中首次出现了"基层卫生"一词，并被上万次翻译为法语、西班牙语版本广泛引用。

此后几年内，WHO 不断重视基层卫生工作，并以基层卫生为主题召开多次世界卫生大会。1976 年的世界卫生大会上，WHO 甚至提出了"全球健康 2000"的愿景。这一目标也成了全球基层卫生工作不可分割的一部分。1978 年召开的全球基层卫生大会成了全球基层卫生发展中的标志性事件。此次大会发表了《阿拉木图宣言》（Alma - Ata Declaration），空前地展示了全球多个国家对于基层医疗卫生工作的重视和决心。该宣言进一步归纳了基层卫生工作的内容，强调了政府、医疗工作者和各级卫生组织在保障和促进全人类健康工作中的重要性。

（二）21 世纪后的基层卫生发展史

随着人类疾病谱由传染性疾病向慢性非传染性疾病的转移，各国政府进一步认识到了基层卫生工作的重要作用。尤其是中低收入国家同时承受着传染性疾病和慢性非传染性疾病的双重压力，基层卫生在全民健康中的角色不容忽视。进入 21 世纪后，为更高效地利用全球健康资金，189 个国家和地区共同通过了"千年发展目标"（Millennium Development Goals，MDGs），通过"纵向计划"关注特殊疾病或者特殊地区，在促进全球中低收入地区的健康福祉方面开创了空前的局面。截至 2015 年，MDGs 的实施明显为全球健康促进做出了巨大贡献。15 年间，5 岁以下儿童死亡率下降了 50% 以上，孕产妇死亡率下降了 45%，新发 HIV 感染率下降了 40%，避免了超过 620 万的疟疾死亡病例。在取得进步的同时，仍然存在一些不容忽视的问题。例如，全球平均每天依旧有 16000 名 5 岁以下儿童死亡，有 830 名孕产妇死于可预防因素。[①] MDGs 所采取的"纵向计划"着重于某种疾病的干预，在多个国家采取统一的干预手段，具有一定的低效性和不完整性。因此，为了向全人类提供全面的健康照护，在 MDGs 的基础上，193 个国家和地区在 2015 年正式批准了"可持续发展目标"（Sustainable Development Goals，SDGs），重新定义了新时期至 2030 年的全球卫生工作的目标。2018 年 10 月召开的全球基层卫生大会上，一致认为基层医疗卫生是实现全面健康覆盖和 SDGs 最有效、最高效的方法。考虑到《阿拉木图宣言》已经实施了 40 年，结合最初内容和实践经验，会议发表了《2018 阿斯塔纳宣言》（*2018 Declaration of Astana*），着重强调了卫生政策对基层卫生工作的重要影响。

（三）我国基层卫生事业的发展

中国基层卫生事业为全球近五分之一的人口提供了基本医疗和公共卫生服务保障，在世界基层卫生发展史上添加了浓墨重彩的一笔。自 20 世纪 50 年代以来，中国基层卫生的发展不断向前，最初以降低传染性疾病、妇产和新生儿疾病为主。随后紧跟 1978 年《阿拉木图宣言》的步伐，推动了全球基层卫生事业的发展。当然在随后的几十年里，市场经济改革的探索也给我国基层卫生事业的发展带来了一些挑战，造成了暂时性的政府资金投入降低和公共卫生从业人员的下降，继而产生了基层卫生费用升高、可及性下降和劳动力减少等不良后果。2009 年以来，作为新医改政策的一部分，我国基层卫生事业又迎来了新的发展。首先从资金投入来看，国家对于基层医疗卫生机构的投资从 2008 年的 190 亿元增加到 2015 年的 1400 亿元。[②] 除此之外，全民医保的覆盖、基层公共卫

① Bitton, A., Ratcliffe, H. L., Veillard, J. H. et al., "Primary Health Care as a Foundation for Strengthening Health Systems in Low – and Middle – Income Countries", *Journal of General Internal Medicine*. Vol. 32, 2017, pp. 566 –571.

② Li, X., Lu, J. P., Hu, X., et al., "The Primary Health – care System in China", *The Lancet*, Vol. 390, 2017, pp. 2584 –2594.

生服务项目和国家基础药品供应体系等都提升了基层卫生服务的可及性与百姓的支付能力。近年来，人口老龄化的加剧，民众的健康行为改变和社会向城市化的转变又给社会的发展带来了新的压力。因此，"健康中国2030"计划中提出将基层医疗卫生作为降低慢性非传染性疾病负担和百姓医疗费用支出的重要策略。

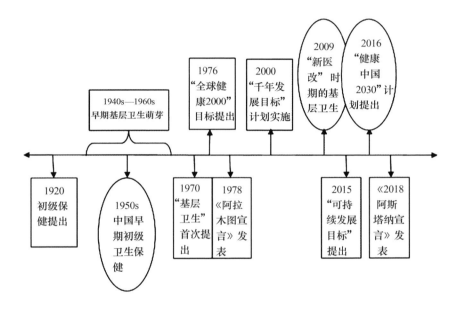

图13-1　基层卫生重大事件图

二　国外基层卫生工作的运行机制

（一）基层卫生的工作内涵

在大多数国家，基层医疗卫生被视为改善民众医疗服务质量、减轻社会医疗体系压力的重要策略。然而，目前大多数国家的基层医疗卫生体系建设还不够完善，基层医疗卫生改革正在逐步进行。在这个过程中，患者需要的是一个值得信赖的医疗团队和能够及时获取医疗服务的体系，因此很多国家坚持以患者为中心的理念来进行改革，以求实现基层医疗卫生的利益最大化。基层医疗卫生体系建设应当充分考虑患者的就医感受，促进患者在就医过程中的自主权和参与度，从而提升患者的健康水平。

　　每个国家，甚至每个最小的基层医疗机构都有其独特之处，这一点在整个基层医疗卫生体系的建设中必须考虑到。我国发布的《关于深化医药卫生体制改革的意见》中明确提出，我国将健全基层医疗卫生服务体系。其主要内容包括：（1）扩大基层医疗卫生覆盖面。加快农村乡镇卫生院、村卫生室和城市社区卫生服务机构的建设，实现基层医疗卫生机构服务网络的全面覆盖。（2）加强卫生人才队伍建设。特别是全科医生培养培训。（3）增强基层医疗服务可及性。提升基层医疗机构的服务水平和质量，农村居民小病不出乡，城市居民享有便捷有效的社区卫生服务。（4）转变运行机制和服务模式。逐步建立分级诊疗和双向转诊制度。（5）提升基层医疗卫生的可负担性。减轻费用负担，使基层医疗卫生服务利用量明显增加。

（二）基层卫生的运营模式

　　随着慢性非传染性疾病负担和照护需求的增加，很多中低收入国家暴露出基层医疗卫生服务能力的欠缺，当面临紧急重大公共卫生问题时应对不良，导致许多民众的健康结局较差。例如，2014 年埃博拉病毒在西非暴发，不仅暴露出当地基层医疗卫生基础设施缺乏、人力资源不足和物资供应短缺等问题，还暴露出其基层医疗卫生的可及性较差、服务质量较低等短板。即使是没有紧急卫生事件，来自多个国家或地区的研究也指出其基层医疗卫生服务能力和质量尚有待提升。来自印度的一项大型研究指出，基层卫生人员在接诊患者时平均每人仅耗费 3.6 分钟，仅完成指南推荐的病史问诊和体检项目的 1/3。且最终只能对 36% 的病例作出医学诊断，而经复核后，诊断正确的只有 12%。无独有偶，坦桑尼亚、巴拉圭和印度尼西亚等国也报道过类似的研究结果。[1] 为了应对上述问题，提升中低收入国家和地区的基层医疗卫生能力，世界卫生组织和比尔盖茨基金会联合提出了基层卫生能力促进计划（Primary Health Care

---

[1]　Bitton, A., Ratcliffe, H. L., Veillard, J. H. et al., "Primary Health Care as a Foundation for Strengthening Health Systems in Low - and Middle - Income Countries", *Journal of General Internal Medicine*, Vol. 32, 2017, pp. 566 – 571.

Performance Initiative，PHCPI）（见图 13 - 2）并在此框架下进行基层医疗卫生体系建设。

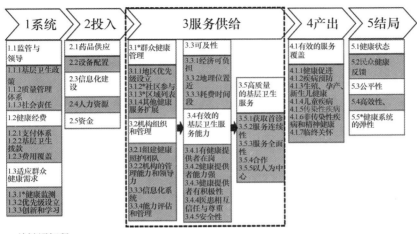

关键词解释：

＊健康监测：健康体系识别新出现的健康风险的能力。

＊群众健康管理：一个群体中所有个体的健康状况，以及健康状况在群体中的分布趋势

＊社区参与：将社区纳入健康决策以及健康服务的计划、制定、监管和供给过程中

＊区域列表：将某个基层卫生机构辖区或者某一地理行政区内所有的患者安置到专属的基层卫生照护团队的方式

＊健康系统的弹性：健康照护者、基层卫生机构和当地群众对突发事件的应对能力。包括当遭受突发事件时维持基层卫生体系的核心功能，从突发事件中总结经验，并在需要时重组基层卫生机构

图 13 - 2　基层卫生能力促进计划（PHCPI）框架

　　PHCPI 是在中低收入国家基层卫生工作框架的基础上，由多位全球领导人、健康专家和政策制定者对 40 多个现存的健康体系进行调研和咨询而提出的。经过对现行的 40 多个健康体系工作模式的分析发现，大多数模式着重考虑健康体系的投入，如资金、人力资源、物资供应、设备投入和信息化建设等，忽视了健康照护者、家庭、社区和患者之间的联系，以及照护的质量。PHCPI 模式着重强调了以人或者社区为中心的照护模式，工作体系的供需能力和高效的组织与管理能力。它包含系统、投入、服务供给、产出和结局 5 个内容板块，其核心是服务供给，强调

服务供给过程中系统、健康照护者和患者的内在联系。

（1）系统。这一内容板块主要描述了该运营模式的体系建设。包括政府的监管和领导、健康经费和适应人群健康需求等。监管和领导层面，一个完善的基层卫生工作体系的建立需要国家出台政策来确保基层卫生工作的重要地位，提升其工作标准，且来自各行业的既得利益者应当参与到其中。要确保基层卫生工作有稳定的经费投入，保证健康服务的可及性和公平性，并且能够应对灾难性的突发支出。一个成熟的健康体系要具有适应性，能够满足群众的健康需求。

（2）投入。包括药品供应、设备配置、信息化建设、人力资源和经费投入等方面。确保必需药品、疫苗、医疗耗材和设备有一定的储备。有足够数量且均匀分布的基层卫生机构为患者提供必需的医疗服务，所有的医疗机构能够接入信息化系统，包括硬件和病例系统。医疗机构层面应当配备足够的专业人员来提供基层医疗服务，且机构本身由足够的经费来维持运营。

（3）服务供给。前两块的内容保障了医疗资源的可及性和可负担性，是患者能够获得及时、优质医疗服务的前提。包括地区领导、社区参与性的人群健康管理、团队合作的机构运营和模式管理，从而确保了基层医疗服务在经济、地理和时间上的可及性。患者抵达基层卫生机构后，机构应当配备优质、值得信赖的健康照护者，确保患者能够得到安全、高质量的基层卫生服务。

（4）产出。主要强调有效健康照护的广泛覆盖性。基层卫生机构要能够为患者提供健康促进、疾病预防、母婴生殖健康、儿童疾病、感染性疾病、慢性非传染性疾病和精神疾病以及临终关怀等全生命周期的、多样化的医疗服务。

（5）结局。结局内容受前四个板块的影响，关注患者的发病率与死亡率等指标，同时也关注健康体系对患者的服务、公平性、高效性和健康体系的应对能力等重要指标。基层医疗卫生机构应当致力于降低患者的死亡风险并提升其健康状态，能够对群众的健康需求作出快速的回应。机构的医疗卫生服务应当是持续的，不应当受政策或环境因素的影响而中断或减少。

三　基层卫生工作的能力评价体系

如前文所述，基层医疗卫生工作的理念在于以患者为中心，致力于群体的健康促进和疾病预防。除此之外，还肩负基础疾病的治疗和照护，以及全生命周期的关怀。高质量的基层卫生体系普遍具有照护服务的延续性，体现在患者、基层卫生工作者和基层卫生机构之前长期的信任和合作中。一个成熟的基层医疗卫生工作体系能够有效促进群众的健康结局，降低健康费用支出，缩小医疗差距，有利于全民健康的形成。众多国际研究表明，拥有优质基层卫生体系的国家，其医疗体系的效率和民众的健康结局要明显优于只重视医院建设的国家。因此，基层卫生工作体系在一个国家的医疗体系建设中的重要性可见一斑，而基层卫生工作的能力评价体系也是近几年全球范围内研究热点问题。

世界卫生组织、经济合作与发展组织（Organization of Economic Cooperation and Development，OECD）等多个国际组织从不同层面提出了健康监测指标和健康质量评价指标来对基层卫生体系的工作能力进行评价。这些评价指标旨在评价基层卫生体系的医疗服务可及性、服务供给的延续性和以家庭或社区为基础的医疗服务整体性。满足这三个条件，仅仅是评价一个成功的基层卫生体系最基础的标准。而人力资源配置的合理性和基层医疗机构科技水平建设则是优质基层卫生体系的必备要素。在对全球范围内使用最多、接受范围最广的 10 个基层卫生工作能力评价体系进行分析时发现，由于地理位置、社会发展水平、人口总量和评价目的不同，它们所纳入的评价指标也不尽相同。其中，评价目的是基于临床服务层面还是疾病管理层面是影响指标纳入的主要因素。评价指标的数量也由 11 个到 139 个不等。其中提及最多的基础评价指标有：服务质量和患者安全，医疗资源可及性和延续性，基础设施和信息化建设，人力资源投入以及医疗服务的整体性等。[①]

---

① Simou，E.，Pliatsika，P.，Koutsogeorgou，E.，et al.，"Quality Indicators for Primary Health Care"，*Journal of Public Health Management & Practice*，Vol. 21，No. 5，2015，pp. E8 – E16.

在 10 个基层卫生工作能力评价体系中，OECD 的健康照护质量指标
计划（Health Care Quality Indicator, HCQI）是唯一一个在全球范围内被多
个国家广泛认可的评价体系。该体系在促进人民健康的基础上还考虑到
两个重要的经济和社会效应：效率和公平。基于此理念，专家团队所搭
建的 HCQI 理论框架（见图 13 - 3）包含了 4 个主要维度[①]：（1）健康状
态，获取全社会广泛的健康指标，这些指标可以被健康照护和非健康照
护因素所影响；（2）非照护相关的健康影响因素，包括个人健康行为、
居住或工作环境、个人社会资源和环境因素等；（3）健康照护体系能力，
包括政府对健康照护体系的投入、照护质量和该体系的效率及公平性等
因素；（4）健康体系的顶层设计，指相关部门出台的与健康相关的政策
和照护指南等可能会影响健康消费、支出和使用方式的重大策略。

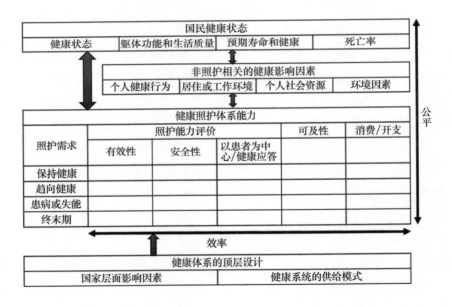

图 13 - 3　健康照护质量指标计划理论框架

资料来源：http://www.oecd.org/health/health - systems/health - care - quality - framework.htm。

---

① Arah, O. A., "A conceptual framework for the OECD Health Care Quality Indicators Pro-ject", *International Journal for Quality in Health Care*, Vol. 18, 2006, pp. 5 - 13.

　　HCQI 评价体系在评价医疗系统质量的基础指标上，针对基层卫生工作的特殊性开发了特有的评价体系（HCQI – PC)①。HCQI – PC 主要评价的是基层卫生体系的工作能力，其理论框架如图 13 – 4 所示，共包含三个主要元素：健康促进、预防保健和基本医疗照护。从健康促进到医疗照护是一个从群体健康到个人健康的动态过程，整个工作都围绕以人为中心来开展。

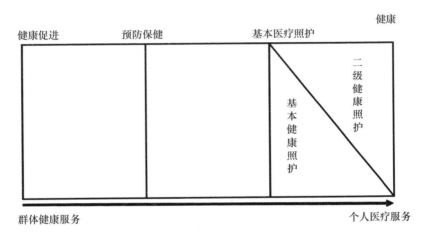

图 13 – 4　健康照护质量指标计划——基层卫生工作理论框架

　　（1）健康促进。以适宜人群为基础的健康促进策略，针对人类健康的重要风险因素，通过改变健康相关行为的手段进行干预。主要方法是健康教育、提升患者健康意识和其他健康活动。期望干预的风险因素包括吸烟、肥胖、躯体运动缺乏、性传播疾病和人工流产等。除此之外，由于国家政策的影响，糖尿病的发病率也被作为健康促进板块的评价指标之一。

　　（2）预防保健。有系统地在人群中开展健康服务，如疫苗接种、疾病筛查和产前护理等。其主要评价指标都集中在产前护理部分，如血型、贫血、乙肝、艾滋病和低体重新生儿的筛查及预防。除此之外其他指标主要分布在疫苗接种方面，包括免疫相关疾病的入院率，乙肝、流感、

---

　　①　Marshall，M.，Klazinga，N.，Leatherman，S. et al.，"OECD Health Care Quality Indicator Project. The expert panel on primary care prevention and health promotion"，*International Journal for Quality in Health Care*，Vol. 18，2006，pp. 21 – 25.

肺炎等风险疾病疫苗的接种率。在某些高风险地区，由于政策的主导，糖尿病和心脏疾病的预防也包含在此板块中。

（3）基本医疗照护。指的是基础临床疾病的诊断和治疗。主要评价指标为高血压的诊断和管理、心力衰竭的管理、哮喘患者的戒烟率和其他基础疾病的入院率。

四　基层卫生工作的人力资源现状

（一）全球基层卫生工作人力资源现状

根据世界卫生组织 2016 年发布的报告[①]，目前全球范围内基层卫生工作人力资源都处于严重短缺状态。由于近年来慢性非传染性疾病负担的增加、人口老龄化的加剧、人类生活方式的改变和大多数国家卫生体系改革带来的巨变，民众基层卫生需求日益增加，即使是医疗卫生体系相对完善的发达国家，依然存在基层卫生劳动人员短缺的现象。

1. 基层卫生人力资源的可用度

人力资源可用度指的是全球范围内能够满足人类基本健康需求的基层卫生工作者的充足供应及适当储备。1978 年发表的《阿拉木图宣言》就指出基层卫生工作人员严重不足，而 2006 年世界卫生报告首次汇报了全球范围内劳动力缺口的具体数量。全球 192 个国家中有 57 个基层卫生工作人员低于每千人 23 人。在这种情况下，该国家 80% 的围产期和儿童期基本医疗服务将难以保障。然而按照 SDGs 的发展目标，全球应当达到每千人 44.5 名健康工作者才能为民众提供高质量、高覆盖的健康服务。那么截至 2013 年，全球的健康工作者缺口为 1740 万（其中医生 260 万人，护士 900 万人，其他医务工作者 580 万人）。如果按照目前的劳动力增长速度来看，到 2030 年，缺口将会轻微缩小到 1400 万人。中低收入国家相对于高收入国家来说，其基层卫生工作人员的缺口和照护压力则更

① Dussault, G., Kawar, R., Castro Lopes, S., Campbell, J., "Building the primary health care workforce of the 21st century – Background paper to the Global Conference on Primary Health Care: From Alma – Ata Towards Universal Health Coverage and the Sustainable Development Goals", *Geneva: World Health Organization*, 2018.

加严重。

　　除了人力资源数量短缺外，基层卫生人力资源配置也极度不平衡。基层卫生劳动力中医生、护士和其他医务工作者的比例也会极大地影响基层卫生服务的工作效率。据统计，OECD 国家 2015 年基层卫生人力资源中护士和医生的比例为 2.8:1，其中最高的是芬兰的 4.6:1，最低的是土耳其的 1.1:1。在亚洲太平洋地区，巴布亚新几内亚由于医生数量极度短缺，这一比例高达 9.7:1，而巴基斯坦、越南等国这一比例却低于 1，这些都是基层卫生人力资源配置不合理的结果。

　　很多国家对于基层卫生工作缺乏重视，导致基层卫生工作的医生和护士数量远远低于医院尤其是特殊专科的工作人员。眼科、精神科、公共卫生科和康复科的基层卫生工作人员远远无法满足群众的健康需求，而这些科室又是基层卫生工作中非常重要的环节。总体来说，全球范围内的基层卫生工作与预期水平还有很大差距，尤其是紧急基层卫生和公共卫生服务。

　　2. 全球基层卫生人力资源的可及性

　　人力资源的可及性是指健康工作者、基层卫生机构、服务提供时间和基础设施配备以及转诊机制按照获取时间或者地域因素均匀分布的状态。当然，几乎所有的国家都存在健康工作者分布不均的问题，特别是地域分布不均。对于居住在乡村、偏远地区、贫穷的城市地区或者低人口密度区的人群来说，获取健康服务的便利性大大降低。还有一些相对隔离的地区，如印度尼西亚的小型岛屿、菲律宾和希腊等，其基层卫生人力资源的可及性也相对较差。除了分布不均之外，基层卫生工作者积极性不强、基层卫生机构设备不完善、患者就医自主消费较高等也是降低医疗资源可及性的主要原因。

　　（二）我国基层卫生工作人力资源现状①

　　基层卫生工作是由医生、护士、药剂师和其他医务工作者组成的多学科团队合作完成的。基层卫生医生作为我国基层卫生工作的主力军，

① Li, X., Lu, J. P., Hu, X. et al., "The primary health - care system in China", *The Lancet*, Vol. 390, 2017, pp. 2584 – 2594.

同样存在分布不均衡、培训不到位等问题。除此之外，这类人群常常是低收入、低福利和易怠倦群体，导致人才流失。乡村医生作为我国农村基层卫生劳动力的重要组成部分，其平均年龄也远高于其他基层卫生工作人员，这也是乡村地区劳动力缺失的原因之一。

（1）人力资源分布不均　近年来，我国致力于改善基层卫生人力资源缺乏的现状，基层卫生工作者在数量上有了一定的提升。自 2009 年新医改实施以来，我国四类医疗机构的基层卫生工作人员数量保持约每年 3.3% 的增长。其中增长最快的是护士群体（最高年增长率为 9.9%），增长最慢的是药剂师（大约每年 3.1%）。然而这并未改变我国基层卫生人力资源分布不均的现状，部分省市的每千人医生数差距竟达到 2 倍（1.13:0.52），城乡差距高达 16 倍（3.90:0.24）。

（2）基层卫生工作者收入不高　据全国调研数据显示，在社区卫生服务中心或乡镇卫生院工作的初级职称医生年平均收入为 4.8 万元，较低的中部地区为每年 3.5 万元，较高的东部地区为每年 6.0 万元；而在乡村诊所工作的医生收入更低——每年 2.5 万元；这两个数据都是低于全国平均收入（6.2 万元）的，仅为 OECD 国家全科医生收入的一半。

（3）低职业满意度和高职业怠倦感　根据 2011 年中国基层卫生人力资源调查显示，参与调查的工作人员整体职业满意度仅为 48%，其主要影响因素为收入、社会福利和职业发展。另一项全国调查报告也显示，很多基层卫生医生产生了职业怠倦，尤其是中青年的乡村医生认为其个人成就感较低。这导致基层卫生工作人员产生了较高的离职意愿和大量人才的流失。

（4）乡村医生高龄化　乡村医生的高龄化也是我国基层卫生人力资源体系面临的另一个挑战。《中国卫生与计划生育统计年鉴》数据显示，有大约 1/5 的乡村医生年龄在 60 周岁以上，其中位数为 47 周岁。其中甚至有 21% 的乡村医生已经超过了国家法定退休年龄。

（三）国外基层卫生人力资源短缺的缓解措施

在过去几十年间，许多发达国家基层卫生工作者，尤其是乡村工作者不断流失，下一代基层卫生工作者培养数量不足。更为严峻的是，在乡村和医疗服务短缺地区缺乏基层卫生资源的人群数量持续增加，导致人力资源缺口不断扩大。为了解决这一社会矛盾，许多国家选择最大化地利用现有的"非医生医务工作者"，包括开业护士（Nurses Practitioners，NP）、高级实践护士（Advanced Practice Nurses，APN）、助理医师和助产士等人力资源来提供基层卫生服务，并取得了一定的成就。[①]

（1）护士对全球基层卫生人力资源压力的缓解

目前全球范围内，NP 或 APN 已经在医院、养老院、社区卫生中心和基层卫生机构等多种医疗环境下独立或合作执业。尤其是在美国、加拿大、英国、澳大利亚、新西兰等发达国家，NP 作为基层卫生工作的主力军为欠发达地区和人民提供医疗服务以提升医疗资源的可及性。[②] 以美国为例，2018 年，已有 23 个州允许开业护士完全独立执业，超过 75% 的NP 在美国至少一个基层卫生机构执业。美国开业护士协会报告指出，全美 24.8 万名 NP 有 87% 在基层医疗卫生机构提供服务，每年接诊患者达10 亿人次。NP 所涉及的基层卫生专科领域包括家庭健康、成人及老年人照护、儿童及女性健康，并且 NP 所提供的医疗服务与医生几乎一致。

（2）护士在基层卫生工作中的可行性

由笔者参与翻译并于近期出版的《开业护士：美国基层医疗危机的解决方案》蓝皮书[③]是美国国家卫生保健人力委员会主席、卫生经济学家Peter Buerhaus 教授通过其研究团队过去十年的高水平研究成果及其他相关研究，系统论证了 NP 在美国基层医疗中的重要作用，以及缓解美国基层医疗危机的巨大潜力。书中明确指出近年来美国 NP 在缓解基层卫生人力资源不足中发挥的优势。第一，倾向于服务弱势群体。通过美国医保结算数据统计分析，接受基层 NP 提供的基层医疗照护的保险受益人明显更可能是女性、年轻人、美国印第安人、非白人以及符合条件的贫困参保人群。这表明 NP 可以明显缓解弱势群体和低收入群体的医疗压力。第

① Swan，M.，Ferguson，S.，Chang，A. et al.，"Quality of Primary Care by Advanced Practice Nurses：a Systematic Review"，*International Journal for Quality in Health Care*，Vol. 27，No. 5，2015，pp. 396 – 404.

② Grant，J.，Lines，L.，Darbyshire，P. et al.，"How Do Nurse Practitioners Work in Primary Health Care Settings? A Scoping Review". *International Journal of Nursing Studies*，Vol. 75，2017，pp. 51 – 57.

③ Peter Buerhaus，*Nurse Practitioners：A Solution to America's Primary Care Crisis*，American Enterprise Institute，2018.

二，基本医疗成本更低。同样来自医保结算数据，由 NP 提供的基层卫生服务所产生的成本费用比医生减少 11%—19%。如果按照同样的服务内容来比较，NP 所收取的费用仅为医生的 85%，表明 NP 和医生之间存在巨大的成本差距，而 NP 的成本明显较低。第三，照护质量并未降低。NP 所提供的低成本的医疗服务并没有以牺牲照护质量为代价，相反在某些情况下其质量甚至更胜一筹。通过对 16 项基层卫生服务质量进行评估发现，护士在减少再次入院和降低无效检查方面优于医生；而医生则在慢病管理服务和癌症筛查方面具有优势。第四，数量增长较快。2016 年至 2030 年，美国医生人力的年增长率预测为 1.1%，而 NP 的增长率为 6.8%。到 2030 年，医生护士预计总计增长 40 万人，其中 NP 占到 61%。且另一项研究表明，新增长的医生队伍不太可能到乡村和资源短缺的地区工作，而 NP 却能够为这些地区的人带来基层卫生保健。

在我国，一些机构已经在城市社区卫生服务中心开始试点将高级执业护师作为基层卫生服务的提供者。北京大学护理学院也在开展以应届本科毕业生为招生对象的慢性病管理的高级执业护师培养项目，为我国基层卫生体系提供人力资源保障。[1] 当然今后几年还需要对相关课程进行验证检验，并对高级执业护师培训项目的吸引力进行评估。研判高级执业护师实践的可行性和有效性还有一段很长的路要走。

五　现代科技助力基层卫生事业发展

2018 年在阿斯塔纳召开的世界基层卫生大会上就使用现代科技扩展基层卫生服务的覆盖面展开了讨论。联合国儿童基金会（United Nations International Children's Emergency Fund，UNICEF）首席领导人指出，现代科技在实现全人类健康中是至关重要的。创新不仅指的是研制新的药品，同样包括探索现代科技新的用途，助力难以获得健康照护的人群获取健康保障。目前，全球正在通过电子科技智能设备改善基层卫生服务的供给方式，缩小基层卫生资源的人群和地域差距。例如 2016 年 UNICEF 与

① Zhan, Q., Shang, S., Li, W., Chen, L., "Bridging the GP gap: nurse practitioners in China", *Lancet*, Vol. 394, 2019, pp. 1125 – 1127.

非洲国家马拉维合作，在当地建立无人机系统，在患者、医院和实验室之间转运 HIV 检测样本，极大地缩短了当地 HIV 的检测和治疗所需时间。马拉维全国仅有 9 个能够进行 HIV 检测的实验室，在没有无人机运载系统之前，检测一个样本需要耗费三周以上的时间，严重耽误了儿童艾滋病患者的早期发现和及时治疗。这一举措正是当代科技改变基层卫生工作最好的例子。[①]

在我国，"互联网 + 健康"已经成为当前卫生工作的重要辅助工具。它是以互联网为载体，以信息技术为手段（包括通信移动技术、云计算、物联网、大数据等），与传统医疗健康服务深度融合而形成的一种新型医疗健康服务业态的总称，包括健康咨询、预约问诊、候诊提醒、划价缴费、诊疗报告查询、诊后随诊等。目前我国致力于打造以居民就诊一卡通、检查化验结果互认平台、数字化终端应用模块、远程医疗系统和大数据中心等为载体的获取医疗卫生服务的新模式，以提高医疗服务系统效率，助力基层卫生事业发展。

六 展望

自 2009 年医疗卫生体制改革以来，我国的医疗卫生事业发展取得了诸多成就。从基本医疗保险制度的全面覆盖、家庭医生签约计划到全科医生培养计划的实施，我国人民群众对基层卫生服务的可及性和可负担性正在不断提升，基层卫生的人力资源压力在不断缓解。随着人口老龄化带来的慢性非传染性疾病照护负担和健康支出的增加，我们还是应当不断改善基层卫生工作体系来应对由此带来的社会性问题。"健康中国2030"行动进一步指明了基层卫生工作在我国整个医疗体系中的重要性。通过不断的实践和学习，我们将会建立起一个系统、高效，能够满足人民健康需求的基层卫生系统，助力健康中国战略的实施。

（张泽宇）

---

① Yan，W．，"Technologies for Primary Health Care Help Meet Global Goals"，*Pulse*，*IEEE*，Vol. 10，No. 3，2019，pp. 15 – 18.

第十四章

我国农村地区村卫生室生存现状
分析与展望

村卫生室①是农村三级卫生服务网络的网底，是乡村医疗卫生服务体系的基础。村卫生室建设一方面是推进分级诊疗、县域医共体、家庭医生签约服务等医改政策深化的重要措施；另一方面也是完善农村公共服务体系，助力乡村振兴战略的有效手段。近年来，国家加大了对村卫生室建设的投入，我国村卫生室得到了一定发展，但受环境、投入、体制、机制等诸多因素的影响，其服务能力总体仍不尽如人意，难以有效履行农村居民健康"守门人"的责任，因此加快村卫生室发展已成为优质高效医疗卫生服务体系建设中重要且紧急的任务。

本章重点从村卫生室和村卫生室卫生人员两个角度对我国农村地区村卫生室生存现状及深化医改以来的变化趋势进行分析，结合笔者前期研究成果梳理了村卫生室发展中的各种问题，并嵌入农村经济社会发展的大环境，提出村卫生室未来发展的建议与展望。

一 我国农村地区村卫生室生存现状分析

（一）我国农村地区村卫生室现状与变化趋势分析

1. 村卫生室数量、分布及变化趋势

按照《村卫生室管理办法（试行）》等相关文件要求，原则上一个行

---

① 依据《村卫生室管理办法（试行）》，本章所指卫生室是指经县级卫生行政部门设置审批和执业登记，依法取得《医疗机构执业许可证》，并在行政村设置的卫生室（所、站）。

政村设置一所村卫生室，人口较多或者居住分散的行政村可酌情增设；人口较少或面积较小的行政村，可与相邻行政村联合设置村卫生室。根据《中国卫生健康统计年鉴》数据，截至 2018 年，我国共有村卫生室 622001 所，其中东部 211375 所，中部 213165 所，西部 197461 所（见表 14 - 1）。设村卫生室的行政村个数占行政村总数的 94%。

表 14 - 1　　　　　　2009—2018 年不同地区村卫生室数量　　　（单位：所）

年份	地区			
	东部	中部	西部	全国
2009	222970	221759	188041	632770
2010	225156	228230	195038	648424
2011	226097	235218	201579	662894
2012	223743	226215	203461	653419
2013	221522	225018	202079	648619
2014	219355	223755	202360	645470
2015	216647	222299	201590	640536
2016	215845	222158	200760	638763
2017	213751	218199	200107	632057
2018	211375	213165	197461	622001

资料来源：2009—2013 年《中国卫生统计年鉴》、2014—2017 年《中国卫生和计划生育统计年鉴》、2018—2019 年《中国卫生健康统计年鉴》。

与 2009 年相比，2018 年全国以及东、中部地区的村卫生室都有所减少，西部有所增加（见表 14 - 1）。2009—2018 年，我国村卫生室数量呈现先增后降的趋势（见图 14 - 1）。村卫生室的数量减少与行政村数量降低存在一定关系，但当前全国仍有 6% 的行政村未设村卫生室，仍存在没有村卫生室的"空白村"和没有卫生人员的"空白村卫生室"。

2. 村卫生室所有制形式及变化趋势

根据《中国卫生健康统计年鉴》，截至 2018 年，公立村卫生室共有 416606 所，占比为 67.0%；非公立村卫生室共有 205395 所，占比为 33.0%，公立村卫生室占主体。2009—2018 年，公立村卫生室无论是国

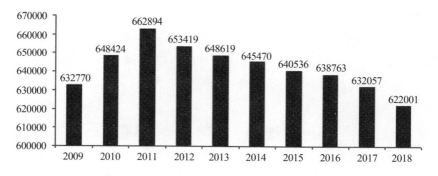

图 14 - 1   2009—2018 年我国村卫生室数量变化趋势

资料来源：2009—2013 年《中国卫生统计年鉴》、2014—2017 年《中国卫生和计划生育统计年鉴》、2018—2019 年《中国卫生健康统计年鉴》。

有还是集体办的数量和占比均呈现逐年上升的趋势。从举办主体来看，截至 2018 年，我国共有政府办村卫生室 65495 所，占比为 10.5%；社会办村卫生室 414883 所，占比为 66.7%；个人办村卫生室 141623 所，占比为 22.8%，以社会办村卫生室为主。深化医改以来，政府办村卫生室数量呈现上升趋势，从 2009 年的 45434 所增长为 2018 年的 65495 所，个人办村卫生室数量呈现下降趋势，从 2009 年的 183669 所下降到 2018 年的 141623 所（见表 14 - 2）。

表 14 - 2   2009—2018 年不同所有制村卫生室数量   （单位：所）

年份	公立			非公立			举办主体		
	总数	国有	集体	总数	联营	私营	政府办	社会办	个人办
2009	334682	19829	314853	298088	28574	223765	45434	403637	183669
2010	360478	22450	338028	287946	27928	213869	49678	421666	177080
2011	371024	24820	346204	291870	26791	216689	56128	431019	175747
2012	378006	26379	351627	275413	25013	205528	58317	428077	167025
2013	378006	26379	351627	275413	25013	205528	58317	428077	167025
2014	391346	30114	361232	257273	21182	195409	59896	429912	158811

续表

年份	公立			非公立			举办主体		
	总数	国有	集体	总数	联营	私营	政府办	社会办	个人办
2015	402447	40728	361719	238089	20308	179807	60231	426952	153353
2016	410615	40758	369857	228148	18604	17448	60419	426180	152164
2017	414602	38806	375796	217455	17416	166446	63598	421413	147046
2018	416606	39918	376688	205395	16504	157920	65495	414883	141623

注：非公立医疗卫生机构包括联营、私营、股份合作、台港澳投资和外国投资等形式，本表依据统计年鉴，仅呈现了联营和私营两种主要非公立形式村卫生室的数据。

资料来源：2009—2013 年《中国卫生统计年鉴》、2014—2017 年《中国卫生和计划生育统计年鉴》、2018—2019 年《中国卫生健康统计年鉴》。

3. 村卫生室办医形式及其变化趋势

我国村卫生室有村办、乡镇卫生院设点、联合办、个人办及其他五种办医形式。目前村办仍是主要的卫生室办医形式，占比为 55.0%，其次为个人办，占比为 22.8%。深化医改以来，乡镇卫生院设点和其他举办形式的村卫生室数量有所增加，村办、联合办和个人办的数量有所减少。（见表 14 - 3）

表 14 - 3　　2009—2018 年不同办医形式村卫生室数量　（单位：所）

年份	总数	办医形式				
		村办	乡镇卫生院设点	联合办	个人办	其他
2009	632770	350515	45434	31035	183699	22087
2010	648424	365153	49678	32650	177080	23863
2011	662894	372661	56128	33639	175747	24719
2012	653419	370099	58317	32278	167025	25700
2013	648619	371579	59896	32690	158811	25643
2014	645470	349428	59396	29180	160549	46917
2015	640536	353196	60231	29208	153353	44548
2016	638763	351016	60419	29336	152164	45828
2017	632057	349025	63598	28687	147046	43701
2018	622001	342062	65495	28353	141623	44468

资料来源：2009—2013 年《中国卫生统计年鉴》、2014—2017 年《中国卫生和计划生育统计年鉴》、2018—2019 年《中国卫生健康统计年鉴》。

4. 村卫生室服务开展情况及变化趋势

按照《村卫生室管理办法（试行）》规定，我国村卫生室主要承担与其功能相适应的公共卫生服务、基本医疗服务和上级卫生行政部门交办的其他工作。2018 年《关于规范家庭医生签约服务管理的指导意见》中指出，具备能力的乡村医生可以作为家庭医生开展家庭医生签约服务。

公共卫生服务方面，村卫生室主要承担、参与或协助开展基本公共卫生服务，参与或协助专业公共卫生机构落实重大公共卫生服务，以及完成县级以上卫生行政部门布置的其他公共卫生任务。深化医改以来，随着基本公共卫生服务项目的不断调整，村卫生室承担的公共卫生服务也日益繁多，在公共卫生服务提供中发挥着越来越重要的作用。

诊疗服务方面，村卫生室提供的基本医疗服务主要包括：疾病的初步诊查和常见病、多发病的基本诊疗以及康复指导、护理服务；危急重症病人的初步现场急救和转诊服务；传染病和疑似传染病人的转诊以及县级以上卫生行政部门规定的其他基本医疗服务。

根据《中国卫生健康统计年鉴》，2018 年，我国村卫生室诊疗总人次为 1672070355 人次，室均诊疗人次为 2688 人次，门急诊总人次为 1538645423 人次，室均门急诊人次为 2473 人次。村卫生室诊疗总人次 2009—2013 年呈现上升趋势，2013 年以后呈现下降趋势，门急诊人次上也呈现了相同的变化趋势，门急诊人次占村卫生室诊疗总人次的比例呈现逐年增加趋势。村卫生室诊疗人次占医疗机构诊疗总人次比例 2009—2012 年呈现上升趋势，之后呈现下降趋势，2018 年占比仅为 20.1%，与中国家庭追踪调查（CFPS）2010—2018 年农村居民就诊流向的研究结果高度一致（见图 14 - 2），医疗服务下沉基层效果并不明显。结合村卫生室医疗收入变化来看，村卫生室每诊疗人次的医疗收入从 2009 年度的 13.84 元增加到 2018 年度的 17.83 元，每人次门急诊医疗收入也呈现逐年增加趋势。中医药服务方面，开展中医药服务的卫生室占比不断增加，2014 年以后呈现跨越式发展，2018 年已有 69.0% 的村卫生室可开展中医药服务，与 2009 年相比，当前中医诊疗量及占比都有一定程度提升，中医服务以中西医结合为主。中西医并重的卫生与健康工作方针在村卫生室得到了一定贯彻。（见表 14 - 4）

表 14 - 4   2009—2018 年村卫生室诊疗服务情况

年份	诊疗人次	在诊疗总人次中占比（%）	门急诊人次	中医诊疗量（万人次）	中医卫生室诊疗量占比（%）	提供中医服务的卫生室数量	所占卫生室比重（%）
2009	1551701441	28.3	1371065669	46309.2	29.8	175980	30.5
2010	1657023491	28.4	1466060711	50468.3	30.5	185690	31.3
2011	1792064901	28.6	1592305845	55369.9	30.9	191085	31.8
2012	1927075808	33.0	1722555855	62152.4	32.3	195585	32.8
2013	2012183887	27.5	1816192448	66848.1	33.2	199711	33.6
2014	1986286887	26.1	1800452987	66716.5	33.6	202980	34.4
2015	1894069013	24.6	1720491503	76569.4	40.4	354113	60.3
2016	1852635622	23.4	1686737840	74455.3	40.2	369263	62.8
2017	1789325206	21.9	1638430939	72059.2	40.3	388518	66.4
2018	1672070355	20.1	1538645423	68695.9	41.1	398471	69.0

资料来源：2009—2013 年《中国卫生统计年鉴》、2014—2017 年《中国卫生和计划生育统计年鉴》、2018—2019 年《中国卫生健康统计年鉴》。

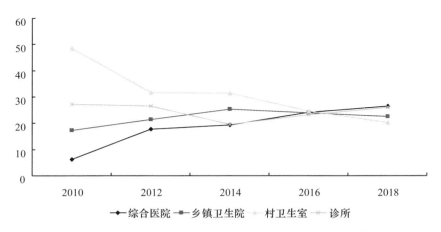

图 14 - 2　2010—2018 年中国家庭追踪调查（CFPS）农村居民就诊流向

5. 村卫生室收支情况及其变化趋势

村卫生室收支情况方面，2018 年村卫生室总收入为 4725740 万元，室均收入 7.60 万元；总支出为 4130635 万元，室均支出为 6.64 万元。2009—2018 年村卫生室的总收入和总支出总体均呈现上升趋势，但是其年增长率均呈现下降趋势，2018 年总收入年增长率不到 1%，2018 年总支出已低于 2017 年，出现负增长（见图 14－3）。2009—2018 年村卫生室年结余收入呈现上升趋势。村卫生室医疗收入数量上呈现波动上升趋势，但其在总收入中的占比呈现逐年下降的趋势，尤其是近年来甚至出现负增长，该趋势一方面与村卫生室服务内容和补偿模式的变化有关，另一方面也受村卫生室医疗服务功能下降影响。人员经费支出总体上有所增长，但人员经费支出占比在 2012—2014 年呈现下降趋势，2014 年以后开始逐年上升。（见表 14－5）

表 14－5   **2009—2018 年村卫生室收支情况**

年份	收入情况				支出情况			
	总收入（万元）	医疗收入（万元）	医疗收入占比（%）	人均医疗收入（元）	总支出（万元）	人员经费支出（万元）	人均人员经费支出（元）	人员支出占比（%）
2009	2309255	2147246	92.98	21570.63	2114465	847443	8513.17	40.08
2010	2820858	2599291	92.15	25191.13	2536653	1019295	9878.54	40.18
2011	3240753	2871119	88.59	27072.03	2923184	1192833	11247.33	40.81
2012	3693722	2727703	73.85	26667.18	3330658	1298417	12693.87	38.98
2013	3933179	2857551	72.65	28447.44	3577283	1391392	13851.56	38.90
2014	4184325	3038375	72.61	30824.79	3795740	1483593	15051.28	39.09
2015	4375888	3029877	69.24	31478.78	3946861	1609853	16725.50	40.79
2016	4554428	3105331	68.18	33285.57	4085394	1676718	17972.49	41.04
2017	4704858	3062904	65.10	33994.68	4147784	1733500	19239.84	41.79
2018	4725740	2980535	63.07	35254.41	4130635	1761493	20835.32	42.64

资料来源：2009—2013 年《中国卫生统计年鉴》、2014—2017 年《中国卫生和计划生育统计年鉴》、2018—2019 年《中国卫生健康统计年鉴》。

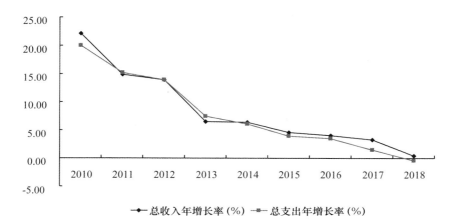

图 14 – 3　2010—2018 年村卫生室收支增长率变化趋势

资料来源：2010—2013 年《中国卫生统计年鉴》、2014—2017 年《中国卫生和计划生育统计年鉴》、2018—2019 年《中国卫生健康统计年鉴》。

6. 村卫生室设施设备情况

按照《村卫生室管理办法（试行）》规定，村卫生室房屋建设规模不小于 60 平方米，服务人口多的应当适当调增建筑面积。村卫生室至少设有诊室、治疗室、公共卫生室和药房。村卫生室设备配置要按照满足农村居民基本医疗卫生服务需求的原则，根据省级以上卫生行政部门有关规定予以配备。纳入基本药物制度实施范围内的村卫生室按照规定配备和使用基本药物，实施基本药物集中采购和零差率销售。

2018 年，我国村卫生室房屋建筑总面积为 51740579 平方米，室均房屋建筑面积为 83.18 平方米。自 2009 年深化医改以来，我国村卫生室的建筑面积呈现稳定增长趋势（见图 14 – 4）。但相关研究发现，我国部分村卫生室业务用房选址并未充分体现可及性原则，一些村卫生室并没有设置在行政村的中心位置，影响了居民尤其是老弱病残居民对村卫生室服务的利用。相关省份对村卫生室的设备配置标准进行了设定，大部分村卫生室都配备了基础设备，标准化建设村卫生室比未标准化建设村卫生室设备配置更为健全。但也存在设备配置地区差异大，设备利用率不高、管理混乱、维护不力等问题。① 信息化程度也得到了改善，基本实现了"基层医疗卫生信息系统基本覆盖乡镇卫生院、社区卫生服务机构和有条件的村卫生室的要求"②。

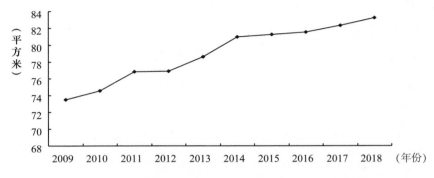

图 14 - 4　2009—2018 年村卫生室房屋建筑面积变化趋势

（二）我国农村地区村卫生室卫生人员现状及变化趋势

1. 我国村卫生室卫生人员数量及变化趋势

我国村卫生室卫生人员由乡村医生、执业（助理）医生、注册护士和卫生员组成。③ 截至 2018 年，我国村卫生室共有卫生人员1441005 人，其中乡村医生 845436 人，占比为 58.7%、执业（助理）医师381353 人，占比为 26.5%。2009—2018 年，村卫生室卫生人员总数呈递增的趋势，增长率为 15%，年均增长率为 1.56%。执业（助理）医师、注册护士数量呈增长趋势，其中执业（助理）医师人员占比从 2009 年的 14.2% 上升到 2018 年的 26.5%，增长了

---

① 刘珊珊、李静、贾琛珉等：《"新医改"背景下我国村卫生室管理与维护的标准化：现状、问题与建议——基于全国 76 家村卫生室的调查问卷》，《标准实践》2018 年第 2 期。

② 秦江梅、林春梅、张艳春等：《基层卫生综合改革重点联系区县基层医疗卫生服务体系建设研究》，《中国全科医学》2018 年第 1 期。

③ 按照《中国卫生健康统计年鉴》指标释义，执业医师是指《医师执业证》级别为"执业医师"且从事医疗、预防保健工作的人员；执业助理医师是指《医师执业证》级别为"执业助理医师"且从事医疗、预防保健工作的人员；乡村医生指在村卫生室工作并且取得"乡村医生"证书的人员；卫生员指在村卫生室工作但未取得"乡村医生"证书的人员。为方便表达，本章相关内容将村卫生室执业的执业医师、执业助理医师、乡村医生统称为村卫生室医生。

12.3 个百分点，村卫生室人力水平有了一定提升，但其占比仍然偏低。乡村医生数量呈显著下降趋势，人员占比从 2009 年的 79.4% 下降到 2018 年的 58.7%，下降了 20.7 个百分点。每千农村人口村卫生室人员数呈增加趋势，从 1.26 人增加到 1.54 人，增加了 0.28 人；平均每村卫生室人员数呈上升趋势，从 2.09 人增加到 2.32 人，增加了 0.23 人。但乡村医生，即具备执业资格的村卫生室医生数量在 2013 年前呈现增长趋势，之后却呈现逐年下降趋势，在村卫生室人员中的占比则一直下降。没有执业资格的卫生员仍占一定比例。（见表 14 - 6）

表 14 - 6　　2009—2018 年我国村卫生室卫生人员数量变化情况　　（单位：人）

年份	乡村卫生人员总数	乡村医生	执业（助理）医师	乡村医生和执业（助理）医师数	注册护士	卫生员	每千农村人口村卫生室人员	平均每村卫生室人员	乡村医师占比（%）	执业（助理）医师占比（%）
2009	1253705	995449	178555	1174004	24159	55542	1.26	2.09	79.4	14.2
2010	1292410	1031828	173275	1205103	27272	60035	1.35	2.17	79.8	13.4
2011	1350222	1060548	193277	1253825	30502	65895	1.53	2.29	78.5	14.3
2012	1371592	1022869	232826	1255695	44347	71550	1.56	2.33	74.6	17.0
2013	1457276	1004502	291291	1295793	84922	76561	1.66	2.47	68.9	20.0
2014	1460389	985692	304343	1290035	97864	72490	1.67	2.26	67.5	20.8
2015	1447712	962514	309923	1272437	106264	69011	1.50	2.26	66.5	21.4
2016	1435766	932936	319797	1252733	115645	67388	1.49	2.25	65.0	22.3
2017	1454890	900995	351723	1252718	134556	67616	1.52	2.30	61.9	24.2
2018	1441005	845436	381353	1226789	152554	61662	1.54	2.32	58.7	26.5

资料来源：2010—2013 年《中国卫生统计年鉴》、2014—2017 年《中国卫生和计划生育统计年鉴》、2018—2019 年《中国卫生健康统计年鉴》。

2. 不同地区村卫生室卫生人员情况

2018 年我国村卫生室卫生人员以中部地区最多（占比 37.10%），其次是东部地区（34.77%），西部地区最少（28.13%）。执业（助理）医师数量东部地区最多（51.46%），西部地区最少（26.12%）。注册护士数量中部地区最多（38.97%），西部地区最少（23.36%）。乡村医生数量中部地区最多（36.23%），西部地区最少（31.25%）。卫生员数量西部地区最多（42.95%），东部地区最少（21.22%）。平均每村卫生室人员数以中部地区最多，为 2.51 人；西部地区最少，为 2.05 人。每千农村人口村卫生室人员数以东部地区最多，为 1.66 人；西部地区最少，为 1.42 人。总体来看，西部地区村卫生室卫生人员数量在全国占比最小。（见表 14 – 7）

表 14 – 7   2018 年我国东、中、西部地区村卫生室卫生人员情况   （单位：人）

地区	人员总数	执业（助理）医师	注册护士	乡村医生和卫生员			平均每村卫生室人员	每千农村人口村卫生室人员数
				合计	乡村医生	卫生员		
东部	501063	155600	57476	287987	274905	13082	2.37	1.66
中部	534602	146767	59444	328391	306292	22099	2.51	1.54
西部	405340	78986	35634	290720	264239	26481	2.05	1.42

资料来源：《中国卫生健康统计年鉴 2019》。

3. 村卫生室乡村医生、执业（助理）医师人员结构及变化趋势

（1）性别构成

2013—2018 年[①]我国乡村医生性别以男性为主，且呈递减趋势，占比从 2013 年的 72.7% 下降到 2018 年的 68.9%。女性占比呈增长趋势，从 2013 年的 27.3% 增长到 2018 年的 31.1%，增加了 3.8 个百分点。乡村医生的男女性别比从 2013 年的 2.66 下降到 2018 年的 2.22，下降了 0.44。（见表 14 –8）

村卫生室执业（助理）医师的性别以男性为主，且呈现波动下降趋势，从 2013 年的 68.2% 下降到 2018 年的 67.7%，下降了 0.5 个百分点。女性的占比呈波动上升趋势，从 2013 年的 31.8% 上升到 2018 年的

① 乡村医生和村卫生室执业（助理）医师性别、年龄、工作年限、学历构成等数据自 2014 年《中国卫生与计划生育统计年鉴》方有统计，故数据分析的时间跨度为 2013—2018 年。

32.3%。执业（助理）医师的男女性别比从 2013 年的 2.14 下降到 2018 年的 2.10，下降了 0.04。总体可见，乡村医生与执业（助理）医师的男女性别比逐渐趋缓。（见表 14 – 9）

表 14 – 8　　　　　**2013—2018 年我国乡村医生性别构成**　　（单位：%）

性别	2013 年	2014 年	2015 年	2016 年	2017 年	2018 年
男	72.7	72.3	72.0	71.2	67.3	68.9
女	27.3	27.7	28.0	28.8	32.7	31.1
性别比	2.66	2.61	2.57	2.47	2.06	2.22

资料来源：2014—2017 年《中国卫生和计划生育统计年鉴》、2018—2019 年《中国卫生健康统计年鉴》。

表 14 – 9　　　**2013—2018 年我国村卫生室执业（助理）医师性别构成**　（单位：%）

性别	2013 年	2014 年	2015 年	2016 年	2017 年	2018 年
男	68.2	70.3	70.1	69.5	69.1	67.7
女	31.8	29.7	29.9	30.5	30.9	32.3
性别比	2.14	2.37	2.34	2.28	2.24	2.10

资料来源：2014—2017 年《中国卫生和计划生育统计年鉴》、2018—2019 年《中国卫生健康统计年鉴》。

（2）年龄构成

2013—2018 年我国乡村医生年龄段集中在 35—44 岁，且占比呈递减趋势，从 2013 年的 33.7% 下降到 2018 年的 28.1%，下降了 5.6 个百分点。其次是 45—54 岁，占比呈增长趋势，从 2013 年的 21.5% 增长到 2018 年的 30.9%，增长了 9.4 个百分点。25 岁以下占比最少，2018 年仅为 0.5%。25—34 岁呈下降趋势，从 2013 年的 11.6% 下降到 2018 年的 4.5%，下降了 7.1 个百分点。55—59 岁占比呈波动下降趋势，从 2013 年的 10.5% 下降到 2018 年的 9.2%，下降了 1.3 个百分点。60 岁以上占比呈增长趋势，从 2013 年的 22.2% 增长到 2018 年的 26.8%，增长了 4.6 个百分点。（见表 14 – 10）

表 14 – 10　　　　　2013—2018 年我国乡村医生年龄构成　　（单位:%）

年龄组	2013 年	2014 年	2015 年	2016 年	2017 年	2018 年
25 岁以下	0.5	0.6	0.5	0.5	1.5	0.5
25—34 岁	11.6	11.9	9.8	8.1	7.5	4.5
35—44 岁	33.7	33.6	32.8	32.6	27.9	28.1
45—54 岁	21.5	21.3	23.7	26.2	27.9	30.9
55—59 岁	10.5	10.6	9.4	8.0	8.3	9.2
60 岁以上	22.2	22.0	23.9	24.7	27.0	26.8

资料来源：2014—2017 年《中国卫生和计划生育统计年鉴》、2018—2019 年《中国卫生健康统计年鉴》。

执业（助理）医师年龄段集中在 35—44 岁，且占比呈递减趋势，从 2013 年的 54.0% 下降到 2018 年的 46.3%，下降了 7.7 个百分点。其次是 45—54 岁，呈显著增长趋势，从 2013 年的 18.2% 增长到 2018 年的 35.8%，增长了 17.6 个百分点。25 岁以下的占比最少，从 2013 年到 2018 年均维持在 0.1%。25—34 岁的占比呈显著下降趋势，从 2013 年的 19.2% 下降到 2018 年的 5.4%，下降了 13.8 个百分点。55—59 岁的占比从 2013 年的 3.2% 上升到 2018 年的 4.5%，增长了 1.3 个百分点。60 岁以上的占比呈上升趋势，从 2013 年的 5.2% 上升到 2018 年的 7.9%，增长了 2.7 个百分点。（表 14 – 11）

表 14 – 11　　　2013—2018 年我国村卫生室执业（助理）医师年龄构成

（单位:%）

年龄组	2013 年	2014 年	2015 年	2016 年	2017 年	2018 年
25 岁以下	0.1	0.1	0.1	0.1	0.1	0.1
25—34 岁	19.2	17.5	13.8	11.7	7.6	5.4
35—44 岁	54.0	51.0	50.4	52.5	48.2	46.3
45—54 岁	18.2	18.8	23.0	27.1	30.8	35.8
55—59 岁	3.2	4.2	3.8	2.9	3.7	4.5
60 岁以上	5.2	8.4	8.9	5.8	9.5	7.9

资料来源：2014—2017 年《中国卫生和计划生育统计年鉴》、2018—2019 年《中国卫生健康统计年鉴》。

（3）工作年限构成

2013—2018 年我国乡村医生工作年限集中在 10—19 年，且呈现波动下降趋势，从 2013 年的 33.3% 下降到 2018 年的 32.2%，下降了 1.1 个百分点。其次是 30 年以上，呈下降趋势，占比从 2013 年的 31.4% 下降到 2018 年的 28.3%，下降了 3.1 个百分点。5 年以下的占比最少，从 2013 年的 3.9% 增长到 2018 年的 6.1%，增长了 2.2 个百分点。20—29 年的占比呈增长趋势，从 2013 年的 22.7% 增长到 2018 年的 24.4%，增加了 1.7 个百分点。5—9 年的占比从 2013 年的 8.7% 增长到 2018 年的 9.0%，增长了 0.3 个百分点。（见表 14 - 12）

表 14 - 12　　　　　2013—2018 年我国乡村医生工作年限构成　　　　（单位:%）

年龄组	2013 年	2014 年	2015 年	2016 年	2017 年	2018 年
5 年以下	3.9	4.1	4.3	5.1	7.0	6.1
5—9 年	8.7	8.8	8.9	8.9	7.6	9.0
10—19 年	33.3	33.1	33.0	32.9	28.6	32.2
20—29 年	22.7	22.6	22.8	23.2	24.6	24.4
30 年以上	31.4	31.3	31.0	30.0	32.2	28.3

资料来源：2014—2017 年《中国卫生和计划生育统计年鉴》、2018—2019 年《中国卫生健康统计年鉴》。

村卫生室执业（助理）医师工作年限集中在 10—19 年，且呈现波动下降趋势，从 2013 年的 47.5% 下降到 2018 年的 44.3%，下降了 3.2 个百分点。其次是 20—29 年，从 2013 年的 23.0% 增长到 2018 年的 23.4%，增长了 0.4 个百分点。5 年以下的占比最少，呈波动增长趋势，从 2013 年的 6.4% 增长到 2018 年的 10.1%，增长了 3.7 个百分点。5—9 年的占比从 2013 年的 13.1% 增长到 2018 年的 13.4%，增加了 0.3 个百分点。30 年以上的占比从 2013 年的 10.0% 下降到 2018 年的 8.8%，下降了 1.2 个百分点。（见表 14 - 13）

表 14 – 13　　2013—2018 年我国村卫生室执业（助理）工作年限构成

（单位:%）

工作年限	2013 年	2014 年	2015 年	2016 年	2017 年	2018 年
5 年以下	6.4	1.9	7.0	12.5	8.7	10.1
5—9 年	13.1	3.8	13.0	43.6	12.3	13.4
10—19 年	47.5	12.9	44.3	23.8	42.9	44.3
20—29 年	23.0	6.5	23.0	12.2	24.1	23.4
30 年以上	10.0	74.9	12.7	0.2	12.0	8.8

资料来源：2014—2017 年《中国卫生和计划生育统计年鉴》、2018—2019 年《中国卫生健康统计年鉴》。

（4）学历构成

2013—2018 年我国乡村医生学历集中在中专，且占比呈逐年增长趋势，从 2013 年的 51.8% 增长到 2018 年的 57.2%，增加了 5.4 个百分点。其次是中专水平，占比从 2013 年的 29.5% 下降到 2018 年的 23.4%，下降了 6.1 个百分点。本科及以上学历的占比最少，2018 年仅为 0.2%。大专学历的占比呈增长趋势，从 2013 年的 4.6% 增长到 2018 年的 6.3%，增加了 1.7 个百分点。高中及以下学历占比呈下降趋势，从 2013 年的 13.9% 下降到 2018 年的 12.8%，下降了 1.1 个百分点。（见表 14 – 14）

表 14 – 14　　　　　2013—2018 年我国乡村医生学历构成　　　　（单位:%）

学历	2013 年	2014 年	2015 年	2016 年	2017 年	2018 年
本科及以上	0.1	0.2	0.2	0.1	0.3	0.2
大专	4.6	4.8	5.0	5.3	5.7	6.3
中专	51.8	52.1	52.9	53.6	54.1	57.2
中专水平	29.5	28.7	27.6	26.2	30.0	23.4
高中及以下	13.9	14.3	14.4	14.8	10.0	12.8

资料来源：2014—2017 年《中国卫生和计划生育统计年鉴》、2018—2019 年《中国卫生健康统计年鉴》。

执业（助理）医师学历集中在中专，且呈逐年增长趋势，占比从2013 年的54.1%增长到2018 年的54.6%，增加了0.5 个百分点。其次是中专水平学历，占比从2013 年的25.6%下降到2018 年的15.7%，下降了9.9 个百分点。本科及以上学历的占比最少，但呈现增长趋势，从2013 年的0.7%增长到2018 的3.1%，增长了2.4 个百分点。大专学历的占比呈增长趋势，从2013 年的15.0%增长到2018 年的23.9%，增加了8.9 个百分点。高中及以下学历的占比呈下降趋势，从2013 年的4.5%下降到2018 年的2.8%，下降了1.7 个百分点。可见，乡村医生与执业（助理）医师学历水平整体有所提升，且执业（助理）医师学历水平总体高于乡村医生。（见表14 – 15）

表14 – 15　　2013—2018 年我国村卫生室执业（助理）医师学历构成

（单位:%）

学历	2013 年	2014 年	2015 年	2016 年	2017 年	2018 年
本科及以上	0.7	1.9	1.9	2.0	2.3	3.1
大专	15.0	19.5	19.8	20.3	20.8	23.9
中专	54.1	51.6	51.9	52.0	51.6	54.6
中专水平	25.6	21.2	20.8	20.4	20.2	15.7
高中及以下	4.5	5.8	5.6	5.3	5.1	2.8

资料来源：2014—2017 年《中国卫生和计划生育统计年鉴》、2018—2019 年《中国卫生健康统计年鉴》。

4. 村卫生室卫生人员的薪酬与保障

《国务院关于进一步加强乡村医生队伍建设的实施意见》等文件提出，要提高村卫生室医生岗位吸引力、保障村卫生室医生合理收入、建立健全村卫生室医生养老和退出政策以及改善其工作条件和职业环境等举措。当前村卫生室卫生人员的薪酬与保障已得到了一定提升，但仍需进一步改善。

村卫生室人员的收入主要包括基本药物补贴、基本公共卫生服务补助、一般诊疗费以及开展签约服务的签约费。相关调查发现，尽管国家采取了一系列举措，如新增加的公共卫生经费全部用于村卫生室来提升村卫生室卫生人员收入，但目前村卫生室卫生人员的收入仍偏低①，与乡村教师等群体的收入差距明显，影响了其工作满意度与队伍稳定性。

深化医改以来各地积极提高村卫生室卫生人员的养老待遇，主要有以下途径：一是纳入城镇职工养老保险，如天津、上海、江苏、浙江、福建、甘肃、新疆等地将村医纳入城镇职工养老保险，从制度上解决了村医养老问题。二是给予年资补助，如河北、山东、广西、海南、宁夏等省份按村医每工作 1 年每月 15—20 元标准给予年资补助，工作时间越长，养老待遇就越高。三是给予定额补助，如广东对离岗老年村医按每人每月 700—900 元的标准给予补助，安徽、江西、河南、青海等省份按每人每月 300 元的标准予以补助。上述做法在一定程度上提升了村卫生室医生的养老待遇，但当前乡村卫生人员养老保障水平仍不高，且区域之间存在一定差距。

二 我国农村地区村卫生室存在的问题

（一）村卫生室发展缺乏系统规划与科学布局

深化医改以来，随着国家的不断重视，我国农村地区村卫生室的规划与建设取得了一定成效。但村卫生室的发展应嵌入农村经济社会发展和深化医改的系统场域，当前乡村振兴战略的实施、城乡融合的推进、居民健康需求的变化以及健康中国行动的实施，要求村卫生室必须要系统规划、科学布局，主动适应农村经济社会发展、居民健康需求变化以及医改深化的要求，提升服务水平与可及性。但据笔者前期主持的国家自然基金课题及山东省卫健委咨政研究课题研究结果，目前无论是国家的顶层设计还是区域的具体规划，对村卫生室建设的标准与要求皆不高，与农村经济社会发展大格局联系不足。不少地区尽管制定了村卫生室规划与建设文件，但其标准往往是基于现有格局与资源配置现状的调整与安排，缺乏针对性，就事论事，定位不高，标准不严，在此种规划与建设思路指导下，村卫生室的发展往往陷入低水平重复建设的怪圈，与当

---

① 张小娟、田森森、朱坤：《村卫生室人员执业现状及保障待遇分析——基于 6 省 18 县的调查》，《中国卫生政策研究》2015 年第 11 期。

前乡村振兴战略"提质增效"、城乡融合、缩小城乡差距以及健康中国建设的要求不相匹配。

当前村卫生室的设置一般以行政村区划和服务人口数为标准，但规划与设置标准不够细化，弹性过大，缺乏对不同村域之间差异的细致考量。同时，卫生室建设和发展不够因地制宜，且缺乏乡村振兴战略指引下的前瞻性预测，缺乏标准化、理想化的蓝图与样板支持，影响了规划与设置的可操作性与可持续发展能力，与乡村振兴战略下现代村庄差异化发展以及城乡融合的要求不够吻合，影响了村卫生室的服务水平与可及性。

（二）村卫生室缺乏有效的体制机制设计

习近平总书记指出"要推进国家治理体系和治理能力现代化"，乡村振兴战略也提出要提升农村基层治理能力。作为乡村公共卫生服务提供的重要机构，当前我国农村地区村卫生室体制机制设计方面仍存在诸多问题，影响了其治理水平。

体制层面，当前村卫生室的所有制及举办形式仍呈现多样化，缺乏对村卫生室各利益相关主体在办医责任方面的有效划分，政府举办村卫生室的责任虽不断体现，但仍不充分。在卫生室房屋产权方面，笔者针对山东省的调查结果显示，归属于个人的数量最多，其次是村集体提供用房，除此之外还有其他产权类型。村卫生室的所有制形式、举办主体与房屋产权呈现多样化特点，这使得尽管乡村一体化管理不断深化，但乡镇卫生院话语权仍不够，对村卫生室的治理管控缺乏抓手，乡镇卫生院对村卫生室管理作用发挥不足。另外，村卫生室用房产权归属个人，也影响了村卫生室规划与建设的可持续性。

机制层面，笔者主持的项目调查结果显示，受体制及资源投入等影响，尽管村卫生室管理已经进行了一系列机制设计与推行，但机制建设缺乏系统建构与周密考虑，使得机制不完善、运转不畅，与当前村卫生室的现状与需求不符。

如在补偿机制方面，基本药物制度实施后，药品对村卫生室的经济补偿功能基本取消，村卫生室对财政投入依赖性提高。基本公共卫生服务任务的不断加重、绩效考核的日益严格以及基本公共卫生经费的提高，对基本医疗服务产生了一定的挤占效应；医保报销额度的减少则对村卫生室基本医疗功能的发挥产生了严重的抑制作用。多种政策综合影响下，财政能力较好地区的村卫生室开展医疗服务的积极性受到冲击，医疗服务能力下降；财政能力不足地区的村卫生室由于投入不到位，导致自我补偿能力下降，加之运行成本不断增加，陷入经营困境，医疗服务能力同样受到影响，反映在数据上，医疗收入在总收入中的占比不断降低，甚至出现了负增长。基本按服务人口数确定薪酬的补偿机制设计，也使得村医不愿在偏远、人口少的村庄执业，影响了基层卫生服务的可及性。

再比如尽管建立了明确的准入机制，但与岗位吸引力低的现状存在矛盾，并不能通过准入机制的门槛作用保证新进人员的质量，反而影响了乡村医生队伍的发展壮大，村卫生室医生老龄化趋势明显，新生力量不足。另外，养老保障水平低、晋升机制不合理、培训机制僵化、公共卫生考核机制烦琐等也是村卫生室卫生人员普遍反映的机制问题。

（三）政策协同与资源共享不足，降低了村卫生室的建设与发展的合力

作为农村三级卫生服务网的网底，村卫生室的发展必须依靠三医联动的支撑和上级部门的支持，但是笔者研究发现，当前基本药物、医保政策与村卫生室发展协同不足，是制约村卫生室进一步发展的重要因素。笔者主持的项目调查结果显示，仅有 16% 的村卫生室医生认为药品种类可以满足村卫生室需要，而医保限额过低过死也影响了村卫生室的发展，并且对农村居民的满意度和获得感也造成了不利影响。基本公共卫生服务均等化、家庭医生签约等政策的设定与当前村卫生室的资源与服务能力不相符合，一方面影响了政策运行的效果，另一方面也制约了村卫生室的发展，40.65% 的村卫生室医生认为家庭医生签约加大了其工作压力。另外，综合性医院的单体规模扩张以及基层社会力量办医缺乏规划性，各级各类医疗体系的无序竞争也压制了基层医疗机构的生存空间，阻碍了村卫生室的发展。

在县域医共体建设过程中，上级医院的资源难以真正下沉到村卫生室，资源共享不足，笔者主持项目调查结果显示加入县域医共体的村卫生室数量并不高，这对村卫生室的建设与发展也造成了一定影响。

（四）村卫生室医生服务能力不足，队伍脆弱性不断加剧

近年来，我国村卫生室卫生人员数量虽然不断增加，但在村卫生室服务中起关键作用的、具备执业资格的乡村医生和执业（助理）医生数量却不断下降。在学历层面，村卫生室医生以中专以及中专以上水平为主，占比为80%，本科及以上人员占比不高，难以满足居民日益增长的卫生服务需求。在年龄构成层面，我国村卫生室医生老龄化严重，老龄群体缺乏主动的学习能力，对健康中国建设新理念、新技术的理解能力和应用能力不强，制约了村卫生室相关卫生服务项目的有效开展。人员配置不足，素质不高以及老龄化严重的问题大大影响了村卫生室服务能力。笔者主持的国家自然基金研究结果显示，60.32%的村卫生室医生的实际能力不能完全满足其岗位要求，职业感知、风险控制力、发展能力、基本医疗能力、公共卫生服务能力是其岗位胜任力的短板。

工作任务重、压力大、薪酬水平低、社会保障不全等问题严重影响了村卫生室医生的执业满意度和稳定性。笔者主持研究项目调查结果显示：有42.53%的村卫生室医生表示有改行想法，主要原因是收入低（87.16%）、工作量大（80.73%）、风险高（74.77%）。94.60%的村卫生室医生不满意目前的收入水平，认为收入水平不能体现其技术劳务价值，与当地教师、务工者等相比，进一步加剧了其不公平感。同时，部分地区反映村卫生室的运行经费需村医自行承担，进一步增大了村卫生室医生的经济负担。对养老保障不满意的村卫生室医生达到95.48%。对村卫生室医生工作评价的调查显示，仅有8.11%的人认为工作有前途，有86.11%不愿让子女再从事村卫生室医生工作。上述因素使村卫生室医生岗位吸引力不断下降，村卫生室医生队伍的脆弱性不断加剧，人员不断流失，严重影响了村卫生室"网底"功能的实现。

三　我国农村地区村卫生室发展的建议与展望

（一）与时俱进，明晰村卫生室发展的关键概念

乡村振兴和深化医改的新形势下，关于村卫生室发展的关键概念必须要明晰化，并且体现与时俱进和可持续发展。如当前各地普遍推行了

紧密型一体化，但是新形势下，紧密型一体化的概念如何界定，如何明晰，无疑是村卫生室发展的前提和关键。再比如村卫生室医护人员的身份问题，在其工作特点及承担的功能任务变化的情境下，如何对其身份进行准确界定，也是影响村卫生室人员队伍建设的关键。针对上述问题，相关省市也进行了一定的探讨与尝试，如 2018 年，甘肃省卫计委下发了《关于进一步完善乡村医疗机构一体化管理的通知》，提出将全甘肃省村卫生室作为乡镇卫生院的派出机构，实行乡村一体化管理。乡镇卫生院与所辖村卫生室为同一法人，村卫生室不再为独立法人单位，只设立负责人。村卫生室与乡镇卫生院合为一体，实行以行政、业务、人员、药械、财务、绩效考核"六统一"为主要内容的乡村一体化管理模式。所有村医与乡镇卫生院签订聘用劳动合同，身份由个体转变为乡镇卫生院临聘职工，即乡聘村用。该省的做法对紧密型一体化及村卫生室医生身份的界定进行了有益的尝试，预计将会得到一定程度的推广。

（二）动员决策层重视，加强村卫生室的规划与建设

只有决策层重视，认知到位，才能保证村卫生室的合理发展，因此要做好村卫生室的规划、建设与发展，必须要通过政策宣讲、调研报告、典型案例等形式做好领导和决策层的动员，改变其对村卫生室的固有认知。习近平总书记强调，"我们必须坚持基本医疗卫生事业的公益性"，必须要动员决策层认识到村卫生室的公益性性质，认识到村卫生室的网底功能及应有定位，认识到其在乡村振兴战略实施中的重要作用，避免村卫生室再陷入低水平重复建设，既耗费资源又达不成目标的恶性循环。要在做好规划方案设计的基础上，抓住乡村振兴战略实施的机遇，争取更多的人、财、物，组织支持，部门协同等有形与无形资源，提质增效，做好村卫生室的规划和建设，促进村卫生室的可持续发展。

笔者认为，政府财政应保证村卫生室运行经费、村卫生室人员的基本工资、社保以及岗位补贴。应加强国家和省级财政在村卫生室建设中的作用，通过转移支付保证欠发达地区的村卫生室投入，结合省级卫生行政管理部门出台规划指导意见并加强监管，保证不同发展地区同类村卫生室建设的同质化与可持续性。

（三）因地制宜建设发展，全面提升村卫生室治理水平

村卫生室的建设和发展，必须依据医疗卫生行业规律、乡村振兴战略的总体部署安排以及当地农村经济社会发展实际，因地制宜、明确标准，完善体制机制，在保证基本卫生服务同质化的基础上，制定具备差异性的可操作化规划方案与发展策略。

依据承担项目的研究成果和相关政策，笔者认为应以人口为主要依据，结合村庄分布、社会经济发展、区域自然特点来进行村卫生室的设置和建设。具体如下：人口多、规模较大的行政村，应设置一所村卫生室；人数较少、规模较小且周边有临近村庄的，可由邻近的几个行政村合设村卫生室，村卫生室设在处于中心、可及性较好的行政村；撤村改居的农村新型社区，村卫生室应转型为社区卫生服务站；偏远或山区、湖区小村庄，可设服务点，由乡镇卫生院或临近村卫生室巡回服务，服务点设置可较一般村卫生室简化。依据地理特点，制定村卫生室人员配置标准，村卫生室应具备一定规模，人员以3—6人为宜，尽量杜绝1人村卫生室。长期来看，随着乡村振兴战略的全面实施和城乡融合的不断发展，村卫生室建设标准需不断提升，应逐步过渡到社区卫生服务站的水平。

村卫生室建议设置于村中心，由村免费提供土地，应与村委会、村文体广场邻近，最好能合并设置，以更好地服务居民，村卫生室应由乡、村两级部门支持建设（用地审批、规划建设），村卫生室应配备与其功能相匹配的药械与设施设备，并加强信息化建设。

依据乡村振兴战略、供给侧改革及分级诊疗、县域医共体建设等政策，当前农村发展及卫生改革的趋势要求加强对村卫生室的治理与管控，因此笔者建议，在体制方面，可参考甘肃做法，实施真正的紧密型一体化管理，即将村卫生室作为乡镇卫生院下设科室和派出机构，在业务方面由乡镇卫生院对村卫生室进行统筹规划，统一管理，并据此建立村卫生室的具体运行机制，以提升其治理水平。

（四）加强村卫生室人员管理，不断提升其服务能力

根据需求、现状及问题，笔者认为村卫生室医护人员的适宜身份定

位应转化为医生、护士，而非农民。对村卫生室医护人员尤其是村卫生室医生应实施岗位管理，村卫生室卫生人员必须具备相应的执业资格，"县招乡管村用"，建立一支专业化、职业化并具备可持续发展性的村卫生室卫生人员队伍。由县卫生行政部门设定标准，统一招聘，并依据《助理全科医生培训实施意见（试行）》等相关文件进行统一规培。乡镇卫生院设立村卫生室医生和护理岗位，实施岗位管理，有条件的地区纳入编制管理，其他地区可以实施合同制管理，从而保证队伍的服务水平和稳定性。根据工作特点设计有针对性的准入、薪酬、晋升等机制，建立稳定的管理制度，以保证其服务质量与水平。

应采取各种措施不断优化村卫生室卫生人员的职业发展前景。建议一是不断加强人员的针对性培训，根据培训前需求分析做好课程设置，选择合理的培训方式，解决工学矛盾，积极开展培训效果评估，评价分析存在的问题，提高其"守门人"的职业素质和技术能力，增强医患信任。二是遵循卫生专业技术人员成长规律和医疗卫生机构功能定位，建立以医疗服务水平、质量和业绩为导向，以社会和业内认可为核心的人才评价机制。三是建立不同层级医疗机构的流通渠道和交流平台，促进人才在县、乡、村三级卫生网络中的合理流动，为村卫生室卫生人员队伍输入新鲜血液。建立村卫生室卫生人员的职业发展辅助制度，包括职业预测信息系统，职业咨询制度和职业发展帮助计划。

（五）建立协同与共享机制，鼓励社会力量参与

应进一步完善三医联动机制，并强化整个农村医疗卫生体系对村卫生室建设发展的支撑。要进一步完善基本药物制度及药品目录，加大医保政策对村卫生室的支持力度。要充分体现村卫生室在县域医共体的角色定位与作用，加强上级医疗机构对村卫生室的帮扶，实现人力、药品、设备资源在医共体内的合理流动，通过协同与共享机制的建设，加快村卫生室的发展。

改善乡村医疗卫生服务体系的无序格局，村卫生室以提供基本医疗服务和基本公共卫生服务为主，体现公益性。村诊所以满足农村居民个性化服务需求为主，作为村卫生室的有益补充。鼓励社会力量通过政府购买服务形式，在村卫生室资源缺乏的地区提供基本医疗和基本公共卫

生服务。

在村卫生室服务提供过程中，可尝试打破地区界限，通过农村居民一定程度的自由签约方式，实现不同村卫生室之间的有序竞争，通过服务对象"用脚投票"，倒逼村卫生室提升服务水平。

（六）应用"互联网＋健康"手段，赋能村卫生室发展

服务能力不足已成为村卫生室可持续发展的障碍因素，影响了我国农村卫生事业发展，急需新的技术手段和模式提升村卫生室服务能力，更好地解决其面临的困境。随着"互联网＋"技术的快速发展，可以将移动互联网、云计算、物联网、大数据等技术与村卫生室的基本医疗与公共卫生服务相结合，通过服务流程再造、人员网上培训、健康信息互联共享、线上签约、在线转诊、可穿戴设备、远程诊疗等手段赋能村卫生室[1]，提升其基本医疗和公共卫生服务能力，改善其服务绩效，为村卫生室发展提供新方案、新路径。

---

[1]　孟群：《构建"互联网＋健康医疗"服务新模式打造分级诊疗就医新秩序》，《中国卫生信息管理杂志》2017年第2期。

第十五章

医联体运行机制与基层医疗
卫生机构发展

分级诊疗制度是我国五项基本医疗卫生制度之首，建立并完善分级诊疗模式，被视作缓解群众"看病难、看病贵"的治本之策。医联体（以下简称医联体）建设是实现具有中国特色的分级诊疗制度的有效载体。医联体是指一定地域内不同类型、层级的医疗卫生机构组合起来，通过成立协作联盟或组建医疗集团的方式，在区域范围内实现医疗资源共享、卫生信息互联、医疗服务同质，使居民就近享受优质服务。医联体是贯彻国家医改精神、促进医疗卫生工作重心下移和资源下沉，推进医疗资源纵向整合、完善分级诊疗模式的一项重要举措。

本章从国外医联体建设的实践、国内医联体发展历程、医联体运行机制的具体内容三个方面对医联体运行现状进行了描述，并分析医联体运行机制各方面存在的问题，结合现行政策的实施效果，对医联体的未来发展进行了展望。

一　医联体运行机制现状

（一）国外医联体建设的实践和探索

2017年，国务院办公厅发布《关于推进医疗联合体建设和发展的指导意见》，要求在当年全面启动多种形式的医联体建设试点，三级公立医院全部参与并发挥引领作用，到2020年，所有二级医院和政府办基层医疗卫生机构全部参与医联体。开展医联体建设，已成为我国当前医改的重要举措之一。推进医联体建设除了要总结各地的经验教训以外，其他国家是否有类似的"医联体"，其运作机制是怎样的，同样值得我们研究和借鉴。

在大多国外的研究中，提及更多的概念是医疗资源的整合。医联体是由不同类型、不同级别的医疗机构组成的医疗共同体，在这个共同体内实现人、财、物、信息和技术等医疗资源的整合，因此构建医联体是实现医疗服务整合的一种方式。早在 20 世纪 60 年代，美国就开始进行卫生服务整合的探索，美国医疗服务系统以私人卫生服务提供者和商业医疗保险为典型特征。一方面，由于私人开业医生和私人诊所作为卫生服务的主要提供者，医疗资源分散化程度较高，难以为居民提供连续性服务；另一方面，以商业保险为主的医疗保险体系虽然给民众带来了较多的选择，同时也带来了逆向选择的风险，导致国家医疗卫生总费用高涨。[①] 为提高卫生服务配置效率，降低国家卫生费用，美国首先将医疗卫生系统与其他系统（比如医保支付方）进行外部整合，其次对医疗卫生系统内部各机构、各部门之间进行内部整合。作为美国最大的健康维护组织，凯撒医疗集团是美国整合型医疗服务体系的典型代表。它位于加利福尼亚州北部，是由 16 家医院组成的医疗集团，集团内的临床医生具有良好的专业技能，他们提供的服务旨在提高医疗质量和服务效率。[②] 凯撒模式秉承以健康为中心和以人为本的理念，注重从预防、治疗到康复的全程医疗服务和医疗卫生服务提供对公众健康所产生的实际效用和价值，实现了多个方面的整合：一是整合保险公司（付费方）和医疗服务机构（经营者）。让付费方和经营者相融合，解决了按项目付费导致医疗机构资金缺乏的问题。二是整合了不同层级医疗机构的多级诊断服务。凯撒集团内设置医疗机构进行分级治疗，其中，医疗诊所负责诊治常见病、多发病，区域医疗中心负责诊治疑难重症。三是在服务模式和运营方面实现了精细化整合。服务流程方面，不同类型、不同级别医务人员之间的

---

① 朱正纲：《国际医联体模式》，《中国医院院长》2013 年 16 期。

② Craig, D. E., Hartka, L., "Implementation of a Hospital List System in a Large Health Maintenance Organization: the Kaiser Permanente Experience", *Annals of Internal Medicine*, Vol. 130, No. 2, 1999, pp. 355–359.

对接以及预防保健、门诊服务、住院和家庭康复之间实现了整合；医务人员方面，全科医生和专科医生之间的对接联系更为融洽，不同专科医生对同一种疾病的协作治疗更为密切，不同层级的医务人员之间相互辅助配合更为高效。四是通过信息共享的方式，将集团内部不同层级医疗机构进行整合。集团内信息系统能为医生提供实时病历查询、电子处方、治疗方法指南、危险检查反馈提醒以及疾病预防等情况；可以为患者建立完整的电子健康档案和提供在线预约就诊、付费以及接受健康教育等；可以为医院医疗质量管理和监控提供数据，避免了重复的检验检查。[1] 五是规范化和现代化集团管理。凯撒集团在医疗质量安全方面设定了严格的疾病诊疗规范、标准和临床路径，并建立起相应的质量监控体系，有效保证了医疗质量和医疗安全；在医疗服务流程方面，尽量简化冗余的医疗程序；在医务人员的绩效考核方面，建立了非常严密的绩效考核体系；在内部人力资源配置和利用方面，专业化、能级化配置集团内部人力资源。

在英国，实行的是全民医疗保障制度，政府通过税收筹集资金为全民提供卫生服务，是典型的福利国家。在这种高福利的背后，却逐渐显露出卫生系统的问题。长时间的排队等候住院，缺少现代的诊断技术，老化的医院设施以及政府负担过重等问题使英国的卫生系统陷入困境。英国国家医疗服务体系（NHS）是英国整合医疗和福利制度的代表。NHS由各级公立医院、社区医院和各类诊所和养老院等基本单位组成。NHS提出利用体系内部各机构的整合实现居民的健康需求，把医疗、预防、保健、康复、健康教育和健康促进等进行整合，通过实施以社区全科医生首诊为基础和双向转诊为途径的分级医疗体系，以提供系统、连续、全方位的服务。NHS 最大的特点是通过三个层级的分级诊疗实现了不同层级医疗资源和服务的整合。[2] 其中，一级诊疗由全科医生（GP）和家庭诊所提供，主要针对常见病和轻微病症人群，据统计，90% 的英国病

---

① 马伟杭、张俊华、晏波：《美国管理型整合型医疗卫生保健服务模式初探》，《中国卫生人才》2012 年第 14 期。

② Croucher M. , "An Evaluation of the Quality of Integrated Care Pathway Development in the UK National Health Service", *Journal of Integrated Care Pathways*, Vol. 9 , No. 1 , 2005 , pp. 6 – 12.

人这一阶段能被治愈，NHS 75%的资金也被用于这部分①；二级诊疗服务由地区性综合医院提供，主要针对重、急症患者提供专业的医护和手术服务；三级诊疗的服务主要解决专科领域的疑难医疗问题，由专科医院和教学医院提供。同时，英国实行严格的守门人制度和转诊制度，守门人制度的实施使英国90%的健康问题在基层得到解决，转诊制度下患者必须经过全科医生的许可后才可以转诊。分级诊疗制度形成了"社区首诊、双向转诊、分级治疗"的就医格局，有利于为患者提供连续性的医疗服务，同时还在一定程度上控制了医疗费用的过快增长。②

德国公共合同型模式比较完善，有效地解决了国民的就医问题，在全球范围内也享有较高的声誉。一是严格执行区域医院规划，明确区域内各医疗机构的功能定位。德国政府在规划区域内建成了上百个"区域性医院服务体系"，每个体系都有四级医疗机构，且政府统一规定了医疗机构的规模大小、设备配置、服务功能等。③ 二是实现了政府主导与市场调节的高效配合，在保证医疗服务公平和可及的同时，优化了医疗资源配置。德国公共医疗服务直接由联邦政府组织，政府直接规划、建设和投入一般医疗服务体系的布局；强制实施社会保险筹资；承担特殊人员医疗费用；严格监管医疗机构行为和服务质量。此外，政府还积极鼓励多元的市场竞争，德国公共医疗保险机构与私人医疗保险机构之间存在竞争，投保人有权利在医疗保险经办机构之间自由选择。三是实行转诊制，促进医疗服务分级。④ 德国医疗服务体系四个等级机构的功能分为：开业医生负责一般的咨询和门诊检查；医院承担各类住院治疗；康复机构承担医院治疗的后期康复；护理类机构承担老年人或者残障人士的护理。

① 刘春晓：《医疗体制模式的国际比较与借鉴》，《求知》2011 年第 25 期。

② 叶江峰、姜雪、井淇：《整合型医疗服务模式的国际比较及其启示》，《管理评论》2019 年第 31 期。

③ 余红星、冯友梅、付旻等：《医疗机构分工协作的国际经验及启示——基于英国、德国、新加坡和美国的分析》，《中国卫生政策研究》2014 年第 7 期。

④ 万谊娜：《自治与分权下的德国医保统筹管理》，《德国研究》2010 年第 25 期。

（二）我国医联体建设现状概述

我国医疗联合体的产生建立可追溯到 20 世纪 80 年代，多是鉴于医疗资源匮乏实施的大医院支援基层医院的建设工作，随后医疗联合体在我国缓慢发展。医疗联合体再次得到重视并快速发展是在新医改之后，为缓解医疗资源碎片化、资源利用效率不高等问题，医疗联合体作为具有特定功能目标的新组织再次引起人们的关注并在全国多数地区纷纷建立。[①]

1980—1989 年，即医疗联合体"萌芽期"：河北省、黑龙江省的哈尔滨市和佳木斯市等地区响应政府号召建立医疗联合体。医疗联合体建立的直接动力为政府部门推动，原卫生部文件提及促进医疗联合体建立的目的为"积极推广医疗联合体，发展医疗单位的横向联合，发挥基层和厂矿医院的潜力，开辟一条缓和'看病难、住院难'的新途径"。

1990—2000 年，即医疗联合体快速发展阶段，随着党的十五大报告"要以资本为纽带，通过市场形成具有较强竞争力的跨地区、跨行业、跨所有制和跨国经营的大企业集团"的提出，以资本为纽带组建市场化运作的大企业集团已经成为中国经济体制改革的重点领域。与此同时，西方的医院整合正在如火如荼地进行。政策环境的影响和西方医疗机构改革的启示，对我国的医院整合起到了一定的推动作用。以 1996 年南京鼓楼医院集团的成立为标志，我国公立医院再次开始了对医疗资源重组的探索。在市场机制的推动下，国内医疗资源较为丰富的地区如上海、江苏等地，通过托管、合并、共建等方式，建立起不同形式的医院集团，集团多以非资产要素为纽带，在技术、设备、培训等方面展开合作。但医院集团的发展尚处于起步阶段，集团内的产权关系、管理体制、组织架构等关键问题都需要进一步探索。

2000—2013 年，即医联体快速发展期。国务院办公厅《关于城镇医疗卫生体制改革的指导意见》中指出，"鼓励各类医疗机构合作、合并，共建医疗服务集团"。在国家一系列政策文件的支持下，医院集团在北京、上海、江苏等地大量涌现，同时，在宽松的政策环境下，社会资本

---

① 陈志兴、龚宇：《医院重组的基本模式和政策导向》，《中国医院管理》2000 年第 1 期。

大量进入医疗市场，加入了探索医疗资源整合的行列。据统计，在 2000 年到 2010 年，全国各地共成立医疗集团 50 家，仅有 11 家为实体整合或涉及资产整合，其他多为以非资产要素为纽带的整合。另外，大多数医疗集团均是三级医院带动二级医院的"3 + 2"模式或三级医院间强强联合的"3 + 3"模式，而忽略了社区卫生服务机构的作用。在上述 50 家医疗集团中，仅有 12 家医疗集团包含社区卫生服务机构。

2013 年至今，即医联体发展新时期。《国民经济和社会发展的十二五规划纲要》中指出："要完善以社区卫生服务为基础的新型城市医疗卫生服务体系"以及"加快推行分级诊疗、双向转诊制度，形成各类城市医院和基层医疗机构分工协作格局"。在 2013 年的全国卫生工作会议上，时任卫生部部长陈竺在报告中指出："加强医疗需求管理和政策引导，逐步实现防治结合、急慢分治、上下联动、基层首诊、双向转诊，增强医疗服务连续性和协调性，提高诊疗效果。""要积极探索和大力推广上下联动的医疗联合体体制机制。"并在随后的两会期间接受记者采访时正式提出了"医联体"的概念。2017 年国务院办公厅正式出台《关于推进医疗联合体建设和发展的指导意见》，明确新时期建设医联体的四种形式，并号召所有三级医院参与医联体建设。

截至 2018 年底，我国所有三级公立医院参与医联体建设，实现"全覆盖"，1728 家社会办医疗机构加入医联体，同比增加 69%。全国县域内就诊率达到 85% 左右，较 2016 年末提升 2.5 个百分点；分级诊疗试点扩大到 321 个地级以上城市，占全国地级以上城市的 94.7%。

（三）医联体运行机制主要内容

1. 管理机制和运行模式

我国医联体主要包括以城市三级医院牵头、整合二级医院和基层卫生服务机构的城市医疗集团模式，以县级医院牵头的县域医疗共同体模式，以业务能力出众的医院或专科牵头的跨区域医疗联盟模式及面向边远贫困地区的远程医疗协作模式等。按照合作的紧密程度，又可分为以下几种：一是以资产为纽带的紧密型医联体，如镇江康复医疗集团、深圳罗湖医疗集团；二是以核心医院托管成员单位的半紧密型医联体，如武汉市第五人民医院医联体、汕大一附院医联体；三是以技术为纽带的松散型医联体，如上海"瑞金—卢湾"医联体、中大眼科联盟①。

表 15 – 1　　　　　　　　　　各医联体类型的比较

类型	法人	合作纽带	资产权属	人事	稳定性
紧密型	独立法人	资产	统一	统一管理	稳定
半紧密型	非独立法人	技术、管理	独立	独立	较为稳定
松散型	非独立法人	技术	独立	独立	不稳定

各地医联体组建方式和管理体制不同，根据是否有资产整合和法人治理结构，其对内部成员机构管理力度不同。涉及资产整合的医联体管理力度更大，医联体内社区医疗卫生机构的人、财、物管理权已上移，通过定期会议制度协调开展，其协调范围最广，管理力度最大；以核心医院托管成员医院的医联体协调范围和管理力度次之。在仅以技术和管理为纽带整合的医联体中，采取理事会形式的医联体，其成员机构的负责人均为理事会成员，理事会拥有统一决策管理权，负责医联体的总体发展规划、资源统筹调配、人事任免和医保额度分配等重大事项的决策，有利于内部统一管理以及措施的落实，其协调范围和管理力度大于既无资产整合又无理事会的医联体。部分医联体设立了单独的管理部门，某些上级医院还向合作医院派出责任主任或院长。②

2. 双向转诊机制

为高效配置成员机构的资源，引导居民基层首诊和双向转诊，各地医联体逐步建立双向转诊通道，可预约转诊、检验/检查等，并设立专人负责和协调，及时上转急危重症患者，下转慢病管理和康复期患者。2018 年全国上转患者 1235 万例次，同比减少 15%，下转患者 883 万例次，同比增加 83%，首次出现上转患者减少、下转患者增加的趋势。

医联体成立后，通过内部资源重组，各成员机构逐渐形成自身服务

---

① 张翔、齐静、高梦阳：《医疗联合体国内外研究现状及发展动态》，《中国医院管理》2017 年第 37 期。

② 梁思园、何莉、宋宿杭：《我国医疗联合体发展和实践典型分析》，《中国卫生政策研究》2016 年第 9 期。

模式特色，主要是在慢病和康复方面，如佛山的同济康复医院，上海的全科服务团队和特色慢病防控模式，镇江的"3+x"家庭责任医生团队。镇江市还通过社区家庭健康责任团队开展与上级医院同质化服务。

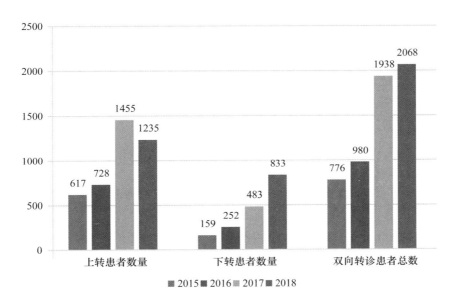

图 15－1　2015—2018 年双向转诊人次

资料来源：中国卫生管理学术大会、国家卫生健康委医政医管局医疗资源处胡瑞荣《县医院在分级诊疗中的作用》。

3. 筹资和支付机制

政府对医联体的财政投入主要体现在财政预算拨款和医保经费两个方面。在财政预算方面，除部分地区如上海是两级财政对医联体统一投入外，其他大部分地区仍为分别投入。在医保支付方式方面，各地不同程度地开展了针对医联体的改革，如引入总额预算、按病种付费、按人头付费和按服务单元付费等，以此为契机推动成员机构的利益调整，如深圳以罗湖区为试点探索建立医保总额管理制度，就是以辖区内的签约居民为对象，将上一年度基本医保大病统筹基金和地方补充医疗保险基金支付总额加上本年度全市医保支出平均增长比率值，打包给罗湖医院集团，年终清算时如有结余，医疗集团可以用于进一步做好居民的疾病预防、开展业务工作及激励医务人员。这就迫使医疗机构积极主动去做疾病预防，同时建立起正向激励：居民越健康，医生薪酬越高，医院、医生、患者和政府的利益是一致的；在医保报销方面，不同级别医疗机构报销比例有所不同，部分医联体内转诊住院患者可连续计算起付线。医保作为第三方付费机构发挥其作用，引导患者分级就诊，促进分级诊疗工作合理有序进行，从而使医联体内医疗机构行为模式改变。此外，深圳市鼓励居民与医联体签约，定点就医。武汉市在支付方式改革的同时推进临床路径工作。全国95%以上的地市和县（市、区）开展家庭医生签约服务工作，完成了人群覆盖率30%、重点人群覆盖率60%的目标。

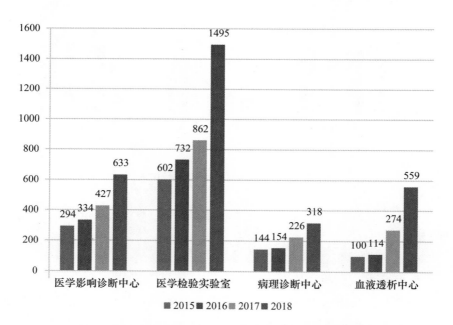

图15-2 2015—2018年区域资源共享中心建设情况

资料来源：中国卫生管理学术大会、国家卫生健康委医政医管局医疗资源处胡瑞荣《县医院在分级诊疗中的作用》。

4. 资源共享机制

为实现内部信息实时采集与共享，各地医联体共享设备资源及建立覆盖所有成员机构的信息系统。在设备资源共享方面，通过成立内部检验/影像中心、化验检查直通车或技术协作等，共享设备，统一检查标准，实现复杂检验/检查统一操作，结果、资料调阅互认。2018年，全国医学影像诊断中心、医学检验实验室、病理诊断中心和血液透析中心等新型办医业务生态快速发展，较2015年底分别增长115.3%、148.3%、120.8%、459.0%，年均增长率分别为28.4%、35.4%、30.2%、77.5%。

在信息化建设方面，各地医联体都不同程度地搭建了信息平台，实现了预约挂号，患者就诊信息、检验/检查数据、社区健康档案信息共享，双向转诊和远程医疗等功能，并积极开发信息系统的其他功能。上海市以健康档案为核心进行卫生信息化建设，且互通医防信息。镇江市建立多种信息平台以支持健康档案和信息共享。

5. 人才培养机制

各地医联体围绕人才招聘、培养、扶持，对人力资源建设展开了积极的探索。在人才培养方面，普遍为上级医院通过接收下级医院的进修及培训人员以及示范教学、会诊等方式，提升基层已有医务人员的管理和临床能力。北京、上海和深圳还对住院医师规范化培训和全科医学人才培养进行了探索：2018年罗湖医疗集团累计面向全国招聘优秀全科医生48名，集团专科医生参加全科医学转岗培训共培训并考核通过21名。引进公卫医生11名，护士46人，其他卫技7人；承接流花医院人员分流45人。完善专科医生工作室，累计57名集团内专家率先到社康设立了专科工作室。合计专家进社区2204人次，服务社区居民人次19203人次。公共卫生机构继续选派36名专家驻点社康，资源下沉，指导全科医生团队开展慢病精细化管理和疾病预防工作。同时，下派人才以坐诊、出诊等方式补充基层医务人员，也对工作内容进行了创新。如镇江市选派专家担任社区首席健康顾问，负责社区的业务指导、质量监督和双向转诊工作；还通过"慢病联合门诊"和下派护士长等方式帮助慢病和康复期患者进行诊疗护理和康复。

各地采取了多种激励措施鼓励人员流动，主要为经济激励措施，如深圳对三级医院副高职称以上专家进驻社区卫生服务中心坐诊安排财政补助。此外，镇江市改革人事分配和绩效工资制度，实行岗位聘用制，完善兼具业务和医德的绩效考核体系。武汉市五院医联体内的社区卫生服务中心主任年收入以五院同类人员为标准"高"发。阳西县率先制定

《阳西县镇卫生院岗位绩效考核分配工作指导方案（试行）》，在镇卫生院取消"收支两条线"，实行一类事业单位财政供给、二类事业单位管理。绩效工资分配实行"两个允许""两自主一倾斜"，奖励性绩效工资向临床一线技术骨干、重点岗位倾斜，基层医疗卫生院服务能力和工作积极性得到较大提升。

6. 绩效评估机制

2018 年 8 月 9 日，按照《国务院关于印发"十三五"深化医药卫生体制改革规划的通知》（国发〔2016〕78 号）和《国务院办公厅关于推进医疗联合体建设和发展的指导意见》（国办发〔2017〕32 号）等文件精神，国家卫生健康委出台《医疗联合体综合绩效考核工作方案（试行）》，对完善医联体运行机制、分工协作、区域资源共享、发挥技术辐射作用情况、可持续发展情况等方面分别设立指标进行考核，通过建立促进优质医疗资源上下贯通的考核和激励机制，引导三级医院履行责任、完善措施，主动帮扶基层，切实发挥引领作用，充分调动各级各类医疗机构参与医联体建设的积极性。各地纷纷响应，结合实际出台医联体绩效考核方案。逐步建立与评价相挂钩的奖惩制度：将医联体评价结果纳入医改评价结果，作为省级卫生健康专项资金安排考虑的因素之一，与资金分配挂钩；省级和地市级卫生健康行政部门积极联合财政、人力资源社会保障部门，评价结果逐步作为人事任免、评优评先的重要依据；同时，评价结果逐步与医院等级评审、临床重点专科建设、医学中心和区域医疗中心设置工作等挂钩。

二　医联体发展过程中存在的问题

（一）体制机制方面的障碍

1. 现行行政体制让医联体难以整合

我国医疗机构实行的是不同等级财权和事权分级管理制度[1]，行政区域分割就直接决定了三级以上医院属于市级及以上部门管辖，二级及以

---

① 刘庆、王清亮、费剑春：《我国医疗联合体主要运行模式及存在的问题》，《中国医院管理》2017 年第 37 期。

下的县（区）级医院和乡镇卫生院属于县（区）级管辖，造成了社区与医院之间存在利益上的竞争。不同的管理体制财政来源也不同，因此纵向上不同级别的医疗机构整合起来并非易事，这也是现行医联体"整而不合"的主要原因。[①]

人员流动存在壁垒。目前，医联体存在人才"上得来，下不去"的尴尬局面。公立医院属公益二类单位，为财政差额拨款单位；基层卫生机构属公益一类单位，为财政全额拨款、予以经费保障的单位，在编在岗人员工资由财政统发，人事、绩效考核、薪酬发放等管理权限均在当地卫生行政等政府部门。因此，县（区）级医院的下沉人员无法在基层医疗卫生机构获得公益一类事业单位人员的相应财政工资补助，"县招镇用"的人才要由基层医疗卫生机构发放工资就必须入编，否则只能陷入临聘人员的境遇，在身份上缺乏保障；而基层医疗机构的人员调动到县（区）级医院却不受限制。

与财政经费相关的资产管理制度影响资源的合理使用。财政对各级医疗机构的补助是通过"核定收支、定项补助"的预算管理，要求专项经费必须专款专用，按照资金预算用于既定项目，不得相互挪用和调配，并做好国有资产管理，严防国有资产流失。在医联体推进过程中，县（区）政府需要在财政体制上落实政府购买服务的公共财政改革原则，将政府购买款项全额拨付给医共体，需要在医共体内统一调配使用。医联体内各级医疗机构的专项经费能否在医联体内调剂使用；牵头医院将闲置设备、设施流转到下级医疗卫生机构，下级医院设备共用等做法是否违反国有资产管理规定尚无定论。此外，公立医院与社会办医机构组建医疗联合体，涉及公立医院因品牌、技术、人才和管理输出带来的无形资产评估，无形资产的科学管理、有效保护和利用等问题都亟须解决。

2. 政府改革"放权不放手、放手不放心"

医联体各成员之间，虽然制定了章程，但大多是框架性的，缺乏实质的"责权利"明晰界定。目前，一些医联体下属医院仍然受到牵头医院和当地有关部门的双重管理。医联体政策提倡的"统一管理模式"和"医疗同质化管理"，必然要求牵头医院应对下属医院具有决定性的人事

---

①　李梦斐：《我国"医联体"发展现状与对策研究》，博士学位论文，山东大学，2017 年。

权和考核权。但由于区县医院院长的另一个身份是区管干部，医院其他人员的职务编制也归属当地管理，牵头医院并没有完全的人事权限，现实中一些管理制度和医联体决策无法执行到位。由于缺乏相应的监管抓手，相关政府部门担心将相关管理权限授权给医联体自我管理存在风险，成员单位的人、财、物等实质管理权限均在当地或上级政府部门，医联体内部无法自主地开展相关实质性管理工作，只能迫于完成行政指标任务而开展形式上的技术帮扶。政府的这种不放心使医联体建设缺乏自主权。

3. 医联体治理结构不健全

对于未实现资产整合的"医联体"，在产权障碍的影响下，较难建立起真正意义上的治理结构和完善的管理机制，成员多以协议、契约等约束彼此之间的权利与义务。较为松散的协作方式决定了合作的内容也局限于技术、管理等层面，难以实现人、财、物的真正融合与统一调配，也经常因为成员间利益不一致和出现合作动力问题，难以为继。

而对于实现资产整合的"医联体"，一方面，其建立的理事会模式的法人治理结构效仿西方国家，在中国尚处于摸索阶段，要熟练掌握该模式，理顺集团内各方的权、责、利关系，施行统一管理需要长时间的努力。而另一方面，核心医院在对下属机构进行人、财、物的统一管理时，又暴露出了对于资金、物资、编制分配的不合理，以及由于过于紧密的管理而导致成员机构缺乏管理自主权和管理积极性的情况。[1]

4. 缺乏长效发展机制，优秀医疗资源下沉缺乏动力机制

大医院承担着引领推动作用，作为差额拨款单位，如果单方面付出没有回报，必然动力不足，让联合流于形式。政府鼓励大力发展医联体后，大医院积极响应。但相对于政策正激励而言，牵头医院在经济上却背上越来越重的包袱。一方面，由于基础平台需要投入以弥补设施设备的短板，医联体网点和规模越大，基础投入就越大。另一方面，牵头医院在推进医联体建设过程中，通过技术帮扶等形式提升基层医疗服务能力，必然导致其自身业务量受损，如果没有相应的补偿机制，就会陷入

---

① 孔令大：《区域性公立医疗联合体的构建及其法人治理结构模式研究》，博士学位论文，沈阳药科大学，2014年。

"教会徒弟饿死师傅"的尴尬境地。[①]

基层医疗机构缺乏参加医联体建设的积极性。2009 年新一轮医疗卫生体制改革，扭转了我国从前对卫生事业发展规律的认识，即不可简单套用市场经济的基本规则来推动公立医疗机构的发展。为淡化医疗机构的逐利行为，使其回归公益性，新一轮基层医改的重要任务之一是实行"收支两条线"改革。[②] 为稳定基层医疗机构的运行机制，加大对基层运行、发展的投入财政保障，回归基层提供基本医疗服务的功能定位，注重为居民提供公共卫生服务，政府部门重视疾病预防的观念逐渐深化。然而随着"收支两条线"的推行，政府核定医疗机构的收入与支出，导致基层机构服务积极性下降、能力不足而严重萎缩。[③]

（二）政策型障碍

1. 医保的支持与支撑不足

医保报销引导不力，医联体内患者就诊无序。医保作为第三方付费机构，应发挥其作用，引导患者分级就诊，促进分级诊疗工作合理有序进行，从而使医联体内医疗机构行为模式改变。调研发现患者在各级医疗机构诊疗的自付比例稍有差距，但不明显。现行的医疗体系下这种医保支付方式并没有在患者转诊过程中建立"绿色通道"，部分医联体内部转诊还要重新计算起付线，无论是从患者角度，还是医院角度，都不利于在医联体内部建立合理的利益分配机制，无法起到合理分流患者的作用，明显阻碍了分级诊疗、双向转诊的实现。

医疗保险支付方式不利于医联体内资源优化配置。除个别紧密型医疗集团外，我国现行医疗保险支付方式依然是对单个医疗机构进行的支付，不利于医联体内资源的有效配置。单个医院在总额付费机制下，医联体内机构之间有独立的绩效考评和医保核算关系，因此，很难做到依

---

① 王海旭、贾慧萍、陈在余：《我国医疗联合体发展的问题及对策分析——基于分工协作的角度》，《卫生经济研究》2017 年第 12 期。

② 李念念、赵允伍、尹红艳：《医联体发展困境与策略浅析》，《中国卫生事业管理》2017 年第 34 期。

③ 赵慧童：《天长市县域医共体新农合按人头总额预付制对分级诊疗影响研究》，硕士学位论文，北京协和医学院，2018 年。

据病情和临床路径做到顺畅的双向转诊，是否转诊往往考虑医保总额使用情况。现有的医保政策下大医院由于"下转"病人，减少了医疗收入，随着分级诊疗政策的不断深入，大医院很可能出现政策性亏损。

2. 双向转诊缺乏制度保障

现阶段尚未出台合理、方便、畅通的双向转诊具体实施细则，在实施双向转诊制度过程中所面临的很现实的问题就是什么样的病人需要转入，什么样的病人应该转出，如何实现便利、畅通的转诊，这些问题都需要出台相关的制度来解决，以形成对社区卫生服务机构和大中型医院的转诊和接诊的有效约束。①

（三）管理型障碍

1. 信息孤岛严重，缺乏互联互通

缺乏统筹规划和顶层设计。区域内各医疗机构的信息化功能虽然能满足基本需求，但各业务系统建设条块分割，系统之间信息互通不畅，导致资源不能与医联体各级诊疗机构共享，"信息烟囱"和"信息孤岛"现象严重。医疗信息数据未整合，无法实现区域卫生资源、信息资源和服务资源共享，更无法为群众提供便捷、优质的医疗卫生和医疗保障服务。

支撑医联体信息化的硬件建设技术落后。内部信息化建设接口繁杂，未来与医联体云平台对接困难，无法实现区域医疗信息共享及双向转诊，增加患者"看病贵"的难题。支撑医联体信息化的硬件建设技术落后，未按照云计算模式和分级部署为一体的架构进行设计，导致资源浪费。

区域卫生信息化建设投入不足。为加深医联体的整合深度，有必要实现医联体内信息系统互通，而这是一笔不小的支出。而这笔投入对医联体牵头医院而言，财力有限，不足以承担如此厚重的财政支出，医联体进行医院信息化建设可谓"心有余而力不足"，相反信息化建设作为推

---

① 张慧林、成昌慧、马效恩：《分级诊疗制度的现状分析及对策思考》，《中国医院管理》2015 年第 35 期。

行医联体的基础建设，医院更希望政府加大对医院信息化建设的投入。①

2. 对健康管理缺乏重视

目前多数联合体主要侧重于对下级医疗机构技术、管理等的帮扶，以下级医疗机构业务量及收入的提高为衡量"联合体"建设成绩的重要指标，却忽略了基层医疗机构健康管理的职能，偏离了"医联体"应是区域健康责任体这一重要性质。各相关部门的管理人员和医务人员对医联体建设的初衷、内涵还有框架理解不到位，理念与服务脱节的问题也尚未解决，尚未形成"以治病为中心"转变为"以健康为中心"的意识，以至于病人依旧"跟着医生跑，围着医院跑"。

3. 公众就医理念有待加以引导

大医院门庭若市，小医院门可罗雀，患者无论大病、小病都热衷于前往大型医疗机构就诊，一方面与基层医疗机构服务能力不足，患者无法信任基层医疗机构有关；另一方面则与患者长久以来形成的就医观念如"一步到位""看名医""就高不就低"等短期以内难以改变有关，这些潜在因素都对医联体内上下联动产生了巨大的阻力。

三　建议

（一）破除医联体内体制机制壁垒

第一，在财政补偿投入上，医联体内不同级别的财政补偿投入渠道统一归并为对医联体投入，财政预算按原项目、原口径制定，实行分类预算、专款专用，全面落实基本公共卫生服务专项经费单独列支政策，所有财政预算投入由医联体统一管理和分配；进一步深化"专项补助和付费购买相结合、资金补偿与服务绩效相挂钩"的补偿机制改革，建立健全政府对医联体的服务购买机制。②

第二，在人事编制管理上，将原有和新增编制统一归口为医联体

---

① 张贝贝、陶红兵、路伟：《医疗联合体信息平台构建现状及关键问题分析》，《中国医院管理》2018 年第 38 期。

② 李念念、赵允伍、尹红艳：《医联体发展困境与策略浅析》，《中国卫生事业管理》2017 年第 34 期。

管理和使用，新增编制由医联体根据业务发展需要提出申请，实行"定编定岗不定人"的备案制管理方式，辞退或离职人员在市域内公立医疗机构流动的承认其编制身份；医联体拥有完全用人自主权，并借助国家推进医务人员薪酬分配制度改革的契机，推动建设符合基层医疗卫生机构定位和特点的收入分配制度，扩大医联体的收入分配自主权，实行全员合同聘任制，统一招聘和引进人才，促进人才在医联体内流动。

第三，在组织管理体制方面，借助紧密型医联体建设探索实现"管办分开"，卫生行政部门专司行业监管职责；探索多种形式的医联体法人治理结构，以罗湖区为例，建立医联体管理委员会，代表政府履行出资人职责，行使重大决策权，以卫健、发改、人社、编办等相关部门代表为成员，解决医联体发展过程中多头管理的问题。强化放管服意识，将部分管理权限下放到医联体，包括内部管理、人事分配等，确立其独立法人地位，让其自主经营、民主管理。

第四，建立利益共享机制。加强医联体内部的管理能力，明确各成员的分工，明确和落实牵头医院对基层医疗机构的管理责任，基层医疗机构将实质管理权委托给牵头医院，并通过业务分成、结余留用分配等多种方式建立利益共享机制，调动医联体内所有机构的积极性。[1]

（二）明确政府办医主体责任

完善顶层设计，明确政府角色。目前医联体建设不仅需要自身不断完善，更需要各级政府强大支持和统筹规划。各级政府部门应随着医联体的组建而整合对应的卫生行政部门职能，统一方针政策。在医联体创建阶段，应根据各类医联体创建的必要条件提供各种支持。例如公布全国区域卫生规划，提供医疗卫生资源分布等相关信息，为松散型医联体牵线搭桥；促进半紧密型医联体加快公立医院去行政化和法人治理结构建设，提高各级医疗机构自我管理的水平。

---

① 刘大山：《利益共享医联体"连体"又"连心"》，《南京日报》2018 年 9 月 13 日第 7 版。

（三）落实医疗机构功能定位①

在了解各级医疗机构分工协作的动力来源后，要采用多举措促进其功能归位。要促成医疗机构开展分工协作，首先就是制止大医院无限扩张，只有这样，才能够打破大医院不合理的利益链条，使其有压力与基层医疗机构开展分工协作。如果不约束大医院的过度扩张，即使大力扶持基层医疗机构，也可能收效甚微，因为大医院具有虹吸作用和辐射效应。其次，要明确不同层级医疗机构在医联体中分工（见图 15 - 3），才能充分发挥医联体优势互补、协同发展的重要作用，提高医疗服务的可及性、公平性和效率，具体措施可以参考卫生部门发布的手术分级管理办法、医疗技术分类管理办法，对于第三类医疗技术，禁止县级及以下医疗机构开展，对于一级手术，禁止部省属医院开展，对于技术要求低的诊疗项目，应交由社区卫生服务中心或乡镇卫生院去做。

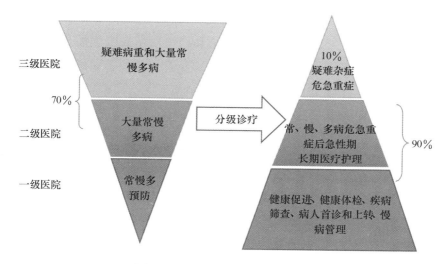

图 15 - 3　各级医疗机构功能归位

---

① 王海旭、贾慧萍、陈在余：《我国医疗联合体发展的问题及对策分析——基于分工协作的角度》，《卫生经济研究》2017 年第 12 期。

（四）多部门联动发力，破除医联体政策障碍

发挥医保在医联体发展过程中的杠杆作用。第一，充分发挥医保报销政策对居民就医行为的引导作用。对于现阶段不同级别医疗机构门诊（住院）医保报销比例差别不大的现状，应该拉开差距，形成剪刀差；医保可以根据医疗机构的功能定位，以及医疗机构能够提供的诊疗服务项目，采用不重复的原则，确定上级医疗机构不能报销的病种；对于医联体内患者双向转诊行为，应该采用连续计算起付线方式，减轻患者经济负担；此外，借鉴东莞经验，可进一步在全国增加强制基层首诊试点城市。第二，加快推进医保按集团支付，借鉴罗湖经验，实行"总额管理，结余留用，合理超支负担"，倒逼医联体内各医疗机构成为"利益共同体，健康共同体，管理共同体"①。

制定可操作的分级诊疗流程。当地卫生主管部门应根据国家分级诊疗指导意见，研究制定本区域内分级诊疗实施方案，明确双向转诊范围，确定不同疾病的转诊指证、转诊标准，明确病人转诊时相关医疗机构的责任界定，以及建立相应的激励保障政策。当居民有医疗需求时，要首先在社区卫生服务机构或乡镇卫生院就诊，由全科医生进行合理诊治或普通住院治疗，实现"基层首诊"；病情紧急时，可直接转至上级医院。若患者的疾病超出基层医疗机构的诊疗能力时，首诊医生根据转诊标准，通过信息平台及时转诊到上级医院，上级医院开通转诊绿色通道，患者优先获得专家门诊、检查和住院服务，实现"大病到医院"；患者需要康复治疗时，再按照转诊标准，经转诊平台转到社区进行康复，全科医生根据转诊平台的信息要求进行康复治疗，实现"康复回社区"。

（五）以综合改革为动力推动提升基层服务能力

加强基层的人才队伍建设。一是加强基层卫生人才尤其是全科医学人才的引进、培养和使用。加快建立院校教育、毕业后教育、继续教育三阶段有机衔接、标准化和规范化的基层卫生人才培养体系，并重点发

---

① 潘芮：《医疗保险和分级诊疗体系的联动改革探析》，硕士学位论文，南京师范大学，2018 年。

展全科医学教育；短期可通过加大人才引进力度、探索"县招乡用、乡招村用"等人才柔性流动机制、提高基层卫生人员待遇和保障水平等措施，吸引和留住优秀人才；长期可通过全科专业住院医师规范化培训、全科医生转岗培训、农村订单定向医学生免费培养等途径加大本土全科医生培养力度，建立稳定的人才储备机制。二是利用优质资源下沉扩充基层人才队伍，让专家"下沉"，要求牵头医院安排技术过硬的高年资主治及以上职称的医生长期驻扎到社区卫生服务中心，负责对社区医生的辅导和双向转诊。同时，利用好当下互联网的先进手段，实现区域内信息、人才的共享，加入优势专科联盟，远程会诊也是解决问题的一条出路。[①]

医疗质量同质化。坚持以临床诊疗技术为基础，提升医联体整体诊疗服务能力。针对基层医疗卫生服务机构，以专科常见病、多发病临床路径为抓手，优化诊疗流程，规范诊疗行为，确保医疗质量，确保其对常见病、多发病的诊疗康复能力及疑难病例的筛查诊断能力。在横向跨区域医联体内部，努力开展医疗质量同质化工作，使同级医院之间在优势专科医院的带领下，在专科临床诊疗、护理技能水平等方面不存在明显差异，使异地间诊疗水平区域一致，免去患者舟车劳顿之苦。专科联盟中，在国家临床医学诊疗中心的引领下，广泛建立远程医疗中心，使更广泛的医疗机构受益。

（六）提升区域卫生信息化建设水平

从省级层面统筹规划医疗信息系统建设。一是推进远程医疗、家庭医生签约系统，通过签约居民健康管理在线服务，推动医疗机构共享诊疗记录和健康档案信息。二是加快推广区域影像和检验中心系统，实现影像协同诊断，对接第三方检验机构，推进诊疗资源双向交互，提高医疗服务、可及性。三是加强区域卫生信息平台建设，争取接入全国医疗机构。四是总结推广东省第二人民医院网络医院等远程协作网建设经验，建立新型互联网诊疗、教学、培训一体模式，提高优质医疗资源可及性

[①] 《紧密型医疗联合体人力资源配置与共享关键问题分析》，《中国医院管理》2018 年第38 期。

和医疗服务整体效率，切实解决基层优质医疗资源稀缺问题。

增加资金投入加快平台建设。医联体要打造统一的医疗信息化平台，实现全面发展，需要一定的资金支持。当前，基层医疗机构的基础设施建设程度不一，要想实现区域内医联体单位不同的信息化系统衔接，需要大量资金投入。而当前不论是上级医院，还是基层医院，基本是处于自收自支状态，受到国家的补偿较少。同时，上级医院在进行专家坐诊、会诊、进修培训等措施中，投入了大量的人力、物力、财力，成本大大增加，很难再抽出富余的资金支持信息化平台建设。这就需要政府增加资金投入，帮助基层医疗机构改善医疗环境，加大医疗设施建设力度，提升硬件设备和软件设施水平，为基层医院的医疗信息化平台建设发展提供资金支持，保证医联体内信息化平台正常运转。

（七）加大健康宣传力度，培育理性健康观念和就医观念

一是大力宣传分级诊疗和医联体建设的内涵和意义，提高医政管理人员、医务人员和群众对医联体的认识，重视医联体建设，推动医联体建设，按照分级诊疗就医。二是开展理性健康理念和就医观念的教育活动，做实基本公共卫生和家庭医生签约服务，引导群众重视预防，合理就医，避免基层医疗资源浪费。

第十六章

我国基层医疗卫生机构分级诊疗
体系建设现状与展望

　　基层医疗卫生机构分级诊疗体系建设是我国"新医改"的重要内容。2017 年，习近平总书记在全国卫生与健康大会上明确提出，分级诊疗制度是五项基本医疗卫生制度之首，对建立新的居民就医格局和解决"看病难、看病贵"问题具有重要的意义。

　　本章对我国基层医疗卫生机构分级诊疗体系建设的现状从分级诊疗发展情况、基层医疗卫生机构发展状况及我国分级诊疗试点模式和内容三个方面进行了描述，并分析了我国基层医疗机构分级诊疗体系存在的问题，结合现行政策的实施效果，对基层医疗机构分级诊疗的未来发展进行了展望。

一　我国基层医疗卫生机构
分级诊疗体系建设现状

（一）分级诊疗发展情况

　　党的十七大将"人人享有基本医疗卫生服务"作为新时期卫生工作改革与发展的目标，围绕"保基本、强基层、建机制"原则，着力解决人民群众"看病难、看病贵"问题。截至"十二五"末，居民健康水平大幅度提升，基本医疗保障覆盖面和水平显著改善，疾病负担得以减轻，基本医疗公共卫生服务、基层医疗卫生机构建设发展等各领域均取得了显著成效。然而，现有医疗服务体系布局不完善、优质医疗资源不足和配置不合理，基本医疗卫生服务体系面临提能增效的重任，以三级医院为主提供常见病、多发病的诊疗服务不仅使用了大量优质医疗资源，还引起居民就医不便，造成医疗费用负担加重。在上述背景下，党的十八大进一步提出合理配置医疗资源，构建分级诊疗服务体系的要求。

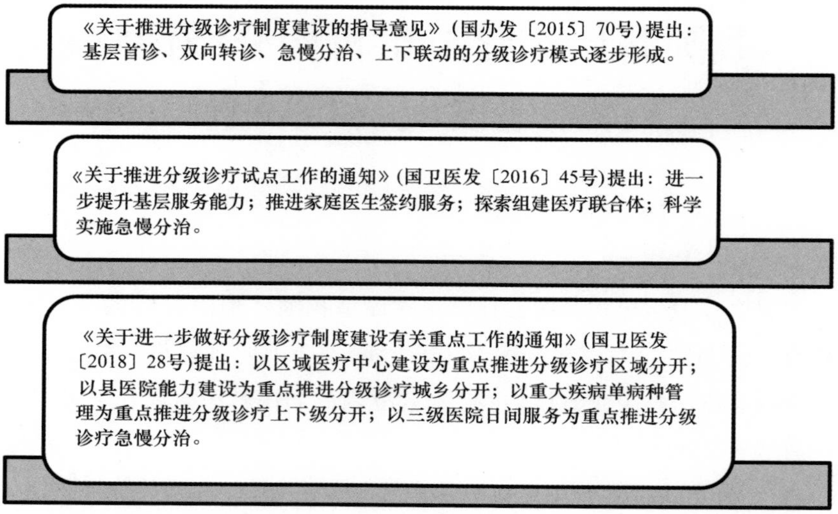

《关于推进分级诊疗制度建设的指导意见》(国办发〔2015〕70号)提出：基层首诊、双向转诊、急慢分治、上下联动的分级诊疗模式逐步形成。

《关于推进分级诊疗试点工作的通知》(国卫医发〔2016〕45号)提出：进一步提升基层服务能力；推进家庭医生签约服务；探索组建医疗联合体；科学实施急慢分治。

《关于进一步做好分级诊疗制度建设有关重点工作的通知》(国卫医发〔2018〕28号)提出：以区域医疗中心建设为重点推进分级诊疗区域分开；以县医院能力建设为重点推进分级诊疗城乡分开；以重大疾病单病种管理为重点推进分级诊疗上下级分开；以三级医院日间服务为重点推进分级诊疗急慢分治。

图 16 - 1　推行分级诊疗制度的关键政策①

分级诊疗指按照疾病的轻、重、缓、急及治疗的难易程度进行分级，不同级别的医疗机构承担不同疾病的治疗，各有所长，逐步实现从全科到专业化的医疗过程。在分级诊疗制度的实施过程中，为了保证医疗卫生服务的公平性、可及性，提高医疗卫生服务体系的效率，要求各级医疗机构要有明确的分工，即健康管理和慢病管理工作主要由基层医疗机构负责，三级乙等及二级甲等医疗机构负责收治常见病患者，三级甲等医疗机构收治危重复杂专科患者。根据以上分工做到"小病进社区，大病进医院，康复回社区"的流动格局，避免不同层级医疗机构在同一服务项目上的重复竞争。②

在分级诊疗的模式下，基层医疗机构主要负责为常见病和多发病患

---

① https：//www.iyiou.com/p/114266.html.

② http：//theory.people.com.cn/n/2015/0528/c40531 - 27067841.html.

者提供基础性医疗服务，为病情稳定的患者提供康复、护理服务；二级医疗机构主要接收由三级医疗机构转诊过来的急性病恢复期患者、术后恢复期患者和危重症稳定期患者；三级医疗机构主要负责急危重症和疑难杂症的诊治工作。各级医疗机构分工协作，能够提高医疗卫生服务效率，促进医疗资源的合理利用，见图 16 – 2。

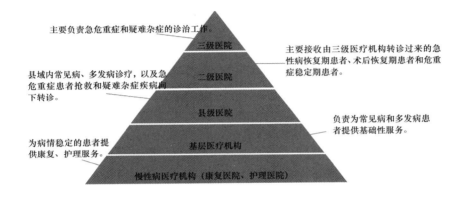

图 16 – 2　分级诊疗中的医疗机构功能定位①

建立分级诊疗制度，是合理配置医疗资源、促进基本医疗卫生服务均等化的重要举措，是深化医药卫生体制改革、建立中国特色基本医疗卫生制度的重要内容，对于促进医药卫生事业长远健康发展、提高人民健康水平、保障和改善民生具有重要意义。②

（二）基层医疗卫生机构发展情况

1. 医疗卫生机构

根据《中国卫生健康统计年鉴》，截至 2018 年末，全国医疗卫生机构总数达 997434 个，其中基层医疗卫生机构 943639 个。社区卫生服务中心（站）34997 个，乡镇卫生院 36461 个，诊所和医务室 228019 个，村卫生室622001 个。2014—2018 年我国基层医疗卫生机构规模不断扩大，其中社区

① https：// www. iyiou. com/p/114266. html.

② http：// www. gov. cn/zhengce/content/2015 – 09/11/content_ 10158. htm.

卫生服务中心（站）和乡镇卫生院数量变化较小，门诊部（所）数量相对来说涨幅较大，乡镇卫生院和村卫生室出现负增长（见表 16-1）。

表 16-1　　　　2014—2018 年我国基层医疗卫生机构的数量情况　　（单位：个）

年份	基层医疗卫生机构	社区卫生服务中心（站）	乡镇卫生院	村卫生室	门诊部（所）
2014	917335	34238（3.73%）	36902（4.02%）	645470（70.36%）	200130（21.82%）
2015	920770	34321（3.72%）	36817（4.00%）	640536（69.57%）	208572（22.65%）
2016	926518	34327（3.70%）	36795（3.97%）	638763（68.94%）	216187（23.33%）
2017	933024	34652（3.71%）	36551（3.91%）	632057（67.74%）	229221（24.57%）
2018	943639	34997（3.71%）	36461（3.86%）	622001（65.92%）	249654（26.46%）

资料来源：《中国卫生健康统计年鉴》。

2. 卫生人员

（1）卫生人员数

根据《中国卫生健康统计年鉴》，截至 2018 年末，全国卫生人员总数达 1230.0 万人，基层医疗卫生机构的卫生人员达 396.5 万人（占 32.2%）。2014—2018 年基层医疗卫生人员数总体呈显著增长趋势，其中社区卫生服务中心（站）缓慢逐年增长，乡镇卫生院 2017 年和 2018 年卫生人员增长速度出现些许下降趋势，村卫生室 2014—2018 年数量逐年减少，门诊部（所）卫生人员数涨幅相对较大，数量明显逐年增加（见表 16-2）。

表 16-2　　　　2014—2018 基层医疗卫生机构人员数　　（单位：万人）

年份	基层医疗卫生机构	社区卫生服务中心（站）	乡镇卫生院	村卫生室	门诊部（所）
2014	353.7	48.9（13.83%）	124.7（35.26%）	121.7（34.41%）	14.1（3.99%）
2015	360.3	50.5（14.02%）	127.8（35.47%）	119.7（33.22%）	15.9（4.41%）
2016	368.3	52.2（14.17%）	132.1（35.87%）	116.9（31.74%）	18.2（4.94%）
2017	382.6	55.5（14.51%）	136.0（35.55%）	114.7（29.98%）	22.8（5.96%）
2018	396.5	58.3（14.70%）	139.1（35.01%）	110.1（27.77%）	29.1（7.34%）

资料来源：《中国卫生健康统计年鉴》。

（2）全科医生数

根据《中国卫生健康统计年鉴》，截至 2018 年末，我国全科医生总数量达到 308740 个，与上年相比，增长了 22.56%。2014—2018 年，我国全科医生总数量持续增长，且涨幅较大，医院、社区卫生服务中心（站）和乡镇卫生院全科医生数量缓慢增长，而占我国全科医生总数的比重逐年下降。2017 年医院全科医生数大幅增长，增长率达 2.55%（见表 16-3、图 16-3）。

表 16-3　　　　2014—2018 年我国医疗卫生机构全科医生数（个）

年份	总计	医院	社区卫生 服务中心（站）	乡镇卫生院
2014	172597	30428（17.63%）	68914（39.93%）	70296（40.73%）
2015	188649	31382（16.64%）	73288（38.85%）	80975（42.92%）
2016	209083	34654（16.57%）	78337（37.47%）	92791（44.38%）
2017	251717	49400（19.63%）	83933（33.34%）	110900（44.06%）
2018	308740	51071（16.54%）	95603（30.97%）	134538（43.58%）

資料来源：《中国卫生健康统计年鉴》。

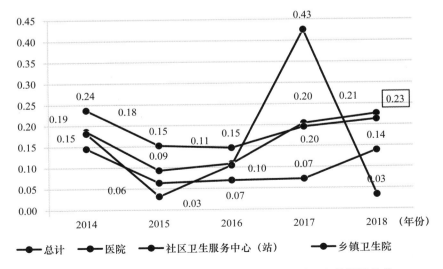

图 16-3　2014—2018 年我国医疗卫生机构全科医生数增长趋势

3. 卫生设施

（1）床位数

根据《中国卫生健康统计年鉴》，截至 2018 年末，全国医疗卫生机构床位 840.4 万张，其中基层医疗卫生机构达 158.4 万张（占18.8%）。基层医疗卫生机构中，社区卫生服务中心（站）床位23.13 万张，乡镇卫生院 133.39 万张。随着对基层医疗卫生机构投入的扩大，2014—2018 年，基层医疗卫生机构的床位数稳步增长，社区卫生服务中心（站）和乡镇卫生院占基层医疗卫生机构床位数的比重均不同程度地增长（见表 16 – 4）。

表 16 – 4　　　　2014—2018 年我国基层医疗卫生机构的床位数（张）

年份	基层医疗卫生机构	社区卫生服务中心（站）	乡镇卫生院
2014	1381197	195913（14.18%）	1167245（84.51%）
2015	1413845	200979（14.22%）	1196122（84.60%）
2016	1441940	202689（14.06%）	1223891（84.88%）
2017	1528528	218358（14.29%）	1292076（84.53%）
2018	1583587	231274（14.60%）	1333909（84.30%）

资料来源：《中国卫生健康统计年鉴》。

（2）万元以上设备台数

根据《中国卫生健康统计年鉴》，2018 年我国政府对基层医疗卫生机构万元以上设备数投入量达到 792199 台，其中社区卫生服务中心 262693台（占比 33.16%），乡镇卫生院 523929 台（占比 66.14%）。2014—2018 年，社区卫生服务中心（站）和乡镇卫生院万元以上设备数增长较为显著，社区卫生服务中心（站）占基层医疗卫生机构万元以上设备数的比重逐年上升，乡镇卫生院所占比重呈逐年下降趋势（见表 16 – 5、图16 – 4）。

表 16 - 5　　2014—2018 年我国基层医疗卫生机构万元以上设备数　（单位：台）

年份	基层医疗卫生机构	社区卫生服务中心（站）	乡镇卫生院
2014	532575	166756（31.31%）	363219（68.20%）
2015	579740	182568（31.49%）	394490（68.05%）
2016	640344	206467（32.24%）	430690（67.24%）
2017	719543	236558（32.88%）	478379（66.48%）
2018	792199	262693（33.16%）	523929（66.14%）

资料来源：《中国卫生健康统计年鉴》。

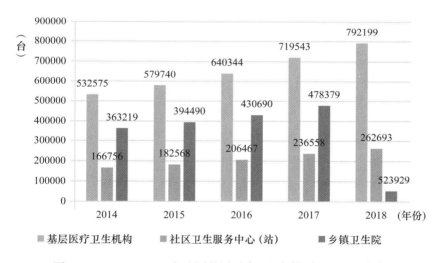

图 16 - 4　2014—2018 年我国基层医疗卫生机构万元以上设备数

（3）房屋建筑面积

根据《中国卫生健康统计年鉴》，截至 2018 年，我国基层医疗机构房屋建筑面积达 21921.3 万平方米，其中社区卫生服务中心（站）面积占比为 11.96%，乡镇卫生院占比为 49.93%，村卫生室占比为 23.60%，门诊部占比为 4.85%。2014—2017 年基层医疗卫生机构房屋建筑面积逐渐扩大，2018 年面积缩减，其中社区卫生服务中心（站）房屋建筑面积 2017 年激增，总体变化趋势相对较小。乡镇卫生院和门诊部（所）面积逐年缓慢增大。村卫生室面积总体呈逐年缩小趋势（见表 16 - 6）。

4. 卫生经费

（1）净资产

根据《中国卫生健康统计年鉴》，2018 年我国基层医疗机构净资产达 34399560 万元（占比为 13.23%），始终处于缓慢增长阶段。其中，2014—2018 年，社区卫生服务中心（站）和乡镇卫生院的净资产也逐年增加。社区卫生服务中心净资产增长率变化较大，2016 年出现大幅下降（见表 16 - 5、图 16 - 7）。

表 16 - 6　　　2014—2018 年我国基层医疗卫生机构房屋建筑面积　　　（万平方米）

年份	基层医疗卫生机构	社区卫生服务中心（站）	乡镇卫生院	村卫生室	门诊部（所）
2014	19417.8	2214.9（11.41%）	9607.4（49.48%）	5224.6（26.91%）	615.3（3.17%）
2015	20038.1	2315.5（11.56%）	9978.9（49.80%）	5202.2（25.96%）	695.6（3.47%）
2016	20554.9	2391.7（11.64%）	10297.0（50.10%）	5206.6（25.33%）	755.4（3.68%）
2017	22153.1	3193.9（14.42%）	10821.9（48.85%）	5201.8（23.48%）	903.2（4.08%）
2018	21921.3	2622.2（11.96%）	10945.1（49.93%）	5174.1（23.60%）	1064.1（4.85%）

资料来源：《中国卫生健康统计年鉴》。

表 16 - 7　　　2014—2018 年我国基层医疗卫生机构净资产　　　（单位：万元）

年份	总计	基层医疗卫生机构	社区卫生服务中心（站）	乡镇卫生院
2014	168761568	20735027（12.29%）	5322898	15314845
2015	188650105	24333457（12.90%）	6517768	17709079
2016	210246668	26817944（12.76%）	6808183	19879198
2017	234843702	30931025（13.17%）	8473767	22270724
2018	259965701	34399560（13.23%）	9696126	24477312

资料来源：《中国卫生健康统计年鉴》。

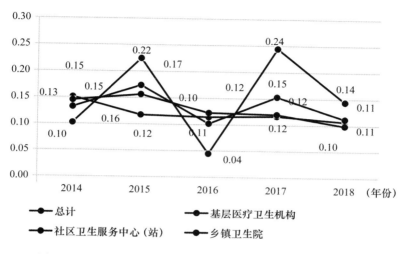

图 16 - 5　2014—2018 年我国基层医疗卫生机构净资产增长趋势

（2）财政补助收入

根据《中国卫生健康统计年鉴》，2018 年我国基层医疗机构财政补助收入达 19773518 万元，占全国的 32.60%。2014—2018 年，基层医疗卫生机构的财政补助收入占我国卫生总财政补助的比重变化较小，社区卫生服务中心（站）和乡镇卫生院的财政补助收入逐年增加（见表 16 - 8）。

表 16 - 8　　　2014—2018 年我国基层医疗卫生机构财政补助收入　（单位：万元）

年份	总计	基层医疗卫生机构	社区卫生 服务中心（站）	乡镇卫生院
2014	35006281	11319592（32.34%）	3345089	7913518
2015	43213074	13973640（32.34%）	4047753	9852640
2016	48485663	15768012（32.51%）	4662291	11013883
2017	54322510	17844180（32.85%）	5418278	12292395
2018	60648523	19773518（32.60%）	6220926	13398946

资料来源：《中国卫生健康统计年鉴》。

（3）医疗收入/事业收入

根据《中国卫生健康统计年鉴》，2018 年我国基层医疗机构医疗/事业收入达 36800551 万元，且处于逐年增加状态。社区卫生服务中心（站）、乡镇卫生院和门诊部 2014—2018 年医疗/事业收入逐年增加，但村卫生室的收入在 2017 年和 2018 年随着基层卫生医疗机构总收入的增加而减少（表 16 – 9）。

表 16 – 9　　　2014—2018 年我国基层医疗卫生机构医疗/事业收入　（单位：万元）

年份	总计	基层医疗卫生机构	社区卫生服务中心（站）	乡镇卫生院	村卫生室	门诊部
2014	219721363	24060631（10.95%）	6527834	10986389	3038375	1533046
2015	241440339	26203214（10.85%）	7171548	11776487	3029877	1950041
2016	270998597	28886213（10.66%）	7931390	12927288	3105331	2344578
2017	301531640	32833233（10.89%）	9322200	14304793	3062904	3096731
2018	334427871	36800551（11.00%）	10818939	15270000	2980535	4063894

资料来源：《中国卫生健康统计年鉴》。

5. 医疗服务

（1）诊疗人次

根据《中国卫生健康统计年鉴》，截至 2018 年，全国医疗卫生机构总诊疗人次达 830801.7 万人次，基层医疗卫生机构 440632.0 万人次（占比为 53.04%）。乡镇卫生院和社区卫生服务中心（站）门诊量合计达 191505.2 万人次，占门诊总量的 23.05%。总体来看，2014—2018 年，我国医疗机构诊疗人次数逐年增加，但基层医疗卫生机构诊疗人次变化幅度较小，其中村卫生室的诊疗人次逐年减少（表 16 – 10）。

表 16 – 10　　　　2014—2018 年基层医疗机构诊疗人次数　（单位：万人次）

年份	总诊疗人次数	基层医疗卫生机构	社区卫生服务中心（站）	乡镇卫生院	村卫生室	门诊部	诊所
2014	760186.6	436394.9（57.41%）	68530.8	102865.9	198628.7	8786.1	56690.8

续表

年份	总诊疗人次数	基层医疗卫生机构	社区卫生服务中心（站）	乡镇卫生院	村卫生室	门诊部	诊所
2015	769342.5	434192.7（56.44%）	70645.0	105464.3	189406.9	9394.2	58490.1
2016	793170.0	436663.3（55.05%）	71888.9	108233.0	185263.6	10288.7	60107.6
2017	818311.0	442891.6（54.12%）	76725.6	111075.6	178932.5	12044.7	62890.5
2018	830801.7	440632.0（53.04%）	79909.4	111595.8	107207.0	13581.4	67098.8

资料来源：《中国卫生健康统计年鉴》。

（2）入院人数

根据《中国卫生健康统计年鉴》，截至 2018 年，全国医疗卫生机构入院人数 25453 万人，年住院率为 18.2%。其中，基层医疗卫生机构 4376 万人（占 17.19%）。2014—2018 年，医院入院人数均呈平稳增长趋势，基层医疗卫生机构入院人数 2017 年明显增加。全国医疗机构入院人数和医院入院人数增长率变化趋势、基层医疗卫生机构和乡镇卫生院变化趋势基本一致，社区卫生服务中心在 2017 年出现较大增幅，2018 年又急剧下降（见表 16 - 11、图 16 - 6）。

表 16 - 11　　　　　　2014—2018 年全国医疗机构入院人数　　　　（单位：万人）

年份	入院总人数	医院	基层医疗卫生机构	社区卫生服务中心（站）	乡镇卫生院
2014	20441	15375（75.22%）	4094（20.03%）	321	3733
2015	21053	16087（76.41%）	4036（19.17%）	322	3676
2016	22728	17528（77.12%）	4165（18.33%）	329	3800
2017	24436	18915（77.41%）	4450（18.21%）	365	4047
2018	25453	20017（78.64%）	4376（17.19%）	354	3985

资料来源：《中国卫生健康统计年鉴》。

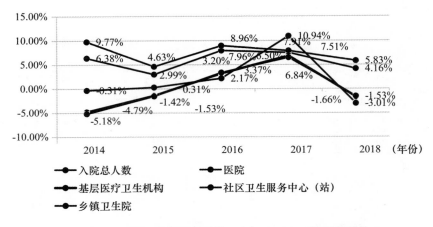

图 16 - 6 2014—2018 年我国医疗机构入院人数增长趋势

（3）病床使用率

根据《中国卫生健康统计年鉴》，2014—2018 年，全国医疗机构病床使用率逐年下降，2018 年与 2017 年相比，医院病床使用率下降0.8 个百分点、基层医疗卫生机构病床使用率下降 1.9 个百分点（见表 16 - 12）。

表 16 - 12　　　　　2014—2018 年全国医疗机构病床使用率　　　　（单位:%）

年份	总计	医院	基层医疗 卫生机构	社区卫生 服务中心 （站）	乡镇卫生院
2014	81.6	88.0	59.7	55.0	60.5
2015	79.5	85.4	59.1	54.2	59.9
2016	79.8	85.3	59.7	54.1	60.6
2017	79.7	85.0	60.3	54.4	61.3
2018	78.8	84.2	58.4	51.4	59.6

资料来源:《中国卫生健康统计年鉴》。

6. 基层卫生服务

（1）社区卫生服务

2018 年底，全国已设立社区卫生服务中心（站）34997 个，其中，社区卫生服务中心 9352 个，社区卫生服务站 25645 个。社区卫生服务中心人员 46.2 万人，社区卫生服务站人员 12.0 万人。全国社区卫生服务中心诊疗人次 6.4 亿人次，入院人数 339.5 万人；全国社区卫生服务站诊疗人次 1.6 亿人次。2014—2018 年，全国社区卫生服务中心和卫生服务站数量、床位数、卫生人员数、诊疗人次、入院人数总体呈增长趋势，社区卫生服务中心病床使用率基本呈逐年递减趋势。2014—2018 年社区卫生服务中心的医师日均担负诊疗人次和日均担负住院床日未见显著变化，社区卫生服务站的医师日均担负诊疗人次 2018 年明显减少（见表 16 - 13、表 16 - 14）。

表 16 - 13　　　　　　　2014—2018 年全国社区卫生服务中心情况

年份	社区卫生服务中心数（个）	床位数（万张）	卫生人员数（万人）	诊疗人次（亿人次）	医师日均担负诊疗人次	入院人数（万人）	医师日均担负住院床日	病床使用率（%）
2014	8669	17.2	38.2	5.36	16.1	298.1	0.7	55.6
2015	8806	17.8	39.7	5.59	16.3	305.5	0.7	54.7
2016	8918	18.2	41.1	5.63	15.9	313.7	0.6	54.6
2017	9147	19.9	43.7	6.07	16.2	344.2	0.7	54.8
2018	9352	20.9	46.2	6.39	16.1	339.5	0.6	52.0

资料来源：《中国卫生健康统计年鉴》。

表 16 - 14　　　　　　　2014—2018 年全国社区卫生服务站情况

年份	社区卫生服务站数（个）	床位数（万张）	卫生人员数（人）	诊疗人次（亿人次）	医师日均担负诊疗人次
2014	25569	2.42	106915	1.49	14.4
2015	25515	2.26	107516	1.47	14.1

年份	社区卫生服务站数（个）	床位数（万张）	卫生人员数（人）	诊疗人次（亿人次）	医师日均担负诊疗人次
2016	25409	2.05	111281	1.56	14.5
2017	25505	1.97	117294	1.60	14.1
2018	25645	2.22	120366	1.60	13.7

资料来源：《中国卫生健康统计年鉴》。

（2）农村卫生服务

根据《中国卫生健康统计年鉴》，截至 2018 年底，全国 3.16 万个乡镇共设 3.6 万个乡镇卫生院，床位 133.4 万张，卫生人员 139.1 万人（其中卫生技术人员 118.1 万人），诊疗人次为 11.2 亿人次，入院人数 3984 万人，病床使用率 59.6%。2014—2018 年，尽管乡镇卫生院数量逐年减少，但床位数、卫生人员数和诊疗人次均呈增长趋势。入院人数和病床使用率在 2015 年和 2018 年均呈现出不同程度的下降趋势（见表 16 – 15）。

表 16 – 15　　2014—2018 年全国农村乡镇卫生院医疗服务情况

年份	乡镇卫生院数（个）	床位数（万张）	卫生人员数（万人）	诊疗人次（亿人次）	入院人数（万人）	病床使用率（%）
2014	36902	116.7	124.7	10.3	3733	60.5
2015	36817	119.6	127.8	10.5	3676	59.9
2016	36759	122.4	132.1	10.8	3800	60.6
2017	36551	129.2	136.0	11.1	4047	61.3
2018	36461	133.4	139.1	11.2	3984	59.6

资料来源：《中国卫生健康统计年鉴》。

2018 年底，全国 54.2 万个行政村共设 62.2 万个村卫生室。村卫生室人员达 144.1 万人，诊疗人次数达 167202.0 万次。2014—2018 年村卫生室的数量和诊疗人次数逐年递减，人员总数也不同程度地增减（表 16 – 16）。

表 16 – 16　　　　　2014—2018 年全国村卫生室医疗服务情况

年份	村卫生室数（万个）	人员总数（万人）	诊疗人次数（万次）
2014	64.5	146.0	198628.7
2015	64.1	144.8	189406.9
2016	63.9	143.6	185263.6
2017	63.2	145.5	178932.5
2018	62.2	144.1	167207.0

资料来源：《中国卫生健康统计年鉴》。

（3）家庭卫生服务人次数

根据《中国卫生健康统计年鉴》，截至 2018 年，我国医疗机构家庭卫生服务人次数达 47135017 人次，呈现逐年增加趋势，其中医院和社区卫生服务中心（站）服务人次数也随之显著增加，但占我国医疗机构家庭卫生服务总人次数的比重总体呈逐年下降趋势（见表 16 – 17）。

表 16 – 17　　　　2014—2018 年我国医疗机构家庭卫生服务人次数

年份	合计	医院	社区卫生服务中心（站）
2014	24215796	4955828（20.47%）	14728721（60.82%）
2015	23212502	4247488（18.30%）	14608037（62.93%）
2016	25290752	4597335（18.18%）	14824434（58.62%）
2017	38399160	4681701（12.19%）	19919096（51.87%）
2018	47135017	4720880（10.02%）	21016898（44.59%）

资料来源：《中国卫生健康统计年鉴》。

7. 中医药服务

（1）中医类科室医疗服务量

根据《中国卫生健康统计年鉴》，截至 2018 年末，社区卫生服务站中医类临床科室诊疗人次占同类机构诊疗量的 8.7%，乡镇卫生院占 6.6%。2014—2018 年，基层医疗卫生机构中医类科室占同类机构的比重均呈平稳增长趋势（见表 16 - 18）。

表 16 - 18　基层医疗卫生机构中医类科室诊疗人次占同类机构的比重（%）

年份	社区卫生服务中心（站）	乡镇卫生院
2014	7.4	5.1
2015	7.9	5.4
2016	8.6	5.7
2017	8.6	6.2
2018	8.7	6.6

资料来源：《中国卫生健康统计年鉴》。

（2）提供中医服务的基层医疗机构数

根据《中国卫生健康统计年鉴》，2018 年末，提供中医服务的社区卫生服务中心占同类机构的 98.5%，社区卫生服务站占 87.2%，乡镇卫生院占 97.0%，村卫生室占 69.0%。2014—2018 年，提供中医服务的基层医疗卫生机构占同类机构的比重均呈显著增长趋势（见表 16 - 19）。

表 16 - 19　提供中医服务的基层医疗卫生机构占同类机构的比重（%）

年份	社区卫生服务中心	社区卫生服务站	乡镇卫生院	村卫生室
2014	83.2	53.0	64.9	34.4
2015	96.9	81.0	93.0	60.3
2016	97.5	83.3	94.3	62.8
2017	98.2	85.5	96.0	66.4
2018	98.5	87.2	97.0	69.0

资料来源：《中国卫生健康统计年鉴》。

（三）分级诊疗模式及内容

1. 罗湖模式①

深圳市和罗湖区"以健康为中心"的医联体建设和改革发挥了基本医保的基础性作用，实现了医疗、医保、医药的联动改革，提升了服务绩效，提供了全方位、全周期的居民健康保障，探索出一条深化医药卫生体制改革的新路。

（1）打造管理共同体

组建唯一法人的医院集团，促进医疗卫生资源上下贯通。2015 年 8 月 20 日，深圳市罗湖区整合区属 5 家医院和 23 家社康中心，成立一体化紧密型唯一法人代表的医院集团，优化资源配置、避免重复建设、精减人员、提高效率、降低运营成本。

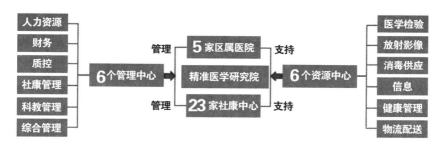

图 16 - 7　罗湖区医院集团结构

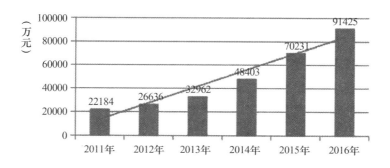

图 16 - 8　2011—2016 年罗湖区医疗卫生投入

---

① http：//www.sz.gov.cn/szhpfpc/ztzl/ylwssy/fjzlzd/201709/t20170907_ 8509468.htm.

（2）打造责任共同体

落实政府主体责任，凸显办医公益性。落实领导责任、管理责任、保障责任、监督责任。2016 年，罗湖区财政预算卫生经费投入 7.42 亿元，比 2015 年增加 1.49 亿元。其中，对社康中心的总投入为 2.02 亿元，占卫生总投入的 27.2%。

（3）打造利益共同体

改革医保基金管理方式，促进医院集团主动下沉资源，做强社康中心。

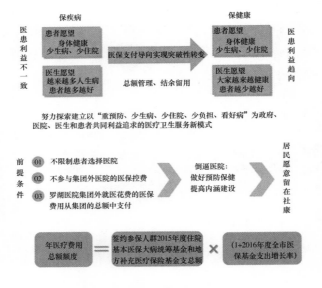

图 16 - 9　罗湖区医保基金管理方式

（4）打造服务共同体

做实做强社康中心，促进分级诊疗水到渠成。

深圳医联体的建设实现了医疗资源的有效配置，真正做到了分级诊疗，在一定程度上促进了健康管理，达到了促进健康最根本的目标。

2. 北京西城区"三纵两横一平台"紧密型医联体①

自 2016 年以来，西城区按照国家和北京市关于分级诊疗体系建设的

———————————

① http://www.sohu.com/a/283976827_120045167.

总体部署，结合实际，提出构建"三纵两横一平台"的紧密型医联体建设思路，即推进社区卫生服务中心与区属医院管理一体化、基本医疗一体化，与公共卫生机构公共卫生一体化等三个纵向一体化发展。促进区属医疗卫生机构与高等院校和驻区三级医院、社会资本办医机构两个横向协同发展，打造一个区域卫生信息化平台，促进分级诊疗机制有效形成。

（1）实施三个一体化

西城区 15 家社区卫生服务中心分别与 11 家区属医院实现了管理一体化、基本医疗一体化，与公共卫生机构实现了公共卫生一体化。每个中心均有一个上级主管区属医院，医院和中心人才、资源等共享，实现管理一体化。上级区属医院建立全科医学科，负责与社区卫生服务机构的业务对接。

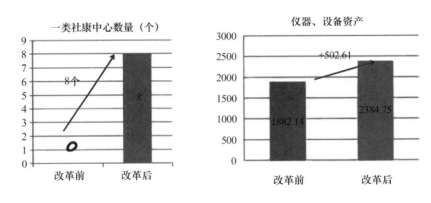

图 16 - 10　西城区院办院管社康中心硬件条件改革前后对比

同时社区卫生服务机构与区属医院加强人员双向流动，推进服务同质化和临床检验、医学影像等统筹管理，实现基本医疗一体化。社区卫生服务机构与公共卫生机构建立人员双向轮转机制，公共卫生机构统一相关工作标准和规范，加强业务指导和统筹管理，实现公共卫生一体化。制定相关方案，将紧密型医联体建设任务和指标完成情况纳入对基层单位年终考核，考核结果与财政投入补偿、绩效工资水平、评优评先等挂钩。

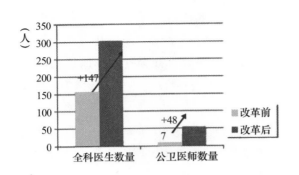

图 16 - 11　全区社康中心人才配备改革前后对比

（2）实现横向协同发展

西城区实现"医教研"一体化发展，通过与大学合作带动区属医院发展。9 家区属医院分别同北大医学部等 12 家高校共建教学医院或临床教学科研基地，教学科研能力不断提升。借力优质资源促进区属医院发展，11 家区属医院与宣武医院、友谊医院、北大医院等多家三甲医院建立了广泛深入的协同发展机制，建立了 5 个综合医院医联体和多个专科专病医联体，并启动了西城区区域肿瘤防治中心、区域脑病防治中心、区域心血管疾病防治中心建设，有效提升了区属医院服务能力。

大力推动区属医院特色发展、转型升级。区属三级医院增至 6 个。推进复兴医院区域远程会诊中心、病理中心、检验中心、医学影像中心等四个中心建设，促进优质的医疗资源下沉基层。充分发挥区属医院特色优势，与 15 个社区卫生服务中心分别组建肛肠、针灸、中医骨伤、康复、精神、妇幼等专科医联体。充分调动社会资本办医力量参与紧密型医联体建设。鼓励社会资本办医疗机构提供特色专科、康复、长期护理、临终关怀等紧缺服务，对公立医疗机构形成补充。

（3）积极打造"智慧医疗"

西城区深入开展北京市全民健康信息互联互通和信息便民服务试点，建立了全新的区级全民健康信息平台，实现主要医疗机构间互联互通、业务协同和信息共享。建设西城区居民健康档案中心，实现居民健康档案信息、电子病历信息、公共卫生服务信息等连续记录，建立居民健康账户，对居民实施全生命周期健康管理。

完善分级诊疗信息平台建设，通过家庭医生为居民提供预约医疗、远程会诊、远程检查检验诊断等服务，促进优质的医疗资源下沉基层，有效落实紧密型医联体建设。开展"互联网＋医疗健康"便民服务，建设统一的健康西城区综合服务门户，大力发展健康自助服务，实现"指尖上"的健康服务。开展电子居民健康卡的建设与应用，实现区内主要医疗机构就医一卡通行。

（4）深化家庭医生签约服务

15分钟可及的社区卫生服务圈，每万名居民拥有的全科医生数量达3.2人。成为西城区社区医疗的一大特色。全区共组建了264支专科——全科家庭医生团队，在全市率先建设154个以优秀全科医生命名的家庭医生工作室，为患者提供连续性健康管理。

建立了高血压、糖尿病、冠心病、脑卒中、骨关节病、COPD（慢性阻塞性肺病）六大重点领域知名专家领衔的慢性病专家团队。分析和研究西城区常见病、多发病特点和居民健康需求，制定了基本签约服务包和失能老人、0—6岁困境儿童等10个个性化服务包，为居民提供生命周期全程服务。深化家庭医生签约服务内涵，全面落实"四个一"服务。建立以家庭医生为核心的双向转诊模式，上级医院在24小时内为社区转诊患者完成预约挂号、预约检查，并对社区转诊患者提供优先接诊、优先检查、优先住院等服务。

经过三年的探索，西城区紧密型医联体建设初见成效，区属医疗卫生机构、驻区医疗机构实现资源共享、分工协作，优质资源有序有效下沉，居民在家门口就可享受到与二、三级医院同等水平的服务，医改获得感增强，对社区卫生服务的综合满意度达到92.28%。

3. 上海市"1＋1＋1"签约服务①

2015年上海市启动新一轮社区卫生服务综合改革试点，启动签约服务2.0版，即"1＋1＋1"（1家社区卫生服务中心、1家区级医院、1家市级医院）医疗机构组合签约，目前全市所有社区卫生服务中心均开展"1＋1＋1"医疗机构组合签约，截至2018年底，全市签约居民666万人，

---

① http：//www.sohu.com/a/287727252_375953.

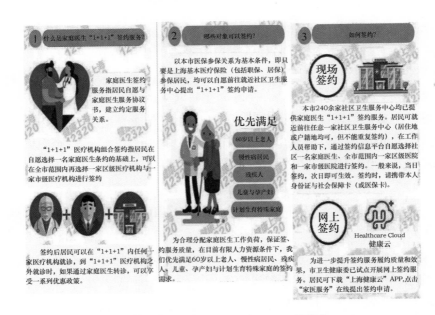

图 16 - 12 上海市"1 + 1 + 1"签约服务

其中近七成为 60 岁以上的老年人。2018 年，上海市家庭医生签约服务初步实现"签约更方便、服务更便捷、功能更延伸、机制更健全、支撑更有力"。

"1 + 1 + 1"签约后居民就医的基本流程如图 16 - 13 所示。

4. 医改样板——安徽阜南①

近几年来，安徽省阜南县践行习近平总书记"健康中国"战略，推进和深化医共体建设，打造出全国闻名的县域医共体改革样板。作为安徽省首批县级公立医院综合改革的试点县之一，阜南县按照"强县、活乡、稳村"的工作思路、"大病县内治、小病就近看、未病共同防"的工作路径，着力加强医共体建设，初步实现了"群众得实惠、医生有激情、医院能发展"的改革目标。

（1）政府担主责，推进医共体建设。阜南县县委、县政府坚持把医共体建设作为推进医改的核心内容，全力主导推动。一是强化组织领导。实行以县委书记和县长任组长的双组长工作制度，统筹卫计、人社、编

---

① https：//www.sohu.com/a/256589268_ 100213317.

办、财政等部门协调推进工作。二是加强基础设施建设。融资 30 亿元，划拨土地 600 余亩，用于 4 家县级医院新区建设工程；启动 28 个卫生院改、扩、迁建工程；实施村卫生室医疗、养老、残疾康复三合一提档升级工程。三是加大财政投入力度。县财政先后投入县级牵头医院事业发展经费 6000 多万元；每年全额保障卫生院人员五项经费 7000 多万元；投入 4500 万元实施智慧医疗工程。

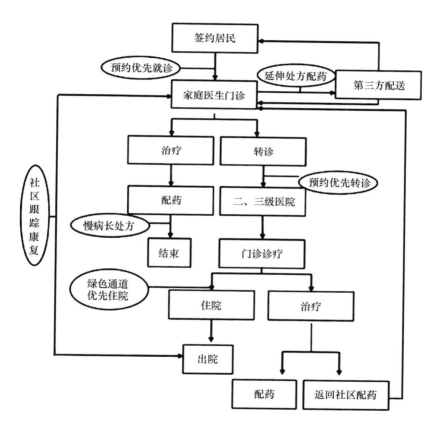

图 16 – 13 "1 + 1 + 1"签约后居民就医的基本流程

（2）做强县级，实现"大病县内治"。近年来，县级医院通过与三级医院合作联办、远程会诊等途径，实现自身发展。采取"请进来，走出去"方式加强重点学科建设。截至目前，县级医院万元以上设备新增 300 余台件，开展支架植入术、静脉溶栓术等新诊疗技术百余项，三类、四类手术台次同比增长 60% 以上。

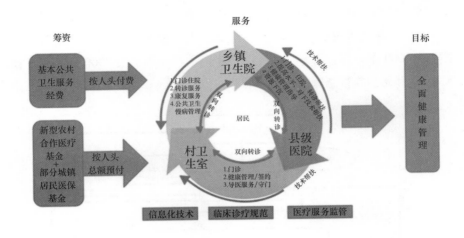

图 16 - 14　阜南医改图①

（3）提升基层水平，实现"小病就近看"。目前，医共体的大家庭拓展到"14＋9＋5"，县医院牵头 14 个中心卫生院，县中医院牵头 9 个中心卫生院，县三院牵头 5 个中心卫生院。阜南县内的中心卫生院全部纳入医共体组织。2018 年卫生院门诊人次同比增长 20%，外科手术开展2000 多台次，较 2015 年增长 2 倍。

（4）做稳村级，实现"未病共同防"。阜南县实施"百名医师进村室"师带徒工程，开展基本公卫"两卡制"和"智医助理"试点，拓展签约、转诊和结余奖励经费等村医收入渠道，实行村卫生室健康服务转型试点。2018 年村卫生室人均抗生素和大输液金额降低 30%，人均收入同比提高 30%。

（5）做实转诊，促进优质医疗资源下沉。阜南采取"对上医联体"，即向上对接大医院的资源，通过远程医疗、远程会诊、科室共建、专家坐诊等形式让大医院的医疗资源（设备、技术和专家）下沉到县医院。对于乡镇卫生院，县级龙头医院先从改善医院硬件环境入手，美化乡镇

---

① https://www.cn - healthcare.com/article/20180403/content - 501993.html.

卫生院，投资建设手术室、共建科室等，提升乡镇卫生院的硬实力，选派县医院业务能力强的骨干医师任院长、驻点医师。阜南县还为28家卫生院配备了32辆120急救车，建立"以急救车为转运链条"的双向转诊工作机制，2018年乡镇上转1.5万人次，县级下转4700余人次。

（四）基层医疗卫生机构分级诊疗绩效评价

我国基本医疗服务体系的主体是社区卫生服务中心（站）、街道/乡镇卫生院、村卫生室。对基层医疗卫生机构进行绩效评价，不仅有利于基层医疗机构综合配套改革，也有利于基层医疗服务体系的构建，对进一步深化医药体制改革，推动分级诊疗实施，提高人民健康水平有重要意义。

目前国内外对医疗卫生服务领域的绩效评价内容及其指标体系的构建还难以统一。2000年《世界卫生组织报告》提出卫生系统的绩效目标主要有三个：促进健康、增强反应性以及确保卫生筹资的公平性；经济合作与发展组织（OECD）提出的卫生系统绩效评价框架包含4个部分的测量指标，即健康促进与结果、反应性、公平和效率；梁万年主编的《卫生事业管理》一书介绍的卫生系统绩效评价相关指标有：健康状况、卫生系统反应性、公平性、卫生服务可及性、质量和效率。2015年国家卫生健康委员会发布《关于加强公立医疗卫生机构绩效评价的指导意见》中明确了基层医疗卫生机构绩效评价指标。有以下4个方面：（1）社会效益指标。重点评价公众满意、健康素养提高等情况。（2）服务提供指标。重点评价基本公共卫生服务和医疗服务提供情况。其中，基本公共卫生服务包括国家基本公共卫生服务项目开展的数量和质量等，医疗服务包括医疗服务数量和效率、医疗质量和安全、医疗费用控制以及中医药、康复、计划生育技术等服务开展情况，以通过评价促进医疗机构合理、规范诊疗。（3）综合管理指标。重点评价财务资产管理、药品管理、服务模式、信息管理以及党建工作和行风建设等情况。（4）可持续发展指标。重点评价人才队伍建设等情况。本部分将从社会效益、服务提供、综合管理和可持续发展四个方面对基层医疗机构分级诊疗进行绩效评价。

1. 社会效益评价

基层首诊、分级诊疗、双向转诊、科学有序的就医模式，得到了患者的初步认同，就诊人群出现一定程度的下沉，逐步形成了"小病不出村，常见病不出乡，大病不出县，急、危、重症和疑难杂症不出省"的格局，但仍有一部分患者就医行为偏向大型医院，患者分流效果不明显。医疗机构和医务人员（供方）对分级诊疗实施前后的效果满意度较高，基层首诊率和家庭医生签约率不断提升，有效缓解了"看病难、看病贵"的问题。

2. 服务提供评价

分级诊疗制度实施以来，基层医疗机构数量、卫生人员数和诊疗人次不断上升，社区卫生服务中心发展较为均衡，基层医疗机构配置数量相对合理。同时，近几年来政府在基层卫生建设和发展方面给予大力支持，医疗条件有所改善，城乡医疗质量差距逐渐缩小。但仍存在一定的问题，如：乡镇卫生院的医疗质量及服务能力较社区卫生服务中心薄弱；医疗机构医疗服务价格的合理比价关系尚未形成，医保支付政策的实际差距不大；基层卫生中医药发展不够；分级诊疗制度上级医院实施较差，下级乡镇医院实施较好，首诊基本上转，但往下转诊的情况基本空白。

3. 综合管理评价

全国基层医疗卫生机构收入结构发生明显变化，政府财政补助规模不断增加，对扭转基层"以药补医"机制发挥了一定作用，但与城市财力投入相比，基层医疗机构的投入力度仍相对较弱。基层医疗机构组织管理体系明显改善，相应制度逐步得到建立健全落实，管理能力大大提升。基层医疗机构药事管理得到了有效规范，处方点评及抗菌药物的合理使用得到了较大的提高，但处方点评方法仍较为传统，效率和准确率方面皆不尽如人意，不合理用药现象依然存在。基本药物招标采购方式还有待进一步提高，从而提高基层医疗机构的药物可及性。双向转诊缺乏有效的信息管理，没有统一的标准和干预手段，不能做到城乡患者信息的互联互通。

4. 可持续发展评价

基层卫生人力是承担基本医疗服务和基本公共卫生服务的主要力量，是推动基层卫生事业发展的基础，不仅关系到基层医疗卫生体系建设和改革发展，而且关系到人人享有基本医疗卫生服务目标的实现。随着分级诊疗制度的推行，近年来国家在基层卫生人才建设方面不断加大投入，也取得了一定的成效：我国大部分基层医疗机构卫生人员、全科医生数量增加，且建立了一定的药学服务能力的药师队伍，但建设略显迟缓、增长速度缓慢，卫生人员水平和学历层次相对不高，基层医疗机构对其的培训制度、激励制度也有待进一步完善。

二　我国基层医疗机构分级诊疗体系建设中的问题

（一）医联体建设有待规范发展

我国的医疗资源分布和配置极不均衡，优质医疗资源与一般医疗资源之间缺乏必要的衔接桥梁，直接导致各家医院就诊秩序混乱，也使全国各地医疗服务质量参差不齐、医疗服务极不公平。而我国部分医联体的建设存在"雷声大、雨点小"的问题，体系比较松散，转上转下存在不规范。

（二）医疗资源配置有待进一步优化

我国卫生服务需求主要集中在基层群众当中，呈正三角形分布，但基本医疗卫生资源总量不足，卫生资源配置却呈倒三角形分布，卫生资源配置极不合理。（1）诊疗条件差是影响患者基层首诊的主要原因，由于医疗资源配置不均衡，公共卫生和基本医疗服务基础设施建设投入力度不大，基层医疗机构基础设施和医药器械方面难以满足患者的基本需求。（2）医疗资源分配不均衡的问题日益突出，具体表现在我国的优势医疗资源过分集中于城市的大、中型医院，基层医疗资源匮乏，医疗服务供给的相对不足与居民日益增长的医疗服务需求不相匹配，从而加剧了患者的不合理流动，大病、小病都涌向城市大医院，农村患者也涌向大医院，这就造成了三级医院门诊人满为患，使大医院一号难求、一床难求，患者"看病贵、看病难"。

（三）基层医疗人才短缺，基层服务效能低下

基层医疗卫生机构的可及性水平和医务人员是分级诊疗制度实施的

关键，也是影响患者是否留在基层首诊的关键因素之一，可能会直接影响患者对分级诊疗制度的认可度和就医选择。目前我国基层医疗机构人才建设和培养上存在以下问题。（1）基层医院的待遇、编制、服务环境、发展空间与大医院相比还有不少的差距，因此基层难以吸引高学历高素质的人才，从而导致业务量少、收入降低，又更加留不住人才，出现一种恶性循环。（2）目前我国基层医疗机构医务人员的治疗能力还不能完全达标，以至于患者对基层医疗机构不信任，基于对基层误诊风险成本的考虑，不愿意在社区首诊，而在大医院接受住院治疗的患者也不愿意转院到小医院或社区进行康复治疗，因此造成了二级及三级医院人满为患的局面，同时，造成医护人员过度的体力支出和脑力支出。（3）医务人员的增长量相对不足，使基层服务效能仍处于低水平、低层次阶段，难以承担首诊的角色。同时，由于医生培养周期较长，在医疗机构独当一面也需要相当长的时间，因此无法在短期内解决我国基层医疗人才短缺的现状。（4）实施分级诊疗制度后，基层医务人员工作量明显增加，但工资待遇不高，绩效工资得不到合理的调整，导致我国基层医务人员积极性难以调动，基层优秀医务人员流失严重。（5）全科医学界在临床思维和技能教学乃至科研素质培养过程中，走的仍然是学习各个专科与疾病的老路，没有在临床实践中区分社区全科医疗与专科医疗的差异，导致全科医生始终追赶不上专科医生的技术水平，而处理社区常见的慢性病、共存疾病等健康问题也缺少优势。（6）全科医生制度建设略显迟缓，且数量增长速度缓慢。

（四）基层医疗机构药物获取困难

（1）基层医疗机构受到基本药物目录的限制，部分常用药短缺，且药价较高，无法满足患者部分疾病的客观需求和用药的主观需求，导致老百姓到基层就诊的积极性不高。（2）一些临床常用药涨价迅猛，由于某些药物原料供应具有季节性特点，而且需求量少、不稳定，企业不愿意生产，甚至有些药品原料或制剂生产企业只有一两家，导致药品供应短缺。（3）在药品采购环节，基层医疗卫生机构如需增加计划外的药品采购，需要经过层层审批后才能在省平台上进行采购，导致在用药上难以与上级医疗机构进行衔接。

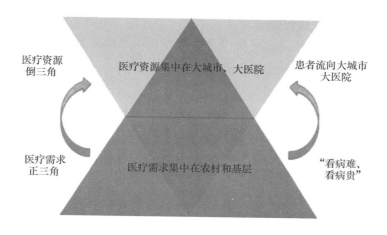

图 16 - 15　医疗资源倒三角与医疗需求正三角的不匹配①

（五）双向转诊引导机制有待加强

目前，转诊标准缺失、转诊程序不完善是导致患者转诊的主观随意性过大的重要原因。（1）尽管国家政策文件中对分级诊疗有明确的要求，但缺乏具体可操作的实施细则。由于分级诊疗制度总的原则是群众自愿，因此没有严格规定必须社区首诊及双向转诊，因而即便是单纯的感冒发烧，患者也可以直接去本区域内最好的医院找知名专家看病。（2）基层医院市场营销普遍比较薄弱。患者对基层医疗机构基本情况不了解、不信任，以及抱有不想去了解、不想去信任的态度，即使有优秀医务人员坐诊，也很难吸引患者就诊。（3）患者缺乏正确的医疗服务相关信息，不了解转诊制度，以及长期自由流动的就医习惯导致居民在基层就诊的意愿不强烈，制度缺乏群众基础。（4）新农合制度建立以来，未从整体的制度层面上规范患者的就医秩序。首诊基本上转诊，但往下转诊的情况基本空白。（5）病人需要医疗服务信息来引导转诊需求，医院对于双向转诊的宣传较少，医院管理者及医务人员落实分级诊疗制度的意识有待加强。

---

① http：//www.sohu.com/a/163150662_ 439958.

（六）信息化建设略有欠缺

目前我国分级诊疗制度推进工作仍存在很多的困难，其中医疗机构之间缺乏信息沟通是最重要的影响因素之一。（1）卫生信息共享平台和相关机制尚未建立。患者的信息无法在不同层次的医院之间共享，患者无法享受到不同医院之间医疗服务的连续性，提高了医疗服务的难度和成本。（2）信息化是医联体建设中比较核心的部分。然而，医联体当中信息化的互联互通成本比较高，重复建设比较普遍，医疗相关信息分享的及时性较差。

（七）医保政策有待进一步完善

（1）我国医疗保险政策在社区方面的倾斜力度还不够，在个人支付比例方面没有拉开与大医院的差距，不足以吸引患者向下转诊。（2）部分医保政策未允许基层卫生服务项目进入报销和支付范畴，衔接力度不够。（3）医院和基层医疗卫生机构隶属和财政来源不同，是各自独立的经济主体，难以形成合力。（4）近几年，由于开药量限制越来越严格，患者在定点往返跑，增大了患者的疾病负担。

（八）当前家庭医生签约服务仍处于起步阶段

家庭医生签约服务的进展参差不齐，差距较大，服务质量有待进一步提高。（1）基层老百姓的支付能力相对较弱，但目前契约式家庭医生签约服务按签约年度付费，费用较高，压力较大。（2）基础条件较落后。家庭医生队伍基础薄弱，全科医生总量不足，加上农村地大面大、交通不便，只能解决一部分人的小问题，使家庭医生签约服务流于形式。（3）家庭医生签约服务的宣传力度不够，配套政策不完善。大多数签约群众对家庭医生不信任、不理解、不接受，难以获得群众的支持。家庭医生开展的健康管理、健康教育等公共卫生服务项目未纳入医保范畴，难以吸引基层群众就诊。

三　我国基层医疗卫生机构分级
诊疗体系建设的建议与展望

2015 年和 2017 年，国务院办公厅分别印发了《关于推进分级诊疗制度建设的指导意见》和《关于推进医疗联合体建设和发展的指导意见》。2018 年国家卫生健康委与国家中医药管理局联合印发《关于进一步做好分级诊疗制度建设有关重点工作的通知》等文件，都对我国基层医疗卫生机构分级诊疗体系的发展指明了方向。据此，我们提出了在新形势下完善基层医疗卫生机构分级诊疗体系的几点想法。

（一）组建紧密型医联体，构建分工明确的整合型医疗服务体系

分级诊疗制度是我们中国特色基本医疗制度之首，医联体是建立分级诊疗制度的重要抓手，也是一种制度创新。通过多种形式的医联体，把现在相对固定的格局纵横上下联通，形成一个合理的布局，解决群众看病就医困难的问题，进一步优化服务体系，放大优势医疗资源效应，使群众在家门口也能够看好病。通过医联体建设，使大的医院舍得放，基层机构能够接得住，老百姓能够愿意到基层去看病。（1）促进医联体建设，以三级医院为牵头单位，吸纳二级医院和基层医疗机构参加，从内在的机制上，使优质资源能够及时下基层，向基层延伸。（2）推动县域范围内"医共体"的发展，即把医保的支付方式改革和医共体的建设紧密结合起来，从预防、治疗、康复方面，提供一体化的服务，把县、乡、村连起来。居民在基层就能够得到比较好的医疗卫生服务，不仅群众花费少，医联体、医共体也会得到相应的鼓励和奖励。（3）建立跨区域"专科联盟"。由城市医院作为专科联盟的一个龙头单位，通过人员培训、疑难重症的会诊，对口支援，或者到联盟内部的其他医院去服务。（4）针对边远地区，开展远程医疗，建立远程医疗协作网。当某地发生治病紧急情况时，可以通过应急系统提出请知名医院派专家前往支援，通过远程医疗组织相关专家全程指导当地的医院进行救治，抓住最佳的抢救时机。（5）"医联体"内互帮互助，签订合作协议，建立紧密的对口帮扶行动。上级医院做好适宜技术推广和应用，把一些特色的技术发展

到基层医疗机构去，鼓励基层医疗单位开设特色科室，从而实现均质化的医疗，让每一个患者享受到同等的待遇。（6）城市医院通过技术支持、人员培训等方式，带动社区卫生健康持续发展。同时，以解决危急重症和疑难病症为方向，采取改善服务能力、降低收费标准、提高报销比例等综合措施，引导一般诊疗下沉到基层，逐步实现社区首诊、分级医疗和双向转诊。

（二）着力实现医疗资源逐渐下放和优化

分级诊疗制度，作为医改的一项基础性、关联性、标志性工作，关键在于建立起供给公平、分布均衡、功能系统、结构优化、供需匹配的医疗资源优化配置体系。（1）进一步完善医疗卫生资源的规划布局，严格控制公立医院规模、建设标准和大型医用设备配置，通过建立分级诊疗制度把普通门诊分流到下级医院去。（2）加大对基层卫生服务中心的投入，进行标准化建设改造。把设备、硬件等资源往基层下沉，针对当地的常见病、多发病，着力提升县级医院及基层医疗卫生机构服务能力。（3）促进资源下沉，优质资源向基层倾斜，建立全国各地区的各具特色的医联体，以提升医疗资源统筹的科学性、患者就医流向的合理性、疾病诊疗的精准性。（4）制定并出台系统的配套政策，并建立高效考核体系确保各方积极性。医疗资源的布局和调整，需要政府出台相关政策来强力推动。采取奖惩并举的方法，对下沉工作予以补贴支持，同时下发相关政策文件，强化对城市医院、地方政府、县级医院在资源下沉工作中的考核。

（三）制定和实施人才队伍建设规划，提高基层卫生服务质量

提高基层卫生服务质量是实现分级诊疗最基本的要求。首先，分级诊疗要求患者遵循"基层医疗机构（首诊机构）—二级定点医疗机构—三级定点医疗机构"逐级转诊的程序，因此要求基层医疗机构必须具备承担首诊的服务能力。然而，多数地区基层医疗机构的服务能力与群众需求差距较大。其次，双向转诊执行者的业务水平直接影响到双向转诊制度的执行和落实。目前我国社区卫生服务中心服务水平参差不齐、质量较低等现状，造成了下转难的问题。

　　所以，要让群众放心在基层首诊以及解决下转难问题，必须提高基层医疗服务水平。建议从以下几个方面进行改进。

　　在普通人才建设和培养上：（1）落实医生多点执业政策可以盘活现有的优质医疗资源，是解放医生生产力的重要手段。鼓励医生在联合体内多点执业，并鼓励上级医院专家到下级医院提供诊疗服务，全科与专科医生间相互协作而提高服务效率，不仅可以缓解基层的医疗卫生需求，还能开阔基层医生诊治视野，提升其诊治水平。当大量自由执业的医生不再是医院的固定职工时，医院与医生之间形成了竞争的双向选择关系，医生会努力提高自身素质，并在适合自身的地方执业，包括基层医疗机构。一旦基层医疗机构拥有高水平的医生和高质量的医疗服务，自然就会吸引患者到基层看病，群众就医观念和就医模式自然转变，分级诊疗模式也水到渠成。（2）在人才培养上，通过住院医师规范化培训和专科医生培养，培养出同质化的医学服务人才。同时加大乡村医生实用技能和适宜技术培训力度，强化基层现有人员的培训进修考核、大医院对口支援和专科共建等。（3）在我国没有足够全科医生的情况下，挑选一些已经卫生计生行政部门认可，经过全科医学培训、与社区卫生服务机构签订合作协议的临床医生作为家庭医生（或社区医生）。让其承担基层群众常见病、多发病的诊治，准确鉴别、及时转诊疑难杂症到专科医院的任务。提升他们的薪酬待遇，落实多渠道补偿政策，保留其原来的事业单位身份，基本工资由财政发放，绩效工资部分由社区聘任机构根据工作绩效确定，绩效考核遵循能者多劳、能上而下的原则，依据与之签约的居民数量及服务效果。（4）医生通过医联体合作，与医院建立良性的分成体系，基层医院的手术增量和专家收入挂钩。同时优化耗材等供应链的成本和利润，将更多利润作为技术收入回馈给专家，能在降低每位患者平均收费的情况下提高专家的劳动所得，上级医院专家也更有积极性对基层医生进行带教。

　　全科医生是综合程度较高的医学人才，主要在基层医疗机构承担预防保健、常见病多发病的诊疗和转诊、患者康复和慢性病管理、健康管理等一体化服务。建立全科医生制度是促进医疗卫生服务模式转变的重要举措，是落实分级诊疗制度的重要依托。因此，在全科医生的培养和培训上：（1）完善全科医生薪酬制度和全科医生聘用管理办法、拓展全科医生职业发展前景以及鼓励社会力量举办全科诊所等。（2）重点发展全科医学，要加大全科医生的培养、培训力度，设法提高其待遇水平以及改进医务人员职称评定制度，使其愿意在基层工作。

（四）加强基层药品保障体系

（1）国家基本药物制度的目的是满足公众的重点卫生保健需要，合理有效利用有限的医药卫生资源，保障公众用药安全、有效、合理。增加基层卫生医疗机构基本药物目录的数量，根据下转患者的实际用药需求，适当放宽基层医疗卫生机构用药目录，与上级医院有效衔接，依据病情可延用上级医院医嘱处方药品，促成不同层次的医院形成业务联合与分工关系。只有基层医疗的力量足够与综合医院抗衡，老百姓才会心甘情愿地留在基层。（2）加强药品保障体系配套建设，完善药品供应保障新机制，强化药品及耗材招标采购，不断降低药品虚高价格，保证药品可以在医联体内的各单位连续性提供，并实现医保报销。（3）加强药品配送工作。对配送企业实行大小联动、远近组合、长短互补等措施，强化基层药物配送。对药品流通企业按季考核，进入黑名单的企业将从配送商目录中剔除，确保药品及时配送到位。（4）积极构建药品使用管控机制，通过药品使用全程监控、实施基本药物激励约束、单病种付费等多渠道，切实降低药品费用。（5）探索建立长处方、延处方制度。让重症、慢性病患者少跑路，能就近在社区卫生服务中心等基层医疗机构和家庭医生那里开到处方药，经家庭医生转诊至上级医院的签约居民，在回到社区就诊时，家庭医生可延用上级医院处方药品，并通过第三方物流实现配送上门，实现延处方。

（五）建立和完善转诊机制

双向转诊是一项复杂的系统工程，双向转诊的管理需要社会各部门之间进行协作。（1）卫生行政部门应负责双向转诊的管理与协调。合理调整医疗机构间的经济利益，建立医疗机构合理的补偿机制。政府建立双方都能够接受的转诊利益规范，规范合同或协议双方的责任义务，明确转诊条件、转诊程序、联系方式、对转诊病人的优惠政策和奖惩措施等，同时保证双向转诊持续运作。（2）卫生行政部门应借鉴各国经验、临床指南等建立以病种为基础、以病情程度为标准的转诊指征。此外，在制定双向转诊的程序时，应根据各省人民医院现行的转诊模式，结合其他地区开展转诊工作的经验，制定不同情况下的双向转诊程序。（3）实行转出医疗机构负责制，由转出医疗机构负责预约联系转诊事宜，转诊患者优先获得转入医疗机构的门诊与住院服务。（4）适当增加患者在治病时的附加需求，包括挑选专家、远程会诊、远程查房、远程指导康复等，提高患者转诊满意度。（5）可通过网络媒体、医疗机构电子显示屏和宣传手册等形式，向社会广泛宣传分级诊疗制度的意义。转变居民就医观念，引导居民合理就医。同时，要加强医院管理者及医务人员落实分级诊疗制度的意识，医院通过编制转诊指南、信息简报和开展网络交流、卫生服务咨询、张贴医疗服务信息等形式来进行患间的沟通，指导患者进行转诊。

（六）　加快推进信息化建设

有效的双向转诊信息网络系统可以节约卫生资源、减少浪费，更重要的是检查结果通过系统实现互认，最大限度地减少过度检查、过度治疗，降低病人的医疗费用，给广大患者带来实惠和便利。2018 年 8 月 7 日，国家卫生健康委和国家中医药管理局联合印发《关于进一步做好分级诊疗制度建设有关重点工作的通知》，其中指出，要贯彻落实国务院办公厅《关于促进"互联网 + 医疗健康"发展的意见》。具体包括：（1）鼓励医联体、医共体使用电子健康卡来实现基层首诊、远程会诊、双向转诊"一卡通"，为居民提供连续医疗服务。（2）电子处方系统。电子处方系统允许处方以电子方式向病人选择的药店发送处方，使病人在到达药店前就已准备好药品。医生可以更有效地处理处方，有更多的时间来照顾病人。药店可减少使用纸张，改善存货控制，为病人提供更有效的服务。病人可以利用重复处方，减少路途奔波，从而提高病人看病的满意度。（3）建立网上转诊系统，医院医生在线传递转诊和就诊信息到基层诊所，给病人发送转诊信，信中有转诊号和密码，医生还可以在线跟踪病人的病情和转诊情况。病人可以查看预约的情况，改变、取消预约，也可取消转诊，从而节约成本和时间，减轻医生负担。（4）医联体内充分借助人工智能等技术手段，提高基层医疗卫生机构基本医疗服务能力，医联体内医疗机构间实现检查检验结果实时查阅、互认共享。（5）构建远程移动会诊平台、基层院长论坛、博士团培训教育等互助交流平台，和各地医院签约，实现快速转诊、预约住院、专家会诊等，改善居民服务感受。（6）基层医院进行市场营销和推广，包括网站、微信、微博等线上渠道以及线下渠道，将专家的执业信息和手术成功案例传播出去，以提升患者对基层医疗卫生机构的信任感。

未来信息化是推进分级诊疗的一种手段。要积极运用互联网技术，加快实现医疗资源上下贯通、信息互通共享、业务高效协同，便捷开展预约诊疗、双向转诊、远程医疗等服务，推进"基层检查、上级诊断"，推动构建有序的分级诊疗格局，努力实现到 2020 年底前，远程医疗覆盖医联体内基层医疗卫生机构的目标。

（七）完善与双向转诊制度相结合的医保支付制度

发挥医保的杠杆作用，是推动社区首诊和双向转诊的重要举措。重要包括：（1）上级医院到下级医院做门诊时，诊查费参照医学远程会诊服务专家会诊费标准收取，并将符合条件的按照规定纳入医保报销比例。（2）先从高血压、糖尿病等慢性病入手，拉大不同级别医院、诊疗服务的价格差距和医保政策执行的报销比例。在确保基层群众享受基本医疗服务权益的基础上，对辖区基层医疗机构诊疗病种目录内的疾病，患者未经转诊自行前往上级医院诊疗的，将报销比例降至 20%。对符合规定的转诊住院患者可以连续计算起付线，对上级医院向下级医院转诊开展后续治疗的患者取消当次基层住院起付线。（3）探索实施医保"捆绑支付"改革。探索促进医院—社区医疗服务整合的支付方式，开展面向医联体的"总额预算＋单病种"支付方式，激励医联体内部服务提供的连续性。（4）为实现医联体内部成本最小化，探索促进临床医疗—预防保健服务整合的支付方式，开展面向地理划分区域的居民按人头打包付费制度，将居民人头费用按一定比例预算给基层卫生服务机构，激励其做好预防保健、健康管理以及常见病的初步诊疗工作，同时将疑难危重症患者及时转诊到上级机构，使居民减少生病，就诊路径趋于合理，达到减轻医保负担和增加基层医疗机构业务收入的双重效应，促使区域组建紧密型医联体，完善各级医疗机构分工，调动其积极性。（5）适当灵活调整购药周期。重症医师可在保证用药安全的前提下，根据病人病情，适当延长处方用量，并向医疗机构的医疗保险办公室备案。

　　建立分级诊疗制度的关键是推进家庭医生签约服务。建立分级诊疗制度，逐步形成基层首诊、双向转诊、急慢分治、上下联动的分级诊疗和就医模式，是新一轮深化医改的重要目标，也是提高医疗资源利用效率，缓解"看病难、看病贵"的重要举措。其中，基层卫生机构"接得住"是实现分级诊疗模式的重要基础，其突破口便是实施符合中国国情的家庭医生签约服务。具体措施如下：（1）规范签约服务提供主体。家庭医生签约服务主要由各类基层医疗卫生机构提供，鼓励社会办基层医疗机构结合实际开展适宜的签约服务。（2）明确签约服务对象及协议。家庭医生签约服务对象主要为家庭医生团队所在基层医疗卫生机构服务区域内的常住人口，也可跨区域签约，建立有序竞争机制。（3）丰富签约服务内容。家庭医生团队在医疗机构执业登记和工作职责范围内应根据签约居民的健康需求，依法依约为其提供基础性和个性化签约服务。基础性签约服务包括基本医疗服务和基本公共卫生服务。个性化签约服务是在基础性签约服务的内容之外，根据居民差异化的健康需求制定针对性的服务内容。（4）建立家庭医生签约服务绿色转诊通道，三级医院要为二级医院预留30%的专家号和床位，二级医院要为基层医疗卫生机构预留40%的专家号和床位。（5）加强签约服务的宣传与培训。各地要充分发挥公共媒体作用，加强对现阶段我国家庭医生签约服务内涵和特点的宣传，提高社会认可度，为家庭医生签约服务营造良好的社会氛围。做好相关培训，加强对家庭医生团队常见病、多发病诊疗服务能力的技能培训，提升对高血压、糖尿病等的服务能力。努力实现到2020年家庭医生签约服务将力争扩大到全人群，基本实现家庭医生签约服务制度的全覆盖的目标。

参考文献

中文文献

期刊、报纸：

"十三五"健康老龄化规划《紧密型医疗联合体人力资源配置与共享关键问题分析》，《中国医院管理》2018 年第 38 期。

安徽省医改办等：《关于开展县域医疗服务共同体试点工作的指导意见》（皖医改办〔2015〕6 号）

白志诚：《从医学模式的转变探讨医院职能的变化》，《海军医学》1989 年第 1 期。

鲍勇、杜学礼、张安等：《基于健康管理的中国家庭医生制度研究（续完)》，《中华全科医学》2011 年第 9 卷第 7 期。

蔡滨、吴永仁、鞠永和等：《我国基层卫生人才队伍建设现状及路径研究》，《医学与哲学》2015 年第 9 期。

曹欣、李梦华、安学娟等：《我国基本药物制度实施现状分析》，《医学与社会》2015 年第 28 卷第 2 期。

常飞飞、陈先辉、王强：《美国"以患者为中心的医疗之家"模式发展现状及对我国家庭医生服务的启示》，《中国全科医学》2017 年第 20 卷第 28 期。

陈东晖、关春丽、王艳丽：《加拿大家庭医生签约服务模式及对我国全科医学发展的启示》，《中国全科医学》2018 年第 21 卷第 14 期。

陈东升、吴天、王骞等：《某省基层医疗卫生机构运行发展现状及问题研究》,《卫生政策研究》2015 年第 5 期。

陈辉:《糖尿病门特按人头付费项目临床效果评价》,硕士学位论文,天津医科大学,2018 年。

陈俊:《基层医疗机构信息化建设的难点与对策分析》,《电子世界》2018 年第 19 期。

陈雷、曹红艳、施飞:《江苏省南通市开发区卫生计生监督协管服务现状与对策分析》,《中国卫生监督杂志》2018 年第 2 期。

陈宛媛:《新医改下医药流通企业配送基本药物的探讨》,《经济研究导刊》2016 年第 12 期。

陈志兴、龚宇:《医院重组的基本模式和政策导向》,《中国医院管理》2000 年第 1 期。

程颖、戴飞、祁海霞等:《基层医疗卫生机构管理信息系统软件设计与实现》,《信息系统工程》2017 年第 10 期。

崔颖、杨丽、叶健莉等:《论新医改环境下我国乡镇卫生院科学规划与设置的路径》,《中国妇幼保健》2016 年第 16 期。

崔兆涵、吕兰婷:《国家药物政策框架构建下的我国药物政策改革逻辑分析与研究——基于 2009—2019 年的药物政策文本分析》,《中国药房》2019 年第 30 卷第 14 期。

戴云鹤、王涛、俞红霞等:《北京市医药分开综合改革后社区门诊患者的就医行为及影响因素研究》,《中国全科医学》2019 年第 1 期。

邓梦露:《重庆市乡镇卫生院绩效管理实施现状及影响因素分析》,硕士学位论文,重庆医科大学,2015 年。

丁虹:《新模式助力健康养老》,《中国卫生人才》2018 年第 2 期。

丁建兵:《浅谈基层儿童预防接种工作中的问题与对策》,《大家健康(中旬版)》2017 年第 11 卷第 8 期。

杜鹏、翟振武、陈卫:《中国人口老龄化百年发展趋势》,《人口研究》2015 年第 29 卷第 6 期。

杜学礼:《上海市实施家庭医生制度研究》,博士学位论文,上海交通大学,2012 年。

杜雪平、黄凯:《按人头付费在社区医疗卫生机构门诊的应用探讨》,《中国全科医疗》2013 年第 3 期。

段海霞：《全面"二胎"政策给基层妇幼保健工作带来的变化》，《中国保健营养》2018 年第 28 卷第 7 期。

方振邦、黄玉玲、蔡媛青等：《公立医院绩效评价体系创新研究》，《中国卫生人才》2017 年第 2 期。

冯娟娟、贾金妍、张竞超：《国家基本药物制度发展回顾及探讨：基于2012 版〈国家基本药物目录〉》，《中国药房》2014 年第 25 卷第 12 期。

冯占春、熊占路、张亮等：《贫困地区 5 所乡镇卫生院卫生服务质量现状及其改进研究》，《中国医院管理》2006 年第 10 期。

奉毅：《强化基层机构能力建设的几点思考》，《中国农村卫生》2019 年第11 期。

高梅：《事业单位绩效工资：政策分析与调查研究》，硕士学位论文，中国社会科学院研究生院，2012 年。

高妮娜、牛健壮、任祥钰等：《西安市老年慢性病研究现状综述与老年慢性病健康管理模式探讨》，《体育世界（学术版）》2019 年第 6 期。

高荣伟：《美国的家庭医生制度》，《中国医学人文》2016 年第 2 卷第6 期。

高星、陈荃、雷行云等：《我国社区卫生服务绩效管理的现状和问题及对策研究》，《中国全科医学》2014 年第 16 期。

高亚飞：《老年人日间照料中心使用后评价及设计改进对策研究》，华南理工大学出版社 2019 年版。

葛成栋：《浅谈基层医疗机构健康教育工作的开展》，《健康大视野》2019年第 15 期。

葛运运、徐静、周亚夫等：《我国全科医学发展历史与现状分析》，《中国全科医学》2013 年第 16 卷第 25 期。

宫芳芳、孙喜琢：《医保支付方式改革"罗湖模式"显成效》，《中国医院院长》2019 年第 13 期。

宫芳芳、孙喜琢、林锦春等：《提升基层医疗服务能力的探索与实践》，《中国医院》2017 年第 11 期。

龚静：《我国家庭医生签约服务模式研究》，硕士学位论文，安徽医科大学，2018 年。

顾伟峰：《基层重性精神病管理问题分析与对策》，《中国乡村医药》2015

年第 18 期。

顾昕：《公共财政转型与政府卫生筹资责任的回归》，《中国社会科学》
2010 年第 2 期。

广西财政厅课题组：《广西基层医疗卫生机构综合改革政策研究》，《经济
研究参考》2019 年第 6 期。

国家卫生和计划生育委员会：《中国卫生和计划生育统计年鉴2018》，中
国协和医科大学出版社 2019 年版。

国家卫生健康委员会发布《全国医院信息化建设标准与规范（试行）》：
《明确医院信息化建设内容和建设要求》，《医学信息学杂志》2018 年
第 39 卷第 4 期。

国务院办公厅：《国务院办公厅关于推进分级诊疗制度建设的指导意见》
http：//www. gov. cn/zhengce/content/2015 – 09/11/content – – 10158.
htm。

哈梅芳：《欠发达地区社区公共卫生服务绩效与其影响因素实证研究》，
博士学位论文，兰州大学，2015 年。

韩喜祥：《浅谈卫生统计与信息化工作在基层医改监测评估中的作用》，
《中国卫生信息管理杂志》2011 年第 8 卷第 6 期。

郝晓宁、薄涛、郑研辉等：《居家医疗护理服务现状及发展路径分析》，
《卫生经济研究》2020 年第 37 卷第 2 期。

郝秀奇：《国家基本公共卫生服务老年人健康管理项目对老年人健康相关
生命质量的影响研究》，北京协和医学院，2019 年。

何含兵：《贫困地区农村卫生室公共购买筹资机制及政策研究》，博士学
位论文，第三军医大学，2013 年。

何孟芹：《新医改之家庭医生签约服务的政策思考——以沙湾区为例》，
《劳动保障世界》2017 年第 17 期。

胡红岩：《基于投入产出的基层医疗机构绩效管理评价研究》，硕士学位
论文，南京医科大学，2016 年。

胡琳琳、曹英南、王班等：《我国基层医疗机构卫生服务支付制度改革探
讨》，《中华医院管理杂志》2015 年第 2 期。

胡晓娟、王鹏飞、张静文：《浅谈基层医疗机构如何做好重性精神病患者
随访管理工作》，《大家健康（中旬版)》2014 年第 12 期。

胡正刚、张瑞、王雅云：《基于药事管理和药学服务的智能药事管理信息》，《平台设计》2016 年第 20 卷第 4 期。

湖北省襄阳市财政局课题组：《完善基层医疗卫生机构补偿机制问题研究》，《财政研究》2013 年第 2 期。

湖北省政府办公厅．《省人民政府办公厅关于进一步深化基层医疗卫生机构综合改革的意见》（鄂政办发〔2017〕30 号）：http：//www. hubei. gov. cn/govfile/ezbf/201705/t20170510_ 1034292. shtml。

华力英：《家庭医生式服务运行机制现状及对策研究》，《现代医学与健康研究》2018 年第 18 期。

黄东红、任晓华、胡婧璇等：《我国基层医疗机构实施基本药物制度的效果》，《中南大学学报（医学版）》2015 年第 40 卷第 2 期。

黄继宏、张校辉、郑名烺等：《浅谈深圳市某区社区卫生服务绩效管理体系建设》，《现代医院》2017 年第 6 期。

姬淑红、张彩娜：《基本公共卫生服务项目重点人群管理之老年人与孕产妇健康管理》，《现代养生（下半月版）》2018 年第 10 期。

国家卫计委计划生育家庭发展司：《关于印发"十三五"健康老龄化规划重点任务分工的通知》，http：//www. nhc. gov. cn/jtfzs/s7872/201711/9b032c93f6a94d7fb80b832155ea8d89. shtml。

纪艳、罗珏、于先清等：《基层医疗卫生机构全科医生教育培训现状研究》，《现代医药卫生》2013 年第 9 期。

季慧敏、田侃、喻小勇：《家庭医生式服务的现状及推进对策》，《广西医学》2015 年第 37 卷第 10 期。

江萍：《家庭医生服务模式的制度特征及效率评估——基于上海长宁区的实践》，《中国医疗保险》2014 年第 4 期。

江萍：《上海市长宁区家庭医生签约服务实践》，《中国卫生人才》2019 年第 7 期。

姜天一、何祖彬：《天长：医共体撑起县域医疗》，《中国卫生》2016 年第 8 期。

蒋俊：《基于健康档案的区域医疗信息平台建设方案》，《中国管理信息化》2018 年第 21 卷第 1 期。

蒋琳、张维斌、蒲川：《对深化国家基本药物制度改革的思考》，《中国药房》2016 年第 27 卷第 12 期。

孔令大：《区域性公立医疗联合体的构建及其法人治理结构模式研究》，博士学位论文，沈阳药科大学，2014 年。

赖乐琼：《社区 0 – 6 岁儿童健康管理模式探讨》，《母婴世界》2019 年第 1 期。

兰庆同：《医院药事管理中存在的问题及优化策略综述》，《世界最新医学信息文摘》2019 年第 19 卷第 35 期。

劳乾国：《基层医疗卫生单位人力资源激励机制构建》，《中国国际财经（中英文）》2017 年第 16 期。

雷鹏、王克利、吴龙等：《家庭医生制度与医保支付制度联动机制研究——以上海为例》，《中国医疗保险》2015 年第 4 期。

李安琪、曹永春、林振平等：《甘肃省卫生 XI 项目县村卫生室负责人对绩效考核的认知评价研究》，《中国卫生事业管理》2012 年第 10 期。

李斌、吴绍燕：《利益相关者理论视角下基层医疗机构绩效评价指标研究》，《检验医学与临床》2019 年第 2 期。

李琛、王文杰、肖琳琪等：《我国国家基本药物制度实施现状评述》，《中国医院管理》2018 年第 38 卷第 6 期。

李胡希、牟立恒：《四川省基层医疗机构信息化建设存在的问题及对策》，《中国农村卫生事业管理》2017 年第 37 卷第 10 期。

李俊、陈绍成：《国家基本药物制度下我国药品流通环节存在的问题及应对策略》，《中国药房》2016 年第 27 卷第 3 期。

李梦斐：《我国"医联体"发展现状与对策研究》，博士学位论文，山东大学，2017 年。

李明、舒之群、黄煊等：《按人头支付政策干预对患者门诊服务利用的影响分析》，《中国卫生经济》2017 年第 7 期。

李念念、赵允伍、尹红艳：《医联体发展困境与策略浅析》，《中国卫生事业管理》2017 年第 34 期。

李秋阳、朱幼群：《公共卫生与基层医疗卫生事业单位绩效管理变革风险分析》，《中国公共卫生管理》2011 年第 4 期。

李诗杨：《西部地区乡镇卫生院人力发展的影响因素研究》，硕士学位论文，华中科技大学，2008 年。

李兴春、李华：《我国家庭医生签约服务现状及存在问题研究进展》，《中国社区医师》2018 年第 34 卷第 22 期。

李忠锦：《医疗保险支付方式改革对医疗费用和医疗负担 影响的研究——基于双重差分模型》，《中国卫生产业》2019 年第 29 期。

梁鸿、余兴、仇育彬：《新医改背景下社区卫生服务若干政策问题的探讨》，《中国卫生政策研究》2010 年第 2 期。

梁思园、何莉、宋宿杭：《我国医疗联合体发展和实践典型分析》，《中国卫生政策研究》2016 年第 9 期。

梁涛、杨立倩、廖春丽等：《新医改"强基层"背景下紧密型医联体的管理模式及其应用效果》，《广西医学》2018 年第 40 卷第 5 期。

梁万年：《卫生事业管理学》，人民卫生出版社 2012 年版。

辽卫办. 关于做好国家基本药物目录 2018 年版执行工作的通知（辽卫办发〔2018〕399 号）[EB/OL]. [2019 - 08 - 15]. http：//www. lnypcg. com. cn/HomePage/Info. aspx？

刘彩玲、张丽芳、张艳春等：《我国社区卫生服务机构工作人员薪酬水平和增长趋势研究》，《中国全科医学》2014 年第 22 期。

刘彩玲：《我国社区卫生服务机构医务人员薪酬水平与分配研究》，硕士学位论文，石河子大学，2014 年。

刘春晓：《医疗体制模式的国际比较与借鉴》，《求知》2011 年第 25 期。

刘大山：《利益共享医联体"连体"又"连心"》，《南京日报》2018 年第 9 期。

刘丹、于忠辉：《国家基本药物制度试点中的问题及对策分析》，《中国药物经济学》2017 年第 12 卷第 28 期。

刘丹、于忠辉：《社区卫生服务机构基本药物制度实施现状与成效研究》，《中国实用医药》2017 年第 12 卷第 33 期。

刘冬雪：《浅谈基层医院药剂管理中常见问题及对策分析》，《深圳中西医结合杂志》2019 年第 29 卷第 17 期。

刘冠宇：《某省基层医疗机构人力资源现状及离职意愿影响因素分析》，硕士学位论文，吉林大学，2019 年。

刘欢、吴晶、刘军安等：《村卫生室基本药物制度绩效评价指标体系构建研究》，《中国卫生统计》2015 年第 6 期。

刘江龄：《LWQ 社区卫生服务中心绩效体系研究》，硕士学位论文，华南理工大学，2010 年。

刘磊：《重庆市医联体及医联体内医保支付研究》，硕士学位论文，重庆医科大学，2019 年。

刘丽：《基层预防接种工作存在的问题分析及管理措施》，《大家健康（学术版）》2015 年第 9 期。

刘美燕、陈少冰、周俭：《数字化预防接种门诊对基层儿童免疫不良反应信息管理质量影响研究》，《护理实践与研究》2016 年第 13 卷第 18 期。

刘明瑶：《糖尿病按人头付费支付方式改革对医保费用影响效果分析》，硕士学位论文，天津大学，2014 年。

刘庆、王清亮、费剑春：《我国医疗联合体主要运行模式及存在的问题》，《中国医院管理》2017 年第 37 期。

刘姗姗、葛敏、江萍等：《签约居民对家庭医生签约服务的认知与利用研究》，《中国全科医学》2018 年第 4 期。

刘珊珊、李静、贾琛珉等：《"新医改"背景下我国村卫生室管理与维护的标准化：现状、问题与建议——基于全国 76 家村卫生室的调查问卷》，《标准实践》2018 年第 2 期。

刘晓云：《农村地区吸引和稳定卫生人员研究的理论框架》，《中国卫生政策研究》2011 年第 5 期。

芦炜、张宜民、梁鸿等：《基于需方的家庭医生签约服务实施效果评价——以慢性病为重点》，《中国卫生政策研究》2016 年第 8 期。

芦炜、张宜民、梁鸿等：《家庭医生制度的发展路径与逻辑阶段分析——基于上海长宁的经验》，《中国卫生政策研究》2016 年第 8 期。

芦炜、张宜民、梁鸿等：《医保签约管理模式下的家庭医生制度绩效评价指标研制与结构过程评价》，《中国卫生政策研究》2016 年第 8 期。

陆菲：《卫生信息化人才队伍现况调查与启示》，《中国卫生信息管理杂志》2013 年第 10 期。

罗迪、宋华琳：《国家基本药物质量监管中存在的问题及对策》，《中国卫生政策研究》2013 年第 6 卷第 3 期。

罗庆、刘欢、刘军安等：《我国基层医疗机构基本药物制度实施情况及问题分析》，《医学与哲学（A）》2016 年第 37 卷第 11 期。

罗晓露、黄艳丽:《成都市武侯区家庭医生签约服务开展现状研究》,《中国全科医学》2019 年第 22 卷第 13 期。

罗中华、庆学利、何少恒:《甘肃省乡镇卫生院绩效管理面临的问题及对策研究》,《中国初级卫生保健》2017 年第 7 期。

吕海琴:《健康教育与健康促进》,《中国社区医师》2013 年第 7 期。

吕竹铭:《 常州市新北区基层医疗卫生技术人员绩效管理问题研究》,硕士学位论文,南京理工大学,2018 年。

马俊:《英国全科医生制度对我国基层医疗建设的启示》,《中国集体经济》2019 年第 19 期。

马伟杭、张俊华、晏波:《美国管理型整合型医疗卫生保健服务模式初探》,《中国卫生人才》2012 年第 14 期。

马占昶:《基层医疗机构慢性病健康管理及分类干预探讨》,《健康养生》2019 年第 9 期。

梅琳、黄葭燕、杨肖光等:《给予患者调查的深圳市罗湖医院集团化改革的成效初探》,《中国卫生政策研究》2018 年第 6 期。

孟群:《构建"互联网 + 健康医疗"服务新模式打造分级诊疗就医新秩序》,《中国卫生信息管理杂志》2017 年第 2 期。

苗艳青、张志坚、王学渊:《国家基本公卫服务走过十年》,《中国卫生》2019 年第 3 期。

闵锐:《我国公立医院医务人员薪酬体系的反思》,《改革与开放》2011 年第 12 期。

莫永生:《基层医院药剂科日常管理存在的问题及对策》,《医学理论与实践》2015 年第 28 卷第 15 期。

牟燕、刘岩、孙帝力:《"互联网 + "与基层医疗卫生机构信息化建设》,《中华医学图书情报志》2017 年第 26 卷第 4 期。

倪宁:《基层医疗卫生信息系统在锦州市的应用》,《中国卫生信息管理杂志》2013 年第 10 卷第 5 期。

聂晓峰:《运城市基层医疗卫生机构人力资源管理问题研究》,2012 年。

宁艳阳:《我国基本药物制度实践之路》,《中国卫生》2018 年第 11 期。

潘锋:《罗湖医改,以人民健康为核心——访深圳市罗湖医院集团院长兼罗湖区人民医院院长孙喜琢教授》,《中国当代医药》2018 年第 23 期。

潘娟：《基层医疗卫生机构人力资源管理中的激励策略分析》，《科技经济导刊》2019 年第 8 期。

潘庆霞、吴群红、梁立波等：《基于因子分析的基本药物制度实施效果研究》，《中国医院管理》2016 年第 36 卷第 2 期。

潘芮：《医疗保险和分级诊疗体系的联动改革探析》，硕士学位论文，南京师范大学，2018 年。

潘思羽、褚昕宇：《美国家庭医生服务模式对我国的启示》，《中国集体经济》2019 年第 5 期。

裴婕、路云、周萍等：《瑞典基本药物目录的发展及启示》，《卫生经济研究》2018 年第 8 期。

彭迎春、何永洁：《北京市基层医疗卫生机构补偿机制存在的问题探析》，《医学与社会》2015 年第 12 期。

乔姣琪、刘晓、安华等：《英美古 3 国家庭医生服务现状及启示》，《长江大学学报（自科版）》2018 年第 15 卷第 12 期。

秦江梅、林春梅、张艳春等：《基层卫生综合改革重点联系区县基层医疗卫生服务体系建设研究》，《中国全科医学》2018 年第 1 期。

佘瑞芳、朱晓丽、杨顺心：《分级诊疗下基层医疗卫生机构的发展现状及建议》，《中国全科医学》2016 年第 28 期。

申珂、郭娜娜、邓健等：《中国近 40 年慢性病疾病谱变化情况》，《山西医药杂志》2017 年第 46 卷第 8 期。

申丽君、黄成凤、李乐乐等：《县域医共体模式的探索与实践——以安徽省天长市为例》，《卫生经济研究》2018 年第 12 期。

帅萍、唐定强：《电子健康档案实施障碍与管理》，《中国科技资源导刊》2010 年第 42 卷第 5 期。

宋健、吴群红、高力军等：《国家基本药物制度对基层医疗机构合理用药影响分析》，《中国医院管理》2015 年第 35 卷第 3 期。

苏德萍：《基层医疗卫生人力资源管理问题与对策分析》，硕士学位论文，重庆医科大学，2017 年。

苏曼：《社区卫生技术人员薪酬水平研究》，硕士学位论文，山西医科大学，2017 年。

苏宇、郭丹丹、魏威 等：《新医改下发挥基层中医服务优势促进分级诊疗制度构建》，《中国医院管理》2016 年第 36 卷第 3 期。

孙婷、石欧敏、王洪锐等：《国外家庭医生服务模式对中国的启示》，《黑龙江医学》2015 年第 39 卷第 7 期。

谭文泽、林盛强、王金明等：《开展家庭医生签约服务的实践与思考》，《中国实用乡村医生杂志》2018 年第 25 卷第 12 期。

汤优佳：《基于福利三角理论的基层医疗机构养老义务研究》，《温州大学学报（社会科学版）》2018 年第 31 卷第 6 期。

滕海英、许丁才、熊林平等：《西安市社区老年人慢性病医疗需求与负担调查分析》，《中国卫生统计》2013 年第 30 卷第 2 期。

天长市医改委：关于印发《天长市 2018 年城乡居民医保资金按人头付费预算方案》的通知（天医改委〔2018〕7 号）。

天长市医管会：关于印发《天长市县域医疗服务共同体新农合按人头付费预算管理实施方案》的通知。

天长市医管会：《天长市县域医疗服务共同体试点工作实施方案》（天医管会〔2015〕1 号）。

田疆、季煦：《加拿大全科医生制度建设对中国的启示》，《中国全科医学》2013 年第 16 卷第 32 期。

万谊娜：《自治与分权下的德国医保统筹管理》，《德国研究》2010 年第 25 期。

汪志豪、杨金侠、陈馨等：《国家基本公共卫生服务项目实施效果评价》，《中国卫生经济》2018 年第 10 期。

王承就：《古巴的家庭医生制度及对中国农村医改的启示》，《社会科学家》2008 年第 7 期。

王丹平：《印度"德里模式"对实现我国基本药物制度总体目标的启示》，《中国新药杂志》2015 年第 24 卷第 10 期。

王海旭、贾慧萍、陈在余：《我国医疗联合体发展的问题及对策分析——基于分工协作的角度》，《卫生经济研究》2017 年第 12 期。

王虎峰：《适应分级诊疗新格局创新医保支付方式》，《中国医疗保险》2015 年第 6 期。

王虎峰：《我国医联体的功能定位与发展趋势——以罗湖医疗集团为例》，《卫生经济研究》2018 年第 8 期。

王静、张亮、冯占春等：《农村乡镇卫生院服务质量评价主体研究》，《中国医院管理》2006 年第 5 期。

王开娥：《医院药事管理与药学服务在临床合理用药中的作用探讨》，《中国冶金工业医学杂志》2016 年第 33 卷第 5 期。

王妮妮、顾亚明、柳利红等：《浙江省家庭医生签约服务现状及对策》，《卫生经济研究》2015 年第 3 期。

王凝宁：《北京市朝阳区家庭医生式服务的现状研究》，硕士学位论文，北京中医药大学，2014 年。

王千秋、韦晓宇、尹跃平等：《梅毒预防与控制技术实用手册》，中国疾病预防控制中心性病控制中心，2013 年。

王少辉、马才辉、冯占春：《湖北省乡镇卫生院卫生人力资源流动状况调查》，《中国公共卫生》2014 年第 8 期。

王帅、毛云鹏、邓韧等：《基层医疗卫生机构信息化建设风险与应对策略初探》，《中国医院管理》2014 年第 34 卷第 11 期。

王帅：《我国基层卫生人力资源现状研究及政策建议》，硕士学位论文，首都医科大学，2016 年。

王素珍、陈和利、周玮等：《基本药物流通中存在的问题及对策研究》，《中国药房》2012 年第 23 卷第 28 期。

王鑫、王艳翚：《基本药物制度与基本医疗保险制度的衔接研究》，《卫生经济研究》2017 年第 10 期。

王萱萱、汪彦辉、张思源等：《乡镇卫生院绩效管理研究述评》，《中国初级卫生保健》2014 年第 10 期。

魏华林、张宏、陈哲娟等：《乡镇卫生院医务人员薪酬满意度影响因素的多层线性模型分析》，《中国卫生政策研究》2015 年第 8 期。

魏华林、张宏、王永挺等：《中部地区乡镇卫生院医务人员薪酬满意度及其影响因素分析》，《中国卫生事业管理》2015 年第 9 期。

魏威、张尚武、熊巨洋：《我国构建家庭医疗签约服务制度的机制探讨》，《中国全科医学》2016 年第 19 卷第 10 期。

吴晶、常瑞、刘军安等：《农村居民对村卫生室基本药物制度评价研究——基于甘肃、湖北、浙江三省调查数据》，《中国卫生政策研究》2016 年第 9 卷第 4 期。

吴俊辉：《基层医院药剂科开展药事服务的应对措施》，《中国药物经济学》2015年第10卷第8期。

吴佩珊、刘良斌、冯海燕：《基于区域协同的医疗信息共享平台的研究与应用》，《电子世界》2018年第12期。

吴滢、李嫚：《"互联网＋医疗"背景下的分级诊疗信息化建设探索》，《广东通信技术》2018年第38卷第10期。

武剑、方芳：《我国公共医疗卫生支出绩效分析》，《开放导报》2007年第2期。

武志欢：《北京市基层老中医传承现状分析》，硕士学位论文，北京中医药大学，2013年。

向媛薇、蒋建华、张建华：《国外医疗联合体的发展及其对我国的启示》，《现代医院管理》2016年第14卷第4期。

谢剑峰、周寿祺、祝荣华等：《实施"契约式"分级诊疗的政策障碍与对策》，《中国卫生资源》2015年第18卷第5期。

谢君、梁元、娄勃等：《肇庆市基层医生中医药适宜技术培训项目效果评价》，《医药前沿》2019年第9期。

邢念莉、陈文、刘稳等：《天津市糖尿病门诊特定病种患者按人头付费的效果评价》，《中国卫生资源》2018年第5期。

熊昌娥、陈晶、李群芳等：《基于公平理论的社区卫生服务机构薪酬现状分析》，《中国全科医学》2011年第1期。

熊巨洋：《农村地区乡镇卫生院绩效评价研究》，博士学位论文，华中科技大学，2008年。

徐斌、黄夏萍、蒋碧玲：《南宁市基层医疗卫生机构医务人员的工作满意度调查》，《预防医学情报杂志》2017年第9期。

徐厚丽、刘玉欣、窦蕾等：《中药纳入基本药物制度建设中的策略研究——以山东省为例》，《中国卫生事业管理》2012年第29卷第7期。

许德泉、郝惠英：《对云计算在卫生信息化建设中应用的若干问题的思考》，《中国卫生信息管理杂志》2011年第8卷第4期。

许彦、梁红：《浅谈基层医院绩效考核中存在的问题及对策》，《中国保健营养旬刊》2013年第2期。

闫丽娜、贾瑶瑶、李晓燕等：《2011—2014年我国中西部地区基层医疗卫生机构人员流出情况分析》,《齐鲁医学杂志》2016 年第 2 期。

严菲:《人口老龄化背景下基层医疗卫生服务体系完善研究》,硕士学位论文,苏州大学,2014 年。

颜星、杨玲、林幻等:《标准服务量在基层医疗机构内部绩效评价中的应用》,《中国卫生事业管理》2014 年第 2 期。

央广网:《习近平出席全国卫生与健康大会并发表重要讲话》,(2016 – 08 – 21) [2019 – 05 – 08]. http://china. cnr. cn/news/20160821/t20160821_ 523044689. shtml。

杨慧敏、尹德卢、辛倩倩等:《我国基层全科医生队伍现状和继续医学教育内容需求分析》,《中华全科医学》2018 年。

杨玲、颜星、林幻等:《重庆基层医疗卫生机构岗位职责问题研究》,《重庆医学》2014 年第 16 期。

杨玲:《重庆市基层医疗卫生机构岗位职责与服务规范研究》,硕士学位论文,重庆医科大学,2014 年。

杨巧、陈登菊、张伟等:《美、英医保按绩效支付方式对我国的启示》,《中国卫生质量管理》2018 年第 2 期。

杨筱倩:《乡镇卫生院员工薪酬满意度研究》,硕士学位论文,中南大学,2013 年。

杨雪莲:《广州市空巢老人社区居家养老问题研究》,广州大学出版社 2013 年版。

杨雪琴:《分级诊疗下基层医疗机构存在问题及发展对策分析》,《临床医药文献电子杂志》2016 年第 3 卷第 50 期。

姚建红:《从健康老龄化看社区卫生服务》,《中国初级卫生保健》2000 年第 12 卷第 12 期。

姚毅:《基层流动孕产妇保健管理难点与对策》,《母婴世界》2017 年第 8 期。

叶江峰、姜雪、井淇:《整合型医疗服务模式的国际比较及其启示》,《管理评论》2019 年第 31 期。

叶中华、李燕华:《丹麦家庭医生制度及其对我国的启示》,《科技促进发展》2019 年第 15 卷第 6 期。

宜静:《基层就诊人次为何由升转降》,《中国医疗保险》2013 年第 1 期。

殷东、张家睿、王真等:《中国家庭医生签约服务开展现状及研究进展》,《中国全科医学》2018 年第 21 卷第 7 期。

应亚珍、戈昕、徐明明等:《我国基层医疗卫生机构补偿机制研究报告》,《卫生经济研究》2016 年第 353 期。

於馨彦:《符合医疗卫生行业特点的基层医生薪酬制度设计——以江苏省为例》,硕士学位论文,南京中医药大学,2018 年。

于海峰:《浅析建立居民健康档案存在的问题与对策》,《消费导刊》2019 年第 29 期。

于莎莎:《健康教育在基层医疗工作中的作用》,《饮食保健》2016 年第 12 期。

于亚敏、代涛、杨越涵等:《天长市县域医共体内医保预付制对医疗费用控制研究》,《中国医院管理》2018 年第 38 卷第 4 期。

于亚敏:《县域医共体模式下新农合住院患者医疗费用研究》,硕士学位论文,北京协和医学院,2018 年。

余红星、冯友梅、付旻等:《医疗机构分工协作的国际经验及启示——基于英国,德国,新加坡和美国的分析》,《中国卫生政策研究》2014 年第 7 期。

余奇平:《基层医院药剂管理中常见问题及对策探讨》,《中国民族民间医药》2014 年第 23 卷第 20 期。

余文杰:《面向基层医疗 HIS 系统的设计与实现》,硕士学位论文,北京邮电大学,2019 年。

张爱超、陈荃、王岩等:《我国基层医疗卫生机构信息化人员配置及培训现状》,《实用心脑肺血管病杂志》2019 年第 27 卷第 3 期。

张柏杨、杨一恺、刘丹萍:《成都市基层医疗卫生机构医务人员工作满意度调查研究》,《中国医院统计》2018 年第 3 期。

张贝贝、陶红兵、路伟:《医疗联合体信息平台构建现状及关键问题分析》,《中国医院管理》2018 年第 38 期。

张春民、程志英:《从家庭医生的历史沿革辨析家庭医生概念——以上海为例》,《中国社区医师》2019 年第 35 卷第 10 期。

张宏、陈哲娟、刘金峰:《乡镇卫生院医务人员薪酬满意度及其影响因素:基于北京市和山东临沂市的调查》,《中国卫生事业管理》2014 年第 6 期。

张宏、陈哲娟、赵虹等：《西部地区乡镇卫生院医务人员薪酬满意度及其影响因素》，《中国卫生资源》2015 年第 2 期。

张宏、万玫、陈哲娟等：《我国东西部农村基层卫生人员薪酬待遇对比调查》，《中国卫生事业管理》2015 年第 5 期。

张慧、张超：《新医改背景下我国基层医疗卫生机构现状研究》，《卫生软科学》2018 年第 5 期。

张慧林、成昌慧、马效恩：《分级诊疗制度的现状分析及对策思考》，《中国医院管理》2015 年第 35 期。

张积文：《2005—2013 年甘肃省张掖市梅毒流行特征分析》，《中国初级卫生保健》2014 年第 28 卷第 10 期。

张磊：《安徽天长：从打造紧密型医共体切入》，《中国卫生》2018 年第 10 期。

张丽芳、党勇、刘玉华等：《我国社区卫生服务机构绩效管理的探索》，《中国卫生经济》2009 年第 12 期。

张丽芳、党勇、徐玉华等：《我国实施社区卫生服务机构绩效管理的必要性及可行性探讨》，《中国卫生经济》2010 年第 5 期。

张录法、肖宇、杨玉萍：《我国社区服务体系建设的资源瓶颈及破解之道——基于老龄化时代的社区卫生服务无缝隙发展趋势》，《上海城市管理》2015 年第 24 卷第 5 期。

张露文：《加强基层医院居民健康档案管理探讨》，《卷宗》2019 年第 25 期。

张青：《浅谈基层儿童预防接种工作面临的问题及对策》，《医药前沿》2015 年第 15 期。

张瑞云、缪俊、沈天寒等：《上海市社区安宁疗护（临终关怀）服务内容开展现况研究》，《中华全科医学》2019 年第 17 卷第 11 期。

张文珊、李钟仁、杜勤等：《上海市分级诊疗背景下医联体发展的问题》，《解放军医院管理杂志》2019 年第 26 卷第 3 期。

张翔、齐静、高梦阳：《医疗联合体国内外研究现状及发展动态》，《中国医院管理》2017 年第 37 期。

张小娟、田淼淼、朱坤：《村卫生室人员执业现状及保障待遇分析——基于 6 省 18 县的调查》，《中国卫生政策研究》2015 年第 11 期。

张小娟、朱坤：《乡镇卫生院卫生技术人员现况研究》，《中国初级卫生保健》2018 年第 1 期。

张妍：《社区医院绩效管理体系研究》，硕士学位论文，安徽财经大学，2016 年。

张艳琼、徐洪昌：《我国老年人健康档案建立现状及存在的问题探讨》，《社区医学杂志》2015 年第 13 卷第 10 期。

张颖、贾瑶瑶、张光鹏等：《我国乡镇卫生院薪酬制度存在问题及思考》，《卫生经济研究》2017 年第 12 期。

张再生、徐爱好：《糖尿病"按人头付费"支付模式效果分析》，《中国农村卫生事业管理》2014 年第 9 期。

长宁区卫计委：《长宁区关于开展家庭医生签约服务与医保支付方式改革试点工作方案（试行）》的通知（长卫发［2013］12 号）。

赵红征：《当前卫生改革亟待破解的几个问题》，《卫生经济研究》2015 年第 2 期。

赵怀娟：《城市失能老人机构照护需要及需要满足研究——以南京市调查为例》，《中国卫生事业管理》2013 年第 30 卷第 4 期。

赵慧童：《天长市县域医共体新农合按人头总额预付制对分级诊疗影响研究》，硕士学位论文，北京协和医学院，2018 年。

赵婧：《吉林省基层医疗机构卫生人力资源现况分析》，吉林大学出版社2010 年版。

赵美英、苗艳青：《新中国 70 年基层卫生发展回顾与展望》，《中国卫生政策研究》2019 年第 12 卷第 11 期。

赵茜、陈华东、伍佳等：《我国基层医疗体系的发展与展望》，《中华全科医学》2020 年第 18 期。

赵云、黄亮、潘小炎：《基层医疗卫生机构绩效管理制度的形成过程及本质、目标和功能》，《卫生经济研究》2015 年第 4 期。

赵云、农圣、王政义：《基层医疗卫生机构绩效考核指标设计研究》，《卫生经济研究》2013 年第 4 期。

赵云、许世华、潘小炎：《基层医疗卫生机构绩效管理制度比较研究》，《卫生经济研究》2013 年第 4 期。

赵云、叶靖：《基层医疗机构绩效考核制度的流变》，《中国卫生事业管理》2014 年第 11 期。

中共中央、国务院：《关于深化医药卫生体制改革的意见》（中发〔2009〕6 号）http：//www. gov. cn/test/2009 – 04/08/content_ 1280069. htm。

中国经济社会大数据研究平台：《中国卫生健康统计年鉴（2015 – 2018 年）》，http：//data. cnki. net/。

钟爽：《我国农村乡镇卫生院基本卫生服务功能开展现状及影响因素研究》，硕士学位论文，山东大学，2010 年。

钟要红、王妮妮、沈堂彪等：《进一步完善基层医疗卫生机构绩效管理制度的思考》，《中国农村卫生事业管理》2015 年第 12 期。

周静：《基层基本公共卫生服务项目管理模式探讨》，《中国初级卫生保健》2019 年第 33 卷第 9 期。

周娟：《基层医疗机构档案信息化建设初探》，《档案与建设》2015 年第 12 期。

周乐明、吴开明：《当前基层医疗卫生机构信息化建设难点及对策》，《中国卫生信息管理杂志》2014 年第 11 卷第 4 期。

周尚成、李显文：《绩效工资改革下的基层卫生机构薪酬制度构建》，《卫生经济研究》2009 年第 11 期。

周艳霞：《重性精神病社区防治状况及社区康复管理模式初探》，《医学信息》2014 年第 22 期。

周云鸿：《基层慢病医防融合的探索》，《江苏卫生事业管理》2017 年第 4 期。

周允：《贵州城镇家庭医疗与医保支付制度的衔接问题探讨》，《中国集体经济》2019 年第 14 期。

朱坤、张小娟、田淼淼：《我国乡镇卫生院卫生人力资源配置现状分析——基于 6 省 18 县的调查》，《中国卫生政策研究》2015 年第 9 期。

朱雯、余元东：《探索基层中医药服务现状及推广对策》，《中国乡村医药》2019 年第 3 期。

朱晓磊、张晓畅、甫尔哈提·吾守尔等：《2012 年和 2015 年中国 8 省基层医务人员慢性病管理工作情况》，《中国慢性病预防与控制》2019 年第 3 期。

朱有为、柏涌海、孙金海等:《我国家庭医生进展与对策分析》,《中华全科医学》2012 年第 10 卷第 10 期。

朱正纲:《国际医联体模式》,《中国医院院长》2013 年第 16 期。

邹文杰:《医疗卫生服务均等化的减贫效应及门槛特征——基于空间异质性的分析》,《经济学家》2014 年第 8 期。

著作:

方振邦:《医院绩效管理》,化学工业出版社 2016 年版。

梁万年:《卫生事业管理学》,人民卫生出版社 2012 年版。

外文文献

Arah, O. A. , "A conceptual framework for the OECD Health Care Quality Indicators Project", *International Journal for Quality in Health Care*, Vol. 18, 2006, pp. 5 – 13.

Bitton, A. , Ratcliffe, H. L. , Veillard, J. H. , et al. , "Primary Health Care as a Foundation for Strengthening Health Systems in Low – and Middle – Income Countries". *Journal of General Internal Medicine.* Vol. 32, 2017, pp. 566 – 571.

Craig, D. E. , Hartka L. "Implementation of a hospital list system in a large *health maintenance organization : the kaiser permanente experience* ", *Annals of Internal Medicine*, Vol. 130, No. 2, 1999, pp. 355 – 359.

Croucher M. , "An Evaluation of the Quality of Integrated Care Pathway Development in the UK National Health Service", *Journal of Integrated Care Pathways*, Vol. 9, No. 1, 2005, pp. 6 – 12.

Dussault, G. , Kawar, R. , Castro Lopes, S, Campbell, J. , "Building the primary health care workforce of the 21st century – Background paper to the Global Conference on Primary Health Care: From Alma – Ata Towards Universal Health Coverage and the Sustainable Development Goals", *Geneva* : *World Health Organization*, 2018.

Grant, J. , Lines, L. , Darbyshire, P. et al. , "How do nurse practitioners work in primary health care settings? A scoping review", *International journal of nursing studies*, Vol. 75, 2017, pp. 51 – 57.

Huang, J., Lu, W., Wang, L., et al., "A preliminary effect analysis of family doctor and medical insurance payment coordination reform in Changning District of Shanghai, China", *BMC Family Practice*, Vol. 20, No. 1 2019, p. 60.

Li, X., Lu, J. P., Hu, X., et. Al. "The primary health – care system in China". The Lancet, Vol. 390, 2017, pp. 2584 – 2594.

Marcos, C., "The origins of primary health care and selective primary heath care", *American Journal of Public Health*, Vol. 11, No. 94, 2004, pp. 1864 – 1874.

Marshall, M., Klazinga, N., Leatherman, S., et al., "OECD Health Care Quality Indicator Project. The expert panel on primary care prevention and health promotion", *International Journal for Quality in Health Care*, Vol. 18, 2006, pp. 21 – 25.

Peter Buerhaus, *Nurse Practitioners: A Solution to America's Primary Care Crisis*, American Enterprise Institute, 2018.

Simou, E., Pliatsika, P., Koutsogeorgou, E., et al., "Quality Indicators for Primary Health Care", *Journal of Public Health Management & Practice*, Vol. 21, No. 5, 2015, pp. E8 – E16.

Swan, M., Ferguson, S., Chang, A., et al., "Quality of primary care by advanced practice nurses: a systematic review", *International Journal for Quality in Health Care*, Vol. 27, No. 5, 2015, pp. 396 – 404.

Wang, X., Sun, X., Gong, F., et al., The Luohu Model: A Template for Integrated Urban Healthcare Systems in China", *International Journal Of Integrated Care*, 2018.

Whynes, D. K., Baines, D. L., "Primary care physicians´attitudes to health care reform in England", *Health Policy*, Vol. 60, No. 2, 2020.

Xiaochen Ma, Hong Wang, Li Yang, Leiyu Shi, Xiaoyun Liu "Realigning the incentive system for China's primary healthcare providers", *BMJ*, Vol. 365, p. 12406.

Yan, W., "Technologies for Primary Health Care Help Meet Global Goals", *Pulse, IEEE*, Vol. 10, No. 3, 2019, pp. 15 – 18.

Zhan, Q., Shang, S., Li, W., Chen, L., "Bridging the GP gap: nurse practitioners in China", *Lancet*, Vol. 394, 2019, pp. 1125 – 1127